Ueber den Einkauf, das Trocknen und den Handel von Vegetabilien.

Von Th. Meyer-Colditz.

Fast in jeder Nummer der Fachpresse sowie auch in den verschiedensten Lokalblättern lesen wir Anregungen zum Einsammeln von Arzneikräutern und mit Recht, denn es bedarf wohl keines Beweises, daß auch auf unserem einheimischen Drogenmarkte infolge des gesteigerten Bedarfes und der mangelnden Zufuhr aus unseren Nachbarländern bald eine bedenkliche Knappheit sich fühlbar machen wird. Für uns Apotheker tut sich da ein Gebiet auf, dessen Beackerung sich wohl lohnt, ja, est ist sogar vaterländische Pflicht jedes einzelnen, hier nicht untätig beiseite zu stehen.

Jede, selbst die scheinbar unfruchtbarste Gegend beschert uns in ihrer Flora die verschiedenartigsten, in der Heilkunde oder in der Technik verwendbaren Pflanzen, und es handelt sich nur darum, eine praktische Methode des Einsammelns, des Einkaufes in frischem Zustande, des Trocknens und des Absatzes einzuführen.

Da genügt zunächst ein kurzes Inserat im Lokalblatte: „Kamillen oder Taubnesseln kauft die Apotheke", worauf schon am nächsten Tage mehrere Kinder und Frauen mit ihren Körbchen ankommen werden. Da macht sich wohl in manchem Falle noch eine Belehrung nötig, daß die Kamille nur ganz kurzgestielt gepflückt werden darf, auch vielleicht, was den Unterschied von der Hundskamille betrifft, daß von den Taubnesseln nur die weißen Blüten ohne Kelch und zwar ganz frisch Verwendung finden können usw. Um sich viel Worte zu ersparen, gibt man hektographierte Zettel aus, worauf alle in Betracht kommenden Kräuter und Blüten verzeichnet sind, zugleich mit dem Ankaufspreis. Der Pharmaz. Taschenkalender enthält ja einen Blüten- und Sammelkalender, der dabei gute Dienste leistet. Auf diese Weise wird man bald eine treue Schar von Sammlern organisiert haben, die man allabendlich zu einer bestimmten Stunde zur Ablieferung ihrer Ernte bestellt. — Schwieriger als dies scheint mir, wie ich aus verschiedenen Zuschriften ersah, die Frage zu sein, was man den Sammlern für ihre Ware bieten soll, so daß bei der Sache ein die Mühe lohnender Verdienst bleibt, andererseits aber auch die Sammler befriedigt werden, so daß sie nicht die Lust verlieren. Nun, da wird man zunächst die im ersten Teil des Pharmazeut. Kalenders (Seite 149) befindliche Tabelle zu Hilfe nehmen zur Berechnung des Gewichtsverlustes beim Trockenprozeß. Des weiteren wird man sich für die betreffende trockene Droge einen Durchschnitts-Handelspreis auf Grund einiger Preislisten aus den letzten Jahren konstruieren. So wird man z. B. den Durchschnittspreis für Kamillen Ia in diesem Jahre mindestens mit 3 Mk. pro Kilo annehmen dürfen. Zieht man davon 25 Proz. ab für die Mühe des Trocknens und für diverse Spesen, so würde man unter Berücksichtigung des oben erwähnten Trockenverlustes (5 : 1) für 1 Kilo frischer Blüten 0.45 M. bezahlen können.

Analog läge der Fall bei Herba Viol. tricolor:

Durchschnittl. Handelspreis: 2.— M. pro Kilo
ab 25 % Arbeitslohn usw. 0.50 „
1.50 M.

Da von 100 Teilen frischen Krautes 18 Teile trockener Ware resultiert:

$$1.50 : 5,5 = 0.28 \text{ M.}$$

Bei Flor. Sambuci:

Durchschnittl. Handelspreis: 1.50 M. pro Kilo
ab 25 % 0.38 „
1.12 M.

Da von 100 Teilen frischer Blüten 19 Teile trockener Ware resultiert:

1.12 : 5,25 also 0.21 M.

usw. usw.

Man würde auf Grund dieser Berechnung an Sammler bezahlen:

für 1 Kilo Digital.   0.35 M.
„ 1 Kilo Fol. Belladonn.   0.35 „
„ 1 Kilo Flor. Lamii   1.— „
„ 1 Kilo Herb. Centaurii   0.35 „
„ 1 Kilo Herb. Rub. Fructic.   0.14 „
„ 1 Kilo Flor. Tiliae   0.75 „   usw.

Dazu sei noch bemerkt, daß diese Berechnungsart nur gilt für jene Fälle, in denen die Ware in der eigenen Offizin verkauft oder weiterverarbeitet werden soll. Will man dagegen in Geschäftsverbindung treten mit Zwischenhändlern (Vegetabilien-Großhändlern), dann müßte allerdings etwas anders kalkuliert werden. Da mindestens 30 Proz. Verdienst vom Zwischenhändler beansprucht werden, so müßten schon noch wesentlich günstigere Einkaufsbedingungen der frischen Ware vorliegen und schließlich die oben mit 25 Proz. angestellten Unkosten und Entschädigungen für aufgewandte Mühe auf ca. 12 Proz. herabgesetzt werden. Man dürfte also für diesen Fall an Sammler nur ungefähr auszahlen:

0.50 Mk. für 1 kg Lindenblüten usw.
0.14 Mk. für 1 kg Fliederblüten.

Was den Trockenprozeß betrifft, so soll das Fehlen eines modernen Trockenofens durchaus kein Hinderungsgrund sein, der Sache näher zu treten. Es genügt vollständig, wenn die frisch eingebrachten Vegetabilien auf einem luftigen Dachboden auf ausgebreitetem Sackleinen möglichst dünn aufgestreut und täglich gewendet werden. Bei günstiger Witterung genügen einige Tage, um selbst die saftigsten Kräuter soweit auszutrocknen, daß man sie dichter häufen kann. Man läßt so die Ware noch immer an der Luft, bis sich entweder feuchtes Wetter einstellt oder bis sie versandt werden soll, dann muß eine gründliche Dörrung in einem Grudeofen oder auch auf einem Küchenherd vorgenommen werden. Eine Nachtrocknung nach einigen Wochen ist unbedingt geboten, bevor man die Ware in die Standgefäße bringt. Da die meisten Blüten und Kräuter Zuckerstoffe und allerlei andere hygroskopische Bestandteile enthalten, ist Fäulnis oder Schimmelbildung anders nicht zu vermeiden. Das Trocknen an der freien Sonne ist nicht zu empfehlen.

Das Zerkleinern von Kräutern und Blättern geschieht bei kleinen Mengen mit dem Wiegemesser, was wenig Schwierigkeiten verursacht. Für größere Mengen bedarf es Maschinen. Da die Großvegetabilienhandlungen meist ihre eigenen Schneideanstalten haben oder doch Beziehungen zu solchen unterhalten, werden die Vegetabilien auch in ganzem Zustande dort angenommen. Einige Inserate in der Fachzeitung werden bald für dauernde Kundschaft gesorgt haben; Einsendung von Proben ist natürlich unerläßlich.

Wer von den Kollegen einmal damit begonnen hat, der wird nicht wieder davon ablassen, alljährlich wenigstens seinen eigenen Bedarf an verschiedenen Vegetabilien in eigener Gegend sammeln zu lassen. Mit ganz besonders stolzem und befriedigtem Gefühle wird er davon an das Publikum abgeben und manchen stillen Gruß wird er seinen Produkten mit auf den Weg geben.

Arzneipflanzenkultur
und Kräuterhandel.

Arzneipflanzenkultur und Kräuterhandel

Rationelle Züchtung, Behandlung
und Verwertung der in Deutschland zu ziehenden
Arznei- und Gewürzpflanzen

Eine Anleitung
für Apotheker, Landwirte und Gärtner

von

Th. Meyer
Apotheker in Colditz

Mit 21 in den Text gedruckten Abbildungen

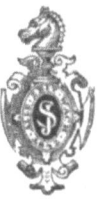

Springer-Verlag Berlin Heidelberg GmbH
1911

ISBN 978-3-662-40836-0   ISBN 978-3-662-41320-3 (eBook)
DOI 10.1007/978-3-662-41320-3

Softcover reprint of the hardcover 1st edition 1911

Universitäts-Buchdruckerei von Gustav Schade (Otto Francke)
Berlin und Fürstenwalde.

Vorwort.

Es sind schon zu wiederholten Malen kleinere und größere Arbeiten über die Kultur von Arzneipflanzen veröffentlicht worden, welche nicht nur die allgemeine Bedeutung dieser Angelegenheit behandelten, sondern auch eine spezielle Anleitung für die Kultur von Arznei- und Gewürzpflanzen gaben. Auch ich für meine Person habe auf Grund meiner mehrjährigen Erfahrung im Anbau einiger Spezialitäten von Arzneipflanzen dieses Thema in der pharmazeutischen Fachliteratur öfter behandelt in der Absicht, zunächst im Kreise meiner Kollegen das Interesse für die Sache zu wecken und zu fördern. Daß man der Sache nicht ohne Interesse gegenübersteht, darüber ist kein Zweifel und bewiesen mir die vielen an mich ergangenen Anfragen; doch es scheint mir, als ob man dieses Gebiet noch etwas pessimistisch beurteile, da offenbar die Ansicht verbreitet ist, die Arzneipflanzenkultur oder der Handel mit Arzneikräutern sei heutzutage nicht mehr lukrativ; und doch behaupte ich: Der Anbau ist einträglich, d. h. er läßt sich ein träglich gestalten.

Einer Anregung des Verlegers folgend, habe ich mich entschlossen, ein alle Einzelheiten umfassendes Werk niederzuschreiben, welches nicht nur jeden Apotheker, sondern auch jeden Gärtner, Landwirt usw. mit der Kultur, Bearbeitung und Verwertung der Arznei- und Gewürzpflanzen vertraut zu machen bestimmt ist.

Durch eine Darlegung des gegenwärtigen Bestandes an Kulturen von Arzneipflanzen in Deutschland, durch Besprechung der Verhältnisse, unter welchen sich dieser Zweig der Landwirtschaft bei uns befindet, und hauptsächlich durch Aufstellung einer Rentabilitätsberechnung und Besprechung aller Umstände, an welche eine Rentabilität geknüpft ist, glaubte ich Mittel und Wege zu finden, das Interesse weiterer Kreise für diese Angelegenheit zu erregen und dieses oft recht vernachlässigte Gebiet zu fördern, in welchem Deutschland dank seiner günstigen geographischen Lage für derartige Kulturen weitaus mehr zu leisten imstande wäre, als es gegenwärtig der Fall ist. Im systematischen Teil schien es mir empfehlenswert, den Stoff nicht auf die offizinellen Pflanzen der Arzneibücher für das Deutsche Reich und der Nachbarstaaten zu beschränken, da ja die Auswahl dieser einem häufigen Wechsel unterworfen ist, und zahlreiche zufällig nicht offizinelle Pflanzen oft für die Apotheker und Vegetabilienhändler überhaupt eine große Bedeutung besitzen. Dagegen wurden gänzlich obsolete oder nur hier und da lokal benutzte Pflanzen nicht berücksichtigt. Je nach ihrer Bedeutung fanden die einzelnen Pflanzen eine kürzere oder ausführlichere Besprechung. Im allgemeinen legte ich eine gleichmäßige Anordnung zugrunde, indem ich zuerst den botanischen Charakter der Pflanze behandelte, sodann den Anbau und die Ernte. Eine botanische Beschreibung der einzelnen Pflanzen erschien mir nicht als überflüssig, vielmehr halte ich es für eine Hauptsache, daß sich jeder, bevor er sich der Kultur irgendeiner Pflanze widmet, genau informiert über ihr Heimatsland, ihren natürlichen Standort, ihre Dimensionen und ihren ganzen Habitus. Auch die wirksamen Bestandteile glaubte ich nicht unberührt lassen zu dürfen; hingegen beschränkte ich mich in bezug auf die Abbildungen auf die sogenannten Giftpflanzen.

Abgesehen von meinen oben bereits erwähnten persönlich gemachten Kulturversuchen nahm ich Plantagen größeren und kleineren Maßstabes persönlich in Augenschein, zog Erkundigungen über die Rentabilität ein und besuchte auch die verschiedenartigsten Anstalten und Fabriken, in denen die Vegetabilien Weiterverarbeitung finden. Ich wandte mich an mehrere große Drogenfirmen, um zu erfahren, wie sich in den letzten Jahren der Handel mit den einzelnen Vegetabilien im allgemeinen, insbesondere wie sich das Verhältnis zwischen Angebot und Nachfrage gestaltet hat. Wenn auch nicht die gesamte Produktion durch die Hände der Engrosdrogisten geht, so konnten diese mir doch recht deutlich Bescheid geben, welche Vegetabilien besonders gefragt waren, und für welche Pflanzen ein Anbau in größerem Maßstabe am meisten zu empfehlen sei. Den Firmen Caesar & Loretz-Halle, Gehe & Co.-Dresden, Dietz & Richter-Leipzig, Grundherr & Hertel-Nürnberg, Brückner, Lampe & Co.-Berlin, Schimmel & Co.-Miltitz sei an dieser Stelle für ihre wertvollen Angaben vielmals Dank abgestattet. Meinen Ausführungen ging außerdem ein eingehendes Studium aller bisherigen in den verschiedensten Fachzeitschriften erschienenen wissenschaftlichen Abhandlungen voraus, und verdanke ich den Veröffentlichungen von A. Tschirch, O. Tunmann, Dr. Mitlacher, Dr. Loewe, Jaeger usw. usw. viele wertvolle Einzelheiten.

Möge dieses Buch dazu beitragen, das Interesse für die Kultur und den Handel mit Arzneikräutern zu fördern und der Arzneipflanzenkultur neben den anderen landwirtschaftlichen Produktionszweigen Gleichberechtigung in unserem deutschen Vaterlande zu verschaffen.

Colditz, November 1910.

Der Verfasser.

Inhalt.

	Seite
Einleitung	1
Über die Bedeutung des Arzneikräuterhandels und die Rentabilität der Kulturen	7
Allgemeine Kulturregeln	18
Fruchtwechsel und Düngung	21
Allgemeines über Ernte, Trocknen, Zerkleinern und Aufbewahren	23

Erste Abteilung.

Einjährige und zweijährige medizinische Pflanzen 37

Zweite Abteilung.

Ausdauernde oder perennierende krautartige medizinische Pflanzen oder Stauden 77

Dritte Abteilung.

Holzartige medizinische Pflanzen 143

Anhang.

Trockenverlust frisch gesammelter Drogen und Vegetabilien 174
Inhaltsverzeichnis der lateinischen Namen 176
Inhaltsverzeichnis der deutschen Namen 178

Einleitung.

Nach allen meinen Erfahrungen, die ich auf dem Gebiet der Arzneipflanzenkultur gemacht habe, muß ich wohl annehmen, daß dieselbe tatsächlich in Deutschland höchst sporadisch und in sehr geringem Umfang gepflegt wird, und daß die Bedeutung dieser Kultur für den Handel gegenwärtig eine verschwindende ist. In kleinen Mengen, hauptsächlich für den eigenen Bedarf oder den Bedarf der nächstgelegenen Apotheken und Drogengeschäfte, werden zwar schon seit langer Zeit von der ländlichen Bevölkerung allerlei Arzneipflanzen in den sogenannten Bauerngärten angebaut, so z. B. in der Gegend um Bamberg der Süßholzbau, bei Jena der Anbau von Angelica- und Alantwurzel, um Erlangen der Eibischbau, in mehreren Distrikten Sachsens und Altenburgs der Camillenbau, in Thüringen der Lavendel-, Bertramwurz-, Pfefferminz-, Krauseminzbau, in der Provinz Sachsen der Fenchelbau usw. Unbekannt mit diesen Pflanzen ist also unsere Bauernbevölkerung keineswegs, doch fehlt es an Unternehmungen größeren Stils. Es muß leider bestätigt werden, daß im großen und ganzen der Anbau von Arzneikräutern eher zurück wie vorwärts geschritten ist. Für diesen bedauernswerten Umstand werden verschiedene Gründe angeführt. So macht man z. B. geltend, daß in der modernen Heilkunde eine große Abneigung gegen pflanzliche Heilmittel, besonders aber gegen die Drogen der Heimat vorhanden sei, die in einem ganz eigenartigen Gegensatze zu der Vorliebe für neue Drogen fremder Länder stehe. Man vermutet in jeder Pflanze aus dem fernen Westen oder Osten ganz besondere Heilkräfte. Es wird ferner behauptet, die sachgemäße Kultur, das Einsammeln und die Behandlung der Drogen erfordere ein zu hohes Maß eigenartiger Kenntnisse und sei auch zu kostspielig, die Auswahl des Samens sei zu schwierig, desgleichen das Trocknen der Vegetabilien, die Handarbeit zu teuer u. a. m. Mögen auch die Verhältnisse, unter welchen die Arzneipflanzenkultur bisher bei uns betrieben wurde, an diesem oder jenem Übel gekrankt haben, so darf dies doch kein Grund sein, denen, welche sich für die Sache interessieren, den Mut zu rauben. Wird der Kräuterbau und -handel in die richtige Bahn geleitet, so wird man recht bald einsehen lernen, wie irrig die Ansichten derer sind, die heute behaupten wollen, es sei völlig ausgeschlossen, daß je die Arzneipflanzenkultur einen wesentlichen Faktor bilden werde. Es wäre höchst bedauerlich, wenn wir unserem Nachbarstaat Österreich-Ungarn gegenüber im Rückstand blieben, wo man die Bedeutung des Arzneikräuterbaues ungleich besser zu würdigen verstanden hat, wie ich an einer anderen Stelle ausführen werde. Die Notwendigkeit, die uns von Jahr zu Jahr immer mehr dazu drängt, den Arzneikräuterbau in größerem Maßstab aufzunehmen, hängt in erster Linie zusammen mit der Verbesserung der Land- und Forstwirtschaft.

Je mehr sich die Land- und Forstwirtschaft vervollkommnet, desto seltener werden die einheimischen medizinischen Pflanzen werden, es wird schließlich Mangel darin eintreten. Die unbenutzten Brachfelder, worauf so manche Arzneipflanzen wuchsen, werden verschwinden, wo die Landwirte begonnen haben, rationell zu wirtschaften. Durch den Anbau der Hackfrüchte und fleißiges Beackern, Behacken und Jäten werden die Ackerunkräuter zerstört, deren Samen bei sorgfältiger Auswahl und Reinigung des Saatgutes gar nicht in das Feld gelangen. Immer seltener werden Schutthalden, Gräben, Schluchten und Sümpfe, sie werden umgearbeitet zu Obst- und Futterbau. Lückenhaften dünnen Waldungen mit holzentblößten Stellen, Flächen mit Ginster- und Wacholdergebüsch, Heiden und aufgeschwemmtem Uferboden läßt man nach allen Regeln der Kunst Feld- oder Holzkultur angedeihen. Verschwinden werden die verwilderten Hecken- und Feldraine mit ihren Dornbüschen und Nesseln, aber mit ihnen verschwinden auch die kräftigsten Arzneigewächse, die gerade dort vorzugsweise zu finden waren, und wo solche Pflanzen noch zu finden waren, da ist das Sammeln laut Wald- und Feldschutzgesetz verboten. Wo an sandigen Stellen viele tausend stattliche Königskerzen den ganzen Sommer hindurch ihre gelbstrahlenden Blüten entfalten, da bricht der Pflug den Boden um, und im nächsten Jahre wächst daselbst die nicht minder genügsame Lupine, der dann die Kartoffel folgt; wo an der Dorfstraße der Wermut förmliche Gebüsche bildet, da kommt die sehnlichst erwartete Chaussee und nimmt seinen Standort für den Verkehr in Anspruch; wo in halb verschütteten Stadtgraben an der verfallenen Stadtmauer und an den alten Türmen des Städtchens Ysop und Sempervivum oder wo auf den Schutthaufen vor den Toren Schierling, Stechapfel und Bilsenkraut üppig gedeihen, da sorgt der Verschönerungsverein für Ausfüllen des Grabens. Die alten Mauern fallen, und moderne Promenaden mit Kastanien, Ahorn und allerlei Ziersträuchern werden angelegt. So werden die allermeisten Heilpflanzen von ihrem eigentlichen natürlichen Standorte verdrängt. Damit sind die Arzneipflanzen wieder auf den Acker gewiesen, nun aber nicht mehr als Unkräuter oder Eindringlinge zwischen den alten Kulturpflanzen, sondern als gleichberechtigt neben diesen. Sie sind berufen zu neuen Kulturgewächsen einer ganz besnderen Art.

Dieser eintretende Mangel an Medizinalpflanzen hat sich schon längst fühlbar gemacht, so daß zunächst Apotheker, ihrem Beispiele folgend die kleinen Landwirte die begehrtesten und einträglicheren Arzneipflanzen mit immer größerem Eifer anbauten. Kleinen Versuchen in Gärten folgten mit der Zeit Acker und Hektare umfassende Kulturen. Gerade die Anspruchslosigkeit jener Pflanzen lockt dazu. Die meisten Arznei- und Gewürzpflanzen begnügen sich mit geringem Boden, wenig Dünger und wenig Pflege. Zum Anbau vieler derartiger Pflanzen eignen sich Plätze, welche wegen ihrer Lage und geringen Bodenbeschaffenheit zum Feldbau nicht zu gebrauchen sind. Die Böschungen an den Eisenbahnen und Chausseen, Hohlwege, Grabenränder, Sandflächen, dürre Berge, Lehden, steinige Felder, Waldränder, angeschwemmte Kiesbänke, verlassene Tongruben, ja selbst Mauern und Teiche können zu solchem Anbau benutzt und so ertragsfähig umgestaltet werden; zahlreiche Menschen, Frauen sowohl wie Kinder, können dabei Beschäftigung finden.

Man wolle durchaus nicht etwa daraus den Schluß ziehen, weil wir Arzneipflanzen unter den oben geschilderten Verhältnissen vorfinden, sei für sie der schlechteste Boden gerade gut genug, ja sogar vielleicht Bedingung; keineswegs! Ich selbst habe gerade nach dieser Richtung hin Vergleiche angestellt und z. B. konstatiert, daß Verbascumpflanzen (Königskerzen) in einem Haferfeld sich ganz bedeutend üppiger entwickelten als auf einer daneben sich befindenden Schutthalde. Die Blätter waren viel größer, der Blütenschaft ein gutes Stück länger und auch die Blüten größer; kurz, der ganze Habitus der Pflanze war gesünder und kräftiger.

Die Medizinalbehörden haben sich zwar lange gegen die Verwendung der kultivierten Arzneipflanzen in den Apotheken gesträubt in der Annahme, daß dieselben nicht die Wirksamkeit der wilden hätten und deshalb zu verwerfen seien. Allerdings verändern sich die Eigenschaften vieler Pflanzen je nach der Bodenart; viele verlieren z. B. in nahrungsreichem Gartenboden an Wirksamkeit, wie beispielsweise der Eisenhut, der hier seine Giftigkeit einbüßt. Bei den meisten Pflanzen treten aber Veränderungen in dieser Richtung nicht ein, vielmehr gewinnen einige sogar in ihrer Wirksamkeit durch die Kultur, wie z. B. Estragon, die Minzarten u. a. m. Einige aromatische Kräuter erreichen ihre größte Wirksamkeit allerdings auf steinigem, trocken-sonnigem Boden, wie Pfefferminze und Krauseminze, Melisse, Thymian, Salbei,

Lavendel u. a.; allein diese Pflanzen sind überhaupt nur in kultivierter Form zu haben, da sie wild bei uns kaum mehr vorkommen. So vermehrt sich die Zahl der kultivierten Arzneipflanzen von Jahr zu Jahr, und das amtliche Arzneibuch zeigt von Ausgabe zu Ausgabe immer größere Nachgiebigkeit. Die Medizinalkollegien haben nichts dagegen einzuwenden, weil es keine wilden Pflanzen gibt, und die Zahlen für die Ausbeute, die uns äther. Ölfabriken z. B. angeben, sind ganz respektabel.

Sollte es aber tatsächlich vorkommen, daß eine Pflanze in der Kultur in ihrem Werte hinter ihrer Schwester in der Wildnis zurückbleibt, so wäre es eben die Aufgabe des Kultivierenden, die Bedingungen zu erforschen, welche die Pflanze erfordert; es dürfte wohl in den meisten Fällen nicht allzu schwer fallen, diese Bedingungen der Pflanze auch in der Kultur zu gewähren, vielleicht in noch größerem Maßstabe, als dies in der Wildnis der Fall ist. Es wird hauptsächlich darauf ankommen, jeder Pflanze denselben Standort und Boden zu geben, in welchem sie wildwachsend die intensivsten Kräfte erreicht.

Der Anbau von Arzneigewächsen eignet sich seiner ganzen Art nach mehr für den kleinen als für den großen Grundbesitzer. Der große Grundbesitzer kann sich nur mit solchen Kulturen befassen, wovon größere Massen gebaut werden, wobei alle Handarbeit möglichst vermieden wird. Er ist voll beschäftigt mit dem Anbau seiner Körnerfrüchte und Futterpflanzen sowie mit der Bewirtschaftung seiner Wiesen. Seine Berechnung wird dahin zielen, einen seinem Viehstand entsprechenden Futteranbau zu treiben und seinen Stalldünger möglichst gut zu verwerten. Er wird versuchen, seiner Scholle soviel als möglich an Getreide und Futtermitteln abzuringen, um ungekehrt seinen Viehstand und seine Viehzucht entsprechend vergrößern zu können. Er hat beim Verkauf von seinen Produkten keine Not, die Arbeiter sind allenthalben in den erforderlichen Arbeiten geschult, und somit glaube ich kaum, daß vorderhand die großen Grundbesitzer für die Arzneipflanzenkultur so leicht interessiert werden können.

Anders liegt es beim kleinen Bauern. Seine kleinen Felder genügen vollständig zu einer Kultur mit Arzneipflanzen. Er braucht sich nicht um teure Maschinen zu sorgen, ohne die es heutzutage kaum mehr geht in der Landwirtschaft, wie Sä-, Mäh- und Dreschmaschinen usw. Lediglich mit Hacke, Spaten und Harke, d. h. den bekannten Gartengeräten wird er zu hantieren haben, bei größeren Anlagen höchstens mit einem leichten Pflug. Er ist nicht gezwungen, lediglich des Düngers wegen sich einen bestimmten Viehstand zu halten, was meistens über seine pekuniären Verhältnisse hinausgeht. Er kann seine Familienglieder beschäftigen mit den vielerlei Handarbeiten; Frauen, sogar

Kinder genügen für die leichte Arbeit, so daß hohe Arbeitslöhne nicht in Betracht kommen.

Ebenso liegen die Verhältnisse bei den Gärtnern. Beobachten wir nicht in den meisten Gärtnereien öde Streifen Landes oder doch solche mit wertlosem Gemüse oder Blumen bepflanzt, die oft kaum geerntet werden wegen ihres geringen Wertes? Mit welchem Fleiß betreibt so mancher Gärtner die mühsame und schwierige Zucht von allerlei Raritäten. Er übernimmt dabei ein großes Risiko, und oft fehlt es ihm an Absatz, so daß er seine große Mühe kaum bezahlt bekommt. Wir fragen uns, warum haben die Gärtner die Kultur der Arzneipflanzen noch nicht in ihr Programm aufgenommen? Sie würden doch sicherlich bei ihrer Erfahrung in der Anzucht und Behandlung der Pflanzen sowie bei ihren physiologischen Pflanzenkenntnissen die Sache zur höchsten Vollkommenheit bringen können!

Des weiteren gedenke ich der Besitzer von Landhäusern. Wer dem Getriebe der Großstadt entflohen ist und sich als Wohnsitz ein Landhaus erkoren hat, bei dem dürfen wir wohl fast stets eine besondere Vorliebe zur Natur voraussetzen. Meist schließt sich unmittelbar ein größerer oder kleinerer Garten an, und bietet die Bearbeitung dieses Gartens die hauptsächlichste Beschäftigung der Bewohner. Teils wegen der gesunden Bewegung in der freien Luft, teils auch, um das Grundstück nach Möglichkeit auszunützen und rentabel zu gestalten, baut man allerlei Gemüse, Beerenobst, Luxusblumen und dergl. an; doch der Verkauf dieser Produkte ist nicht immer leicht. Würde man sich anstatt dessen mit der Kultur von Arzneipflanzen befassen, so wäre der Absatz und Gewinn zweifellos aussichtsreicher, und was die Schönheit und Farbenpracht der Pflanzen betrifft, so wolle man einmal einen Vergleich anstellen zwischen einem Spalier mit schwarzen Malven und einem solchen von Stangenbohnen. Die gefüllten rosengroßen tief schwarzvioletten Malvenblüten verdienen die Bezeichnung der prächtigsten Zierblumen, desgleichen die großblumigen Königskerzen mit ihrem meterhoch dicht mit sattgelben Blüten besetzten Blütenschaft. Wie nüchtern dagegen sieht ein Bohnenspalier aus mit den unscheinbaren Blüten in den wild durcheinander geflochtenen Ranken!

Wenn auch schon diese Gründe genügen müßten, um den Anbau von medizinischen Pflanzen zu empfehlen, so kommen doch noch manche andere dazu.

Tatsache ist, daß wir heute eine Menge solcher Vegetabilien falsch bekommen, und zwar teils absichtlich, teils unabsichtlich; letzteres ist wohl das gewöhnlichste. Lag doch das Geschäft des Kräutersammelns das ganze Mittelalter hindurch bis in die neuere Zeit gleich einem Privilegium in den Händen einer ganz bestimmten Kategorie Menschen.

Diese Leute, man nannte sie Kräutler, durchstreiften die Gegend meilenweit, sie hatten Kenntnis von allen heilsamen und schädlichen Pflanzen und wußten alle ihre Standorte. Sie waren im Besitze alter, von Geschlecht zu Geschlecht sich fort vererbender Kräuterbücher, worin die Wissenschaft der Heilkunde mit Zauberei und Hexerei eigenartig verknüpft war. Gleich einem Schatz blieb ihre Wissenschaft Familiengeheimnis. Diese Leute genossen das höchste Vertrauen beim Volke, da sie Mittel für allerlei Krankheiten wußten, sie waren ob ihrer Kunst verehrt und gefürchtet und viel in Anspruch genommen; sie taten sich ein Gütliches in der Kurpfuscherei. Ja, diese alten Kräutersammler standen sogar bis Anfang dieses Jahrhunderts im Rufe der Zauberei. Unter dem Einfluß der Aufklärung ließ ihr Zulauf mit der Zeit allmählich nach, das Kräutersammeln selbst war nicht mehr einträglich, die meisten der Kräuter waren mit Einrichtung der Pharmakopöen obsolet geworden. Dazu kam, daß auch im Gebirge, wo die eigentliche Heimat der Kräutler zu finden war, die Leute eine geregeltere und lohnendere Beschäftigung in der Industrie fanden. Der neuen Generation ging der Verständnis dafür ab, kein Wunder, daß bei dem Einsammeln der Kräuter vielfach Verwechslungen vorkommen, die sich beim Ankauf (meist in getrocknetem Zustand) nur schwer und selten bemerken lassen. Anzunehmen ist schließlich, daß oft auch absichtliche Fälschungen vorkommen, sofern an echten Pflanzen Mangel ist. Unverkennbar und einleuchtend sind wohl von diesem Gesichtspunkte aus betrachtet die Vorzüge der aus Kulturen hervorgegangenen Arzneipflanzen, sofern dabei möglichst genau die natürlichen Verhältnisse nachgeahmt werden. Der Vorteil, daß man in diesem Falle jedes Zweifels über die Echtheit der Ware enthoben ist, läßt die von den Pharmakopöe-Kommissionen erhobenen Einwände gegen den Gebrauch von kultivierten Pflanzen verschwindend erscheinen.

Ein weiterer Vorteil des Anbaues ist ferner der, daß man jederzeit die gewünschte Pflanze zur entsprechenden Zeit in jedem Stadium ihrer Wachstumsperiode auch grün haben kann. Eine ganze Reihe von galenischen Präparaten erfordert zur Herstellung die Pflanzen in frischem Zustand, so die narkotischen Extrakte (Extr. Belladonn. — Digitalis — Hyoscyam usw). Viele Kräuter, Wurzeln und Samen dürfen nicht über ein Jahr alt sein, müssen mit ganz besonderer Vorsicht gesammelt, getrocknet und aufbewahrt werden. Wenn sich das Alter bei den aus Vegetabilienhandlungen bezogenen Pflanzen auch in gewissen Fällen feststellen läßt, so ist das doch nicht immer der Fall. Nur wo derartige Kräuter aus erster Hand kommen, ist man jedes Zweifels enthoben.

So ließe sich noch mancher andere Vorteil des Anbaues solcher Pflanzen vom medizinisch-pharmazeutischen Standpunkt aus anführen, doch es mag genügen. Ein österreichischer Gewährsmann auf diesem Gebiet sagt wörtlich: „Selbst anbauen, selbst verarbeiten, selbst verkaufen, das ist das Richtige."

Über die Bedeutung des Arzneikräuterhandels und die Rentabilität der Kulturen.

Die Bedeutung der vegetabilen Droge für den Handel wird im allgemeinen sehr unterschätzt. Man darf sich hier nicht an das Urteil eines Teiles unserer modernen Ärzte halten, welche die Drogen als solche nur vereinzelt verordnen, sondern man muß in Betracht ziehen, welche kolossalen Mengen von Drogen zur Herstellung ihrer chemischen Inhaltsstoffe, von galenischen Präparaten, von äther. Ölen usw. gebraucht werden und andererseits, welch bedeutende Mengen von Drogen in der sogenannten Haus- und Volksmedizin angewandt werden.

Um einen Einblick in den Umfang des Destillationsbetriebes der Firma Schimmel & Co. in Miltitz bei Leipzig zu geben, seien einige Zahlen über die jährliche Verarbeitungsmenge genannt, die übrigens nicht als konstant aufzufassen sind, sondern nur als ungefähre Mittelzahlen gelten sollen.

Fenchelsamen gegen . . . . 700 000 kg
Iriswurzel über . . . . 100 000 „
Kümmelsamen gegen . . . . 300 000 „
Pfefferminzkraut gegen . . . . 300 000 „
Rosenblätter gegen . . . . 250 000 „
usw.

Schien es auch manchmal, als sollte die moderne Chemie mit ihren staunenswerten Errungenschaften über unseren alten vegetabilen Arzneischatz siegen, unsere kostbaren Arzneipflanzen haben bis auf den heutigen Tag ihren Stand behauptet. Ich erinnere nur an die Theorie des Wörishofener Pfarrers Kneipp. Bei dessen verschiedenen innerlich und äußerlich zur Anwendung gelangenden Kräuterkuren kamen nicht nur unsere sämtlichen je bekannten Arzneipflanzen zu Ehren, sondern außerdem noch eine ganze Reihe von Wiesenpflänzchen, die bis dahin kaum beachtet worden waren. Die Befürchtung, daß ein ausgedehnter Anbau bald Überfüllung des Marktes und niedrige Preise herbeiführen werde, ist hinfällig; denn selbst wenn dies speziell bei den zu rein medizinischen Zwecken verwandten Drogen der Fall sein könnte, so doch keinesfalls bei jenen Pflanzen, die großenteils Verwendung finden in der Technik, in der Likörfabrikation, in der Verarbeitung auf ätherische Öle, Farbstoffe usw. Daß wir zurzeit keine Überproduktion zu verzeichnen haben, beweisen uns am deutlichsten die Preislisten der verschiedensten Vegetabilienhandlungen. Die Preise bewegen sich durchweg seit Jahren in steigender Tendenz. Auf meine direkten Anfragen bei einigen unserer größten Vegetabilienhandlungen nach ihrer Ansicht, inwiefern ein vergrößerter Kräuteranbau bei uns in Deutschland auf Gewinn rechnen dürfe, erhielt ich folgende Antworten:

Caesar & Loretz - Halle schreiben: „Von Artikeln wie Pfefferminz, Melisse und schwarze Malven haben bei ungünstigen Ernteerträgnissen die letzten beiden Jahre große Knappheit und hohe Preise gebracht, so daß diese Artikel nach unserer Ansicht noch für den Anbau in Deutschland gut rentieren würden. Von Wurzeln würden sich noch Angelika und Baldrian sehr gut zum Anbau eignen. Eine Zunahme im Verbrauch von Vegetabilien im allgemeinen ist schon vor einer Reihe von Jahren hervorgetreten, und unserer Ansicht nach dürfte dieselbe noch weitere Fortschritte machen, weil sich das Arzneibedürfnis des großen Publikums immer mehr auf die pflanzlichen Naturprodukte erstreckt, und dieselben in ihrer Volkstümlichkeit weiter zugenommen haben."

Brückner, Lampe & Co.-Berlin schreiben: „Die Einfuhr ausländischer Blüten, Blätter, Wurzeln und Sämereien macht immer weitere Fortschritte, da die inländische Erzeugung immer mehr abnimmt. Rußland, Österreich, Italien, Belgien und die Vereinigten Staaten von Nordamerika sind eigentlich die Hauptlieferanten geworden."

Was nun die Menge der vom Auslande zu uns kommenden Vegetabilien betrifft, so sind zwar ganz genaue Angaben aus dem Grunde schwer möglich zu erhalten, weil diese Ware zollfrei ist, immerhin konnte mir die Firma Gehe & Co.-Dresden mitteilen, daß die Gesamteinfuhr an Vegetabilien im Jahre 1909 aus Österreich-Ungarn 1919 dz, aus Rußland 6437 dz betrug. Diese kolossalen Zahlen müßten bei unserer Landwirtschaft das Interesse für die einheimischen Arzneipflanzen erwecken. Es wäre zu erstreben, dem Lande die Summen zu erhalten, die heute auf diese Weise ins Ausland fließen.

Ich halte es an dieser Stelle für angebracht, eine kurze Schilderung zu geben davon, in welch geradezu mustergültiger Weise in Ungarn die Arzneipflanzenkultur schon seit einer Reihe von Jahren betrieben wird[1]).

Vor allem ist hervorzuheben, daß in Ungarn sich die Regierung der Pflege der Arzneipflanzenkultur sehr annimmt. Seit einigen Jahren befaßt sich die Leitung der Staatswirtschaft in Fehéregyháza bei Schaessburg (Segesvár) mit der Kultur von allerlei Arzneipflanzen.

---

[1]) Diese Schilderung entnahm ich einem Vortrag des Herrn Privatdozent Dr. W. Mitlacher-Wien, gehalten auf der 81. Versammlung Deutscher Naturforscher und Ärzte in Salzburg, und zwar mit dessen spezieller Erlaubnis.

Die dort erzielten Resultate wurden in verschiedenen landwirtschaftlichen Blättern veröffentlicht. Im Jahre 1904 wurde alsdann von der ungarischen Regierung in Klausenburg (Kolozsvár) eine Versuchsstation für die Kultur von Arzneipflanzen errichtet in Anschluß an die dort befindliche landwirtschaftliche Akademie. Mit der Leitung dieser Anstalt wurde Prof. Béla Páter betraut. Zweck dieser Versuchsanstalt sollte sein, zu erproben: 1. welche Pflanzen in Ungarn gut gedeihen, 2. ob und inwiefern die Kultur sich rentabel gestalten läßt, 3. ob die Qualität der Drogen befriedigt. Speziell zur Lösung der letzten Frage wurde dem Institut auch ein Chemiker zugeteilt. Die Anstalt befaßt sich mit der Kultur folgender Pflanzen: Acorus calamus, Althaea officinal., Althaea rosea nigr., Anthemis nobil., Archangelic. offic., Artemisia Absynth., Atropa Belladonn., Calendula officinal., Carum carv., Cnic. benedict., Conium maculat., Coriandrum sativ., Datura Stramon., Digitalis purpurea, Foeniculum vulgar., Glycirrhiza glabra, Gypsophila paniculata, Hyoscyamus niger, Hyssopus officinal., Lavandula vera, Levisticum officinale, Marrubium vulgare, Melilotus officinal., Melissa officin., Mentha crispa, Mentha piperita, Ocymum basilicum, Origanum Majorana, Pimpinella Anisum, Pyrethrum cinerariaefol., Pyrethrum roseum, Rheum Queen Victoria, Ruta graveolens, Salvia Sclarea, Salvia officinalis, Saponaria officinalis, Sinap. alb. und Brassica nigr., Thymus vulgar., Trigonella foenum graecum, Valeriana officinal., Verbascum phlomoides und thapsiforme.

Die umstehende Tabelle veranschaulicht zum Teil die Erträgnisse dieser Kulutren.

Man muß der ungarischen Regierung volle Anerkennung zollen, daß sie unbekümmert um den über den Wert des planmäßigen Anbaues einheimischer Arzneigewächse verbreiteten Pessimismus dieser Sache ihre Unterstützung und Förderung angedeihen läßt. Es ist selbstverständlich, daß, durch dieses Beispiel ermutigt, eine ganze Reihe privater Unternehmungen folgten, und ist man zur Annahme berechtigt, daß Ungarn in nicht allzuferner Zeit in dieser Beziehung eine führende Rolle spielen wird im internationalen Handel mit europäischen Drogen überhaupt. Beachtenswert ist übrigens, daß man in diesen Großbetrieben als vorteilhaft die eigene Verarbeitung der Drogen erkannt hat. Zu diesem Zwecke sind, abgesehen von den üblichen landwirtschaftlichen Maschinen (Anbaumaschine, Kunstdüngerstreumaschine, Umhackmaschinen usw.), vorhanden eine Dampftrocknungsanlage, große Destillationsapparate, Extraktionsapparat, Rektifizierapparat, Vakuumapparat, Schneidemaschine, Pulverisiermühle, Absiebmaschine, Quetschmühle und eine Dampfmaschine. Die Trocknung der Pflanzen geschieht mittels erwärmter Luft, die mit Hilfe von Exhaustoren durch die

Tabelle über den Ertrag der

Namen der Pflanzen	Bepflanzte Fläche	Herba	Folia	Flores	Radix od. Rhizoma	Semen
	qm			Droge in kg		
Acorus calamus	214				*96,4	
Althaea officinalis	215,25		24,4			
„ „	215,25			3,5		
„ „	215,25					I. 26,7
„ „	215,25					II. 23,35
Verbascum phlomoid.	34,5			3,20		
Calendula off.	336			18,5		
Thymus vulgaris	204	13				
Origanum majorana	336	11				
Melissa officinalis	215,25		40,55			
Datura stram.	215,25		12,90			*12,65
Mentha crispa	850	185,05				
„ piperita, gepflanzt 1908.	880	62,10				
„ „ „ 1907.	60,67	14,40				
Ruta graveolens	132,48	27				
Cnicus benedict.	62,10	11,95				
Marrubium vulg.	74,52	6				
Levisticum off.	215,25				53	
Coriandrum sat.	260,40					41,55
Foeniculum off.	330,75					12
Pimpinella anisum	215,25					13,35
Hyssopus off.	162,84	43,70				

```
*)  I.  =  3,2 kg à 60 Heller  =  1,92 K
    II. = 55,0 „ „ 34  „       = 18,70 „
    III.= 36,2 „ „ 24  „       =  8,68 „
    IV. =  2,0 „ „ 24  „       =  0,48 „
         ─────                   ─────
         96,4 kg                 29,75 K
```

Trockenräume geleitet wird. Die Temperatur beträgt zwischen 35 und 40⁰ C, meist 37⁰ C. Für den Trocknungsprozeß dient eine eigens konstruierte Trockenkammer mit ca. 1000 qm beschickbarer Fläche.

In Frankreich ist es besonders der Südosten, wo man die Kultur pflegt. In dem Dreieck von Nizza, Cannes und Grasse gewinnt man durchschnittlich im Jahre 2½ Millionen Pfund Blätter, Blüten usw. von medizinischen Pflanzen, darunter große Quantitäten Lavendel, der vom preuß. Morg. einen Ertrag von 125 Talern gibt.

Bedeutend ist auch der Anbau der Arznei- und Spezereipflanzen in England in der Gegend von Mitcham und Hitchin. Man baut daselbst

Arzneipflanzen im Jahre 1908.

Auf ein kat. Joch entfällt Ernteertrag	Einheitspreis	Bruttoeinnahme	Auf ein kat. Joch entfällt Brutto-Einnahme	Auslagen	Reiner Ertrag	Auf ein Joch, 1600 Klafter, entfallendes Reinerträgnis
kg	Heller		Kronen			
2592,4	I. 60 II. 34 III. 24	29,75	800	12,05	17,73	476,80
652,3	36	8,78	234,74	8,06	17,37 { 0,72 / 3,18 / 13.47	464,39 { 19,24 / 85,02 / 360,13
93,5	180	6,30	168,43	3,12		
713,8	60	16,02	428,31	} 4,88		
625,6	10	2,33	62,29			
533,8	260	8,32	1387,87	2,50	5,92	987,52
316,9	I. 200 II. 150	32,25	552,37	23,40	8,85	151,58
371,6	52	6,76	190,70	3,60	3,16	89,14
189,3	110	12,10	207,24	7,50	4,60	78,78
108,5	110	44,60	1192,44	7,50	37,10	991,91
345	70	10,92 { 9,03 / 1,89	291,96	3,60	7,32	195
*339	*15					
1252	110	203,55	1378	43,20	160,35	1085,65
406	120	74,52	487,34	51,34	23,18	151,60
1358	120	17,28	1639,13	3	14,28	1354,56
1168	85	22,95	1495,43	1,80	21,15	918,76
1113	70	8,37	775,51	2,55	5,82	539,35
460	30	1,80	139,03	1,80		
1418	60	31,80	850,21	8,10	23,70	633,65
929	40	16,62	367,31			
206	60	7,20	125,27			
349	40	5,34	142,77			
1553	40	17,48	617,76	3,60	13,88	494,12

Kolozsvár, 22. Juli 1909.

Dr. B. Páter.

Anm.: 1 Joch = 1600 Klafter = 5754,644 qm = 0,5754 ha.

im großen; Lavendel, Pfefferminz, Kamillen, Süßholz, Bilsenkraut, Mohn, Rosmarin, Belladonna, Krauseminze, Eibisch, Andorn, Fingerhut, Stechapfel usw. usw. Es werden angebaut:

    ca. 55 acres mit römischen Kamillen
        219 ,, ,, Pfefferminz
        172 ,, ,, Lavendel
         30 ,, ,, Bilsenkraut
         32 ,, ,, Süßholz
        109 ,, ,, Marrubium, Juniperus Sabina, Althaea, Rosmarin, Absinth usw. usw.

Was den Boden in der Gegend von Mitcham anlangt, so ist derselbe ein ziemlich guter, die Feuchtigkeit anhaltender, doch sehr verschieden in der Tiefe der Ackerkrume, indem dieselbe von 2 Fuß bis 2 Zoll wechselt, ein Beweis, daß die Arzneipflanzen keinen vorzüglichen Boden verlangen.

Da es nun für jedermann, der sich der Kultur solcher Pflanzen widmen will, besonders für den, der der Sache etwas ferner steht, als es bei Apothekern, Drogisten oder Gärtnern der Fall ist, von Interesse sein wird, zu erfahren, wie ungefähr die Rentabilität ist, so habe ich mich bemüht, Zahlen hierfür zu bringen. Ich habe selbst zu diesem Zweck auf genau abgemessenen Flächen mit verschiedenen Pflanzen Kulturversuche angestellt und mir Aufzeichnungen hierüber gemacht. Des weiteren aber habe ich auch andere Kulturen nach dieser Richtung hin berechnet und Vergleiche angestellt mit der Rentabilität landwirtschaftlicher Kulturen, wie Getreidebau usw. Eine für alle Verhältnisse gültige Aufstellung zu machen, wäre natürlich Vermessenheit. Zu öfteren Malen war mir bereits die Frage vorgelegt worden, ob es ratsam sei, die oder jene Pflanze hektarweise anzubauen und mit welchem Nutzen. Eine solche Frage läßt sich natürlich nicht kurzerhand beantworten, und wolle man vor allem folgende Punkte in Erwägung ziehen.

Die Kultur von Arzneipflanzen erfordert, wie schon erwähnt, eine große Summe kleinlicher Handarbeiten. Je sorgfältiger man verfährt, desto besser wird der Ertrag sein, und zwar nicht nur quantitativ, sondern auch qualitativ. Gerade die Qualität spielt die Hauptrolle. Ein und dasselbe Kraut, z. B. Pfefferminze figuriert in den Preislisten von Vegetabilienhandlungen mindestens in 3 verschiedenen Qualitäten. Eine prima Qualität wird stets um das Doppelte oder Dreifache besser bezahlt als eine geringe. Man bedenke also wohl, bevor man ein größeres Stück Land in Bearbeitung nimmt, ob alles in entsprechendem Verhältnis vorhanden ist, um die Sache konsequent durchzuführen, nämlich **Zeit, Hilfskräfte**, eventuell, wenn die Ernte nicht in frischem Zustand abgesetzt werden kann, die nötige **Trockenvorrichtung, Zerkleinerungsmaschinen** und **Aufbewahrungsorte**; denn die Kulturergebnisse werden durch die Art der Behandlung und Konservierung ganz gewaltig beeinflußt. Ich mache mich anheischig, zu behaupten, daß in allen Fällen, wo die Arzneipflanzenkultur aufgegeben worden ist mit der Begründung, dieselbe sei nicht lukrativ, es stets an einem der von mir oben angeführten Kardinalpunkte gefehlt hat. Nach einigen ungünstigen Erfahrungen wird manchmal schon die Flinte ins Korn geworfen; in allen solchen Fällen war wohl Mangel an praktischer Erfahrung zu verzeichnen. Daß dadurch recht pessimistische Anschauungen über die Rentabilität derartiger Kulturen bei den Landwirten Verbreitung fanden, kann nicht verwundern.

Ich möchte ausdrücklich davor warnen, auf das Geratewohl übermäßig große Kulturen in Angriff zu nehmen. Es könnte dabei zu den verschiedenartigsten Enttäuschungen kommen. Selbstverständlich muß eine 10 mal größere Fläche auch einen 10 mal größeren Ertrag und Gewinn abwerfen, unter Umständen sogar noch viel mehr; doch ohne weiteres ist das nicht immer der Fall. Bei Arzneipflanzenkulturen sprechen so viele Einzelheiten mit, daß es unbedingt nötig ist, ganz sukzessive vorzugehen. Man muß erst durch Versuche sich genaue Kenntnis von der Beschaffenheit des zu verwendenden Bodens verschaffen; man muß die der Pflanze zusagende Düngung ergründen, alle die verschiedenen Arbeiten, als Ansäen, Auspflanzen, Ernten, Trocknen, Konservieren usw. in der Praxis versuchen, man muß sich Hilfskräfte heranziehen und muß auch vor allem sich ein bestimmtes Absatzgebiet mit der Zeit sichern, bevor man die Sache in größerem Maßstabe unternimmt. In gleicher Weise, wie dies in den landwirtschaftlichen Betrieben der Fall ist, muß man sich einen Wirtschaftsplan ausarbeiten. Will man mit der Zeit den Betrieb vergrößern, so darf dies nicht einseitig geschehen. Ich möchte den Arzneikräuterbau vergleichen mit einer Kette aus lauter gleichen Gliedern, von denen eines zum anderen genau passen muß, wenn die ganze Kette brauchbar sein soll. Man wird also in demselben Maße, wie man die Bodenanlage vergrößert, auch den Personalstand, die Trocken- und Schneidevorrichtungen usw. erweitern müssen, und das geschieht am besten Schritt für Schritt. Man wird den Betrieb mit der Zeit so einzurichten suchen, daß eine möglichst gleichmäßige Arbeitsverteilung stattfindet, d. h. man wird nebeneinander solche Pflanzen **bauen, deren Ernte nicht zusammenfällt. Dadurch wird ermöglicht, dauerndes Personal halten zu können, und hat man nicht nötig, für eine kurze Zeit zu einer bestimmten Tätigkeit Aushilfsarbeiter einzustellen. Solche meist nach der Stunde zu bezahlende Aushilfskräfte kommen um Vieles teurer als regelmäßige usw. Man wird Erweiterungen der Anlagen nur mit selbstgezüchteten Pflanzen vornehmen. Mentha z. B. wuchert so sehr, daß man schon nach einem Jahr genügend Senker übrig hat, um die Anlage ums Doppelte zu vergrößern;** somit wäre es höchst unrationell, wenn man gleich von vornherein Senker für viele hundert von Quadratmetern kaufen wollte. Alles das sind wichtige Punkte, die bei der Rentabilität mitsprechen, die ein Anfänger nicht weiß und auch nicht wissen kann. Mit anderen Worten: die Rentabilität gründet sich auf die Erfahrung. Man nehme sich in dieser Beziehung den landwirtschaftlichen Betrieb, mit dem der Arzneikräuterbau viele Berührungspunkte hat, zum Muster. Man spricht von einer einspännigen, auch zwei- und mehrspännigen Wirtschaft, womit der Umfang des Betriebes meist genau definiert ist. Zu einem Pferd gehört ein Knecht, eine große und eine kleine Magd, ein ganz bestimmtes Areal, eine genau festgelegte Anzahl Rindvieh und die entsprechenden Scheunen und Gebäude. Das Verhältnis des produzierten Düngers zur Feld- und Wiesenwirtschaft ist genau festgelegt. An diesen Grundprinzipien wird jeder kluge Bauer festhalten. Sobald der Betrieb aus diesem Rahmen heraustritt, läuft er Gefahr, Fiasko zu machen.

Als mustergültig sind jedenfalls die Kulturen zu bezeichnen, welche der Verein zur Beförderung des Gartenbaues in den Kgl. Preußischen Staaten auf den Rieselfeldern in Blankenburg bei Berlin eingerichtet hat[1]). Diese Anlagen sind nicht nur deshalb interessant, weil hier zum ersten Male Versuche auf Rieselfeldern gemacht wurden, sondern ganz besonders wegen der sachgemäßen Verwaltung und Kontrolle, der sie unterstehen. Diese Anlagen sind einer Kommission unterstellt, in der 2 Gärtner, ein Landwirt, ein Vertreter einer Großdrogenfirma, ein Botaniker und ein Pharmakognost sitzen, und wird somit bei jeder angebauten Pflanze kontrolliert:

1. die botanische Artbestimmung,
2. Anbaufähigkeit,
3. Behandlung der Pflanze,
4. der Ertrag,
5. die Behandlung der geernteten Produkte,
6. die Verkäuflichkeit der Produkte, und bei den narkotischen:
7. der Alkaloidgehalt.

Der gute Erfolg ist das Resultat der zahlreichen zusammenwirkenden Faktoren, die von den Mitgliedern der Kommission geltend gemacht wurden. Der Landwirt begutachtet Boden und Berieselung, der Botaniker die angepflanzte Art, der Gärtner die Art der Anpflanzung und den Ertrag, der Pharmakognost die Zeit des Einsammelns und die Art des Trocknens und der Drogist die Verkäuflichkeit der fertigen Ware. Dort hat man erkannt, daß eine erfolgreiche Kultur von den verschiedensten Umständen abhängt; sie ist abhängig von einem bestimmten Boden, einem bestimmten Fruchtwechsel, einem geeigneten Saatenmaterial, richtiger Aussaat, richtiger Düngung, rechtzeitigem Schnitt und korrekter Trocknung. Ja noch mehr, der Gewinn richtet sich auch nach der jeweiligen Handelskonjunktur, in erster Linie nach der Nachfrage. Der betreffende Kultivateur muß also Gärtner, und zwar ein einsichtiger, erfahrener Gärtner, ein tüchtiger und mit der Sache vertrauter

---

[1]) A. Tschirch: „Über den Anbau der Arzneigewächse in Deutschland. Archiv der Pharmazie 1890.

Apotheker und ein in der Handelsbewegung eingeweihter Drogist — alles in einer Person sein, wenn er sicheren Erfolg haben will, oder muß doch, wenn er das eine ist, Ratgeber der beiden anderen Kategorien besitzen. Hierzu kommt noch bei den narkotischen Kräutern eine sehr zeitraubende Kontrolle ihres Alkaloidgehaltes, der sich der Produzent nicht entziehen darf, auch wenn die Pharmakopöen keinen bestimmten Alkaloidgehalt fordern. Denn wenn auch die bisherige Erfahrung gelehrt hat, daß die narkotischen Kräuter kaum unter der Kultur leiden, so bleibt doch nicht ausgeschlossen, daß unter bestimmten anderen Kulturbedingungen der Alkaloidgehalt doch sich verändert, und muß somit alljährlich der Gehalt kontrolliert werden.

Als Naturfreund und Gartenliebhaber fing ich vor mehreren Jahren den Anbau einiger Arzneipflanzen an, und zwar auf einem gepachteten Gartengrundstück, vorerst in ganz kleinem Maßstabe. Ich muß gestehen, daß ich verwundert war über die Rentabilität. Die besten Erfolge hatte ich mit der Kultur von Pfefferminze (Mentha piperita), der großblumigen Königskerze (Verbascum Thapsiforme und Phlomoides) und der gefüllten schwarzen Malve (Althaea rosea nigr.). Diese Pflanzen sind so einfach zu bauen, und verursacht das Trocknen und Verarbeiten derselben so wenig Mühe, daß ich mit bestem Gewissen zu einem Versuch raten kann. Während dem Landwirt, wie ich nach vielseitiger Umfrage in Erfahrung brachte, der Quadratmeter seines besten Landes mit der ertragreichsten Frucht, dem Weizen, noch nicht 10 Pf. Reingewinn abwirft, brachte mir der Quadratmeter mit Mentha piperita schon im ersten Jahre 26 Pf., im zweiten sogar 80 Pf., und zwar nach folgender Berechnung:

25 qm Pachtland kosten mich jährlich	4,00 M
Ankauf von 500 Stecklingen Mentha piperita. . .	10,00 ,,
Arbeitslöhne für Umgraben, Düngen und Krauten	4,00 ,,
Summa:	18,00 M

Der Ertrag, und zwar der erste und zweite Schnitt zusammen, betrug insgesamt 12 kg trockene Ware, und zwar 7 kg feine Blattware und 5 kg minderwertige, Stiele und Abfall, was Verwendung fand zu Pulvern, Destillat und Viehpulver.

Also:

7 kg fertig geschnittene verkaufsfähige Blattware à 300 Pf.	= M 21,00
5 kg Stiele und Abfall à 70 Pf.	= 3,50
Summa:	M 24,50

so daß also 25 qm einen Reingewinn von 6,50 M brachten, d. i. durchschnittlich 1 qm = 0,26 M.

Im zweiten Jahre fielen natürlich die Anschaffungskosten der Stecklinge fort, ich konnte sogar mehrere hundert Stück abgeben, außerdem erhöhte sich der Ertrag auf 9 kg gute Blattware, so daß ein Quadratmeter 80 Pf. brachte im Durchschnitt. Dabei muß ich bemerken, daß die meisten Großdrogenhäuser in jenem Jahre 1908 Fol. Menth. ppt. in ihren Preislisten sogar mit 3,25 M pro kg offerierten. Außerdem hatte ich gleichzeitig auf diesem Menthafeld noch 10 Stück hochstämmige Johannis- und Stachelbeerstauden, welche reich trugen und allein schon den Pachtzins brachten.

50 Stück gefüllte schwarze Malvenpflanzen brachten genau 6 kg trockene Blüten, welche mir ein Leipziger Drogenhaus für 12,00 M abnahm, so daß also jede Pflanze 24 Pf. brachte.

Gleich günstig war das Resultat beim Anbau der großblumigen Varietät von Verbascum, wovon mir der Quadratmeter mit durchschnittlich 5 Pflanzen 1 kg trockene Blüten brachte; jede Pflanze also ca. 70 Pf.

Die Behandlung der Pfefferminzkulturen war nicht umständlicher als der Anbau irgendwelcher Gemüsepflanzen (Spinat, Kohlrabi oder dgl.). Die Pflege bestand in öfterem Krauten und Bewässern während längerer Regenpause. Die Düngung nach dem ersten Schnitt erfolgte durch Begießen mit verdünntem Schlamm aus einer Senkgrube (also kein kostspieliger Dünger). — Die Malven erhielten einigemal einen Dunguß, bestehend aus verdünnter Stalljauche (aus meinem eigenen Pferdestall stammend). Einige Exemplare erhielten Pfähle zum Schutz gegen Windbruch, auch wurden die Pflanzen einmal behackt. Königskerzen verlangten überhaupt keine Pflege, weder Düngung noch Bewässerung oder dgl.

Als Erlös habe ich die Preise meiner Berechnung zugrunde gelegt, wie sie in den Preislisten der größeren Vegetabilienhandlungen zu finden sind. Daß beim Verkauf an Zwischenhändler ca. 40 % Gewinn verloren gehen, ist ja selbstverständlich, doch dürfte es in den meisten Fällen nicht schwer fallen, die Produktion direkt an Detaillisten abzusetzen. Man kann mit der Zeit sich recht gut eine ständige Kundschaft unter Apothekern, Likörfabrikanten usw. erwerben, besonders wenn man eine oder die andere Pflanze als Spezialität recht sorgsam baut. So z. B. lesen wir in den pharmazeutischen Fachzeitungen immer häufiger teils Nachfragen teils Angebote betreffend größere Posten von Kamillen, Bilsenkraut, Fingerhut, Stechapfel usw. usw.

Nach Dochnahl[1]) trägt das bayr. Tagwerk (= 3400 qm) je nach der Güte des Bodens 10—30 Zentner Blüten und bringt einen Rein-

---

[1]) „Die Kultur der schwarzen Malve" von F. J. Dochnahl. Nürnberg 1856. Vgl. auch Jägers Apothekergarten.

gewinn von 600 M, also rund 18 Pf. pro Quadratmeter. D. erhielt in schlechtem Gartenboden von 300 Pflanzen auf 20 Quadratruten 25 kg trockene Blüten zu 34 M; außer dem Samengewinn, wovon er 20 000 Stück Pflanzen erzog und mit 76,5 M verkaufte. Die Ausgaben stellten sich im ersten Jahr auf 187 M pro Tagwerk, im zweiten auf 119 M, durchschnittlich also auf 153 M jährlich. Nach Abzug dieser Kosten bleibt Reingewinn:

auf geringem Boden . . . . .M   408
auf gutem Boden . . . . ,, 1428
auf mittelmäßigem Boden . . . . ,, 612

Eine Kultur von Melissa offic. in Thüringen brachte bei einer Fläche von 215 qm rund 40 kg an trockener Ware. Bei einem Einheitspreis von 2,00 M pro kg kamen M 80,00 ein. Nach einem Abzug der Unkosten von 7,00 M blieb ein Reingewinn von 73 M oder rund 34 Pf. pro Quadratmeter.

Wie ich bereits angedeutet, läßt sich recht gut ein und dasselbe Land gleichzeitig zu mehreren Kulturen benützen. Zwischen Obstbäumen, besonders in Baumschulen, lassen sich Kamillen ansäen, auf Menthabeeten kann man hochstämmige Beerenstauden ziehen, zwischen Malven, wenn solche in Reihen gepflanzt sind, lassen sich ebenfalls Kamillen ansäen.

Zu erwähnen ist ferner, daß jeder Arzneipflanzenzüchter, sobald er mit einer kompletten Einrichtung zum Trocknen, Zerkleinern usw. versehen ist, selbstverständlich auch dazu übergehen wird, fremde Produkte und die in der Natur gesammelten Kräuter anzukaufen, um sie nach dem Trocknen, Zerkleinern usw. wieder weiter zu verkaufen. Auf diese Weise lassen sich die Apparate und Maschinen recht gut ausnützen. So kaufte ich z. B. versuchsweise einen Zentner frische Quitten für 9 Mark, ließ dieselben auskernen, in dünne Scheiben schneiden und trocknen. Die Ausbeute war rund 10 kg trockene Quittenschnitten, wofür mir eine Engrosdrogenfirma 20,00 M bezahlte. Es verblieb mir außerdem noch ziemlich $\frac{1}{2}$ Pfund Kerne im Werte von 2,50 M.

Des weiteren kaufte ich weiße Taubnesselblüten von sammelnden Kindern auf, ich zahlte für 1 kg frische· Blüten 60 Pf. und erhielt nach dem Trocknen für 1 kg = 8 kg frische 9,00 M.

In den Preislisten der Großvegetabilienhandlungen figurieren Quittenschnitte mit 4 M und Taubnesselblüten mit 15—16 M pro kg.

Wer schließlich die Samenzucht und die Anzucht von kleinen Pflänzchen, Stecklingen usw. als Spezialität betreibt, für den dürfte die Sache ganz besonders gewinnbringend sein. Gerade das Beschaffen von echten Samen und guten Pflanzen zwecks Kulturanlagen hatte bis jetzt oft große Schwierigkeiten gemacht, und möchte ich daher dieses

Gebiet ganz besonders empfohlen. Man braucht hierzu weniger Areal und kann recht gut auf einen Gewinn von mehreren Mark pro Quadratmeter rechnen. Es wäre die Arzneipflanzen- und Samenzüchterei als ein wertvolles Spezialgebiet für sich zu bezeichnen. So z. B. sammle ich schon seit Jahren Samen von allerlei wildwachsenden Arzneipflanzen in den verschiedensten Gegenden wie Verbascum, Belladonna, Stramonium, Salvia, Valeriana, Digitalis usw., säe diese Samen teils in Frühbeetkästen, teils in gutem geeigneten Gartenland zu entsprechender Zeit aus und habe so alljährlich eine Menge kräftiger Pflanzen zu Kulturanlagen zur Verfügung. Was ich von diesen Pflanzen übrig habe, bringe ich wieder hinaus in die freie Natur an geeignete Standorte, teils in Wälder, teils auf Triften usw., um späterhin davon wieder Samen zu ernten.

Was schließlich den Umstand betrifft, der so oft ins Feld geführt wird, wenn man beweisen will, daß die Arzneipflanzenkultur sowie auch der Kräuterhandel immer weniger lohne, nämlich die fortwährende Steigerung der Arbeitslöhne, so möchte ich erwidern: steigen denn nicht auch fortwährend die Preise für die verkaufsfertige Ware? Heute kosten, wie ein Blick in die verschiedenen Preislisten der Vegetabilienhandlungen zeigt, sämtliche Drogen mindestens das Doppelte wie vor 10 Jahren, und ist an ein Zurückgehen der Preise wohl nicht zu denken. Während man vor 10 Jahren für 1 kg Kamillen höchstens 1,60 M, für Pfefferminz höchstens 1,80 M bezahlte, kosten diese heute wie auch im vorigen Jahre 3,20 M bzw. 3,60 M.

Allgemeine Kulturregeln.

Die medizinischen Pflanzen lassen sich in 3 Abteilungen scheiden, nämlich:

1. in ein- und zweijährige,
2. in ausdauernde oder perennierende,
3. in holzartige.

Die Kultur der ein- und zweijährigen Arzneipflanzen ist ziemlich gleich und nicht mehr verschieden als der Anbau von Sommer- und Winterweizen. Da die einjährigen Pflanzen nur eine kurze Wachstumszeit haben, können in warmen und geschützten Gegenden mit heißen Sommern auch viele einjährige Gewächse sogar aus tropischen Ländern bei uns sehr wohl angebaut werden, wie dies ja auch die Kunstgärtner schon längst gezeigt haben.

Die einjährigen Pflanzen werden meistens vom März ab gesät, und zwar gleich an Ort und Stelle, wo sie bleiben und geerntet werden sollen, denn die meisten vertragen das Verpflanzen sehr schlecht oder gar nicht (wie z. B. Bilsenkraut), während das Verpflanzen anderer, die dicht gesät waren (Kamillen, Mohn, Kümmel, Dill usw.), nicht nur unnütz, sondern auch unmöglich ist. Man kann diese ganz wie Getreide auf dem Felde breitwürfig säen, vorzuziehen ist aber jedenfalls die Reihensaat, weil dabei der Boden eventuell gelockert, aber auch gejätet und reingehalten, eventuell auch behackt und behäufelt werden kann.

Die zweijährigen Pflanzen bedürfen zu ihrer Entwicklung eines Zeitraumes von 2 Jahren. Im ersten Jahre keimt der Same, die Pflanze entwickelt sich im Verlaufe des Sommers, überwintert in lebensfähigem Zustand, treibt im zweiten Jahre die Blüte, reift den Samen und stirbt in den meisten Fällen im Herbst mit den Wurzeln ab. Man sät die zweijährigen Pflanzen in kalte Mistbeete oder auf sonnige warme Stellen ins freie Land aus (die beste Aussaat ist stets die Julisaat), erzieht die jungen Pflanzen stämmig durch Verdünnen und reichliche Luftspendung und pflanzt sie im September auf ihre Standorte, wo sie sich so kräftigen, daß sie den Winter aushalten. Die auf Anzuchtsbeeten gezogenen Pflanzen kann man im Frühjahr mit dem Ballen ausheben und versetzen. Eines besonderen Schutzes im Winter bedürfen die Pflanzen unbedingt nicht; trotzdem kann eine leichte Bedeckung mit Laub nur günstig wirken, wo strenge Winter zu befürchten sind. Hat man warme Mistbeete zur Verfügung, so kann man recht gut die zweijährige Vegetationsperiode auf ein Jahr konzentrieren, indem man zeitig im März in ein nicht allzu warmes Mistbeet aussät und im Mai die Pflänzchen ins Land aussetzt. Eine natürliche Methode ist freilich letztere nicht, und sollte man dieses Gärtnerkunststückchen bei Arzneipflanzen nur in Ausnahmefällen anwenden.

Von ein- bzw. zweijährigen Gewächsen können bei uns lohnend angebaut werden: Bertramwurzel, Fenchel, Dill, Angelica, span. Pfeffer, Kümmel, Koriander, Stechapfel, rot. Fingerhut, Schierling, blauer Eisenhut, Läusekraut, Bilsenkraut, Giftlattich, Malve, Kamille, Basilicum, Wasserfenchel, Majoran, Mohn, Anis, Ricinus, Senf, Königskerze, Tausendgüldenkraut u. a. m.

Was die ausdauernden oder perennierenden krautartigen Pflanzen betrifft, so unterscheidet man zwischen solchen, von welchen nur die oberirdischen Teile, also Blüten, Blätter, Stengel oder Samen Verwendung finden, und solchen, um deren unterirdische Teile es uns zu tun ist. Die ersteren bleiben jahrelang auf demselben Platze stehen; man hat nur für Fernhalten des gröbsten Unkrautes, Lockern der Erde und eventuell Düngung zu sorgen. Die letzteren werden genau wie unsere Hackfrüchte kultiviert. Die Vermehrung geschieht teils durch Samen (geschlechtliche Fortpflanzung), teils durch Wurzel- und Stockteilung (ungeschlechtliche Fortpflanzung). Selbstverständlich gibt es auch hierbei Ausnahmen. Bei Pfefferminz z. B. wie überhaupt bei allen Minzarten wird man im zweiten Jahr ein Absterben des Hauptstockes bemerken, während die Nebenwurzeln für Ausbreitung der Pflanzen sorgen. Man spricht von einem Wandern der Minzarten. Wo der Boden ausgesogen ist und die von der Pflanze bevorzugten Nährstoffe nicht mehr zu bieten vermag, wird er verlassen; es bilden sich kahle Stellen. Im kleinen wird man durch entsprechende Düngung die Wurzeln länger an den Mutterboden fesseln können. Wo dies nicht möglich ist, macht sich ein Umpflanzen nötig, was übrigens auch schon durch die Verbreitung von Unkräutern in den Pflanzungen geboten erscheint. Dieses Umpflanzen kann entweder im Frühjahr (März und April) geschehen oder auch im August, je nachdem die Pflanzen früher oder später in Vegetation treten.

Von ausdauernden krautartigen med. Pflanzen dürften allgemein die nachbenannten zur Kultur geeignet sein: Safran, schwarze Malve, schwarze und weiße Nießwurz, Baldrian, Rainfarn, Kalmus, Meerzwiebel, Eibisch, Römische Kamillen, Küchenschelle, Osterluzei, Meerrettich, Arnica, Beifuß, Wermut, Estragon, Waldmeister, Nierenfarn, Tollkirsche, Wasserschierling, Herbstzeitlose, gelber und roter Enzian, Benediktenkraut, Süßholz, Ysop, Alant, Melissenkraut, Krause- und Pfefferminz, Bitterklee, Bärwurzel, echter Rhabarber, Salbei, Thymian, Pyrethrum, Seifenkraut und Knabenkraut.

Die 3. Art, die holzartigen Gewächse, macht am wenigsten Arbeit. Man läßt sie im folgenden Jahre nach ihrer Aussaat noch auf dem Anzuchtsbeete sich weiter entwickeln und verpflanzt die Frühlingsblüher im Herbst, die Sommer- und Herbstblüher im Frühjahr mit dem Erdballen auf ihren Standort. Alljährliches Umpflanzen vertragen die Stauden nicht ohne wesentliche Beeinträchtigung ihrer Blüte. Sie verlangen von Zeit zu Zeit ein starkes Zurückschneiden, um kräftige Triebe zu erhalten. Von Holzgewächsen empfiehlt sich die Anpflanzung des Gewürzstrauches (Kalykanthe), des Bittermandel-, des Seidelbast- und des Sennesblätterbaumes, des Lavendels und Rosmarins, der Patschulipflanze usw.

Was die Bearbeitung des Landes betrifft, so geschieht dies im kleinen auf die gleiche Weise, wie wir sie bei den Gärtnern beobachten, mit denselben Geräten: Hacke, Spaten und Harke. Im Großbetrieb bedient man sich der landwirtschaftlichen Gerätschaften, Pflug, Egge, Drillmaschine und Walze.

Fruchtwechsel und Düngung.

Was man bereits seit langer Zeit in der Landwirtschaft erkannt hat, trifft auch beim Anbau von Arzneikräutern zu, nämlich, daß kein Feld mehrere Jahre hintereinander mit derselben Pflanzenart angebaut werden darf. Ein Fruchtwechsel ist unerläßlich. Nicht alle Pflanzen entziehen dem Boden die gleichen Mengen von Nährstoffen, sondern bedürfen bald des einen, bald des anderen in größerem Maße. Ein Acker, der durch den Bedarf einer Getreideernte die Fähigkeit verloren hat, eine zweite Getreideernte zu liefern, wird immer noch imstande sein, eine gute Ernte an Hackfrüchten oder Futterkräutern zu gewähren. In diesem Falle hatte die Körnerfrucht den Gehalt des Bodens an Phosphorsäure erschöpft, nicht aber denjenigen an Kali. Ein Feld, das eine gute Pfefferminzernte geliefert hat, wird man praktisch ebenfalls abwechslungsweise mit Kartoffeln oder dgl. im folgenden Jahre bebauen, wie das in Mitcham schon immer gemacht wird. Allein auch diese Kombination schließt die Bodenerschöpfung nicht aus, sie verlangsamt sie nur. Es muß auch eine Düngung vorgenommen werden, d. h. es muß dem Boden ein Ersatz geboten werden für die ihm durch den Anbau entzogenen Pflanzennährstoffe. Diese entstammen ausschließlich der anorganischen Natur. Es sind dies: Kohlensäure, Wasser, stickstoffhaltige Verbindungen, (Salpetersäure), Kali, Kalk, Magnesia, Eisen und Chlor, Schwefelsäure und Phosphorsäure. Aller dieser Nahrungsmittel bedürfen die Pflanzen, wenn auch in ungleicher Menge und in ungleichen Zeiten. Die Kohlensäure wird ausschließlich durch die oberirdischen grünen Pflanzenteile aus der Atmosphäre assimiliert und ist immer in genügender Menge vorhanden; alle übrigen Nährstoffe werden durch die Wurzel aus dem Boden aufgenommen. Am frühesten wird es dem Boden an Phosphorsäure, Kali und Stickstoff fehlen. Manche Pflanzen (die Papilionaceen) können sich allerdings mit Hilfe von Bakterien den freien Stickstoff aus der Luft nutzbar machen. Von den drei genannten Nährstoffen muß dem Kulturboden alljährlich etwa soviel wieder zugeführt werden, als ihm durch die Ernte entzogen wurde. Von den übrigen Nährstoffen besitzen die Bodenarten meist auf absehbare Zeiten vollauf genug; es käme höchstens noch eine Kalkdüngung in Betracht, da Kalk die Eigenschaft hat, die im Boden bereits vorhandenen Nährsalze aufzuschließen, desgleichen Mergel, Gips oder Kochsalz. Man unterscheidet natürliche und künstliche Dünger. Am wichtigsten ist wohl der Stalldünger, da er nicht nur sämtliche Pflanzennährstoffe enthält, sondern auch bei seiner Zersetzung durch Bildung von Humusstoffen den Boden in physikalischer Beziehung verbessert. Der Rindviehdünger ist wegen seines Gehaltes an schleimigen Stoffen langsamer zersetzbar und deshalb länger vorhaltend; Pferde- und Schafdünger gelten als hitzig, weil sie sich rasch zersetzen; Schweinedünger ist in seinem Wert wechselnd, je nach der Ernährung dieser Tiere, und oft mit Unkrautsamen vermengt. Auch Fäkaldünger läßt sich verwenden. Unter den Stickstoffdüngern stehen oben an Chilesalpeter und schwefelsaures Ammoniak. Ersterer wird meist in der Menge von 1,5—2 Zentnern pro Morgen im Frühjahr als Kopfdünger für die schon grünende oder auch weiter entwickelte Pflanze angewendet, letzteres hat eine langsamere, aber auch andauerndere Wirkung und wird meist mit der Saat dem Boden einverleibt (ca. 1—1$\frac{1}{2}$ Zentner auf den preuß. Morgen). Zu den phosphorsauren Düngungsarten gehören Superphosphat aus Knochenkohle, die verschiedenen Guanosorten sowie Thomasphosphatmehl speziell für Moor- und Sandboden. Man wendet die Superphosphate in der Menge von etwa 2 Zentnern, das Thomasmehl etwa in der doppelten Menge an. Die Phosphorsäure ist weder flüchtig noch leicht aus dem Boden auswaschbar, so daß man diese Düngemittel lange Zeit vor der Einsaat ausstreuen kann. Düngungen, welche Stickstoff und Phosphorsäure vereinigen sind Peruguano (für fast alle Düngungszwecke in der Menge von etwa 2 Zentnern für den preußischen Morgen verwendbar), ferner das Knochenmehl, Ammoniumsuperphosphat, Fischmehl, Fischguano, Fleischmehl, Blutdünger usw. Kalihaltige Düngemittel sind Kainit und Carnallit, wovon man 2—4 Zentner auf den Morgen rechnet.

Es kommt nun, was man wohl beachten wolle, bei der Arzneipflanzenkultur im Gegensatz zur Landwirtschaft nicht nur darauf an, üppige Pflanzen zu produzieren, vielmehr muß man das Hauptgewicht darauf legen, daß die Pflanzen einen möglichst hohen Gehalt an medizinisch wirksamen Stoffen erreichen. Leider ist das Gebiet der Düngung für unsere Arzneipflanzen noch wenig erforscht, wenn man auch bei einer ganzen Reihe von Pflanzen Erfahrungen gesammelt hat. So weiß man z. B, daß der Rosmarin selbst bei der stärksten Düngung das Aroma und ätherische Öl nicht einbüßt usw. Bei Besprechung bzw. Kulturanleitung der einzelnen Pflanzen im speziellen Teil wird, soweit dies bekannt ist, darauf hingewiesen werden.

Um die richtige Düngung für die einzelnen Pflanzen zu ermitteln, ist es nötig, die Pflanzen chemisch zu analysieren. Die Analyse zeigt uns zwar, daß qualitativ die Pflanzen ganz gleich zusammengesetzt sind, d. h. daß stets dieselben Elemente, und zwar stets sämtlich vorhanden sind. Aber wir finden zugleich, daß die quantitative Zusammensetzung der Pflanzen eine sehr verschiedene ist. Ja, wenn wir die verschiedenen Teile ein und derselben Pflanze getrennt analysieren, dann zeigt in sich, daß auch sie in ihrer Zusammensetzung sehr wesentlich von einander abweichen. Aus den durch die quantitative Analyse gefundenen Zahlen ersehen wir, in welchem Verhältnis zueinander die einzelnen Stoffe von der Pflanze aufgenommen werden. Sowie der Pflanze von dem einen oder anderen Nährstoff etwas mehr oder weniger geboten wird, wird sie auch stets von den anderen Nährstoffen entsprechend mehr oder weniger aufnehmen. Die Düngung darf somit keine planlose sein. Wir müssen wissen, in welchem Verhältnisse die zu kultivierende Pflanze die verschiedenen Nährstoffe aufnimmt, sowie in welcher Menge die Nährstoffe in der zur Kultur bestimmten Erde vorhanden sind. Wir brauchen nur diejenigen Nährstoffe in den Boden zu bringen, welche für die jedesmalige besondere Kultur verhältnismäßig in geringster Menge in der Erde vorhanden sind. Zur Produktion bestimmter Pflanzenorgane sind bestimmte Mischungsverhältnisse der Nährstoffe nötig, oder: verschiedene Mischungsverhältnisse der Nährstoffe bedingen die Produktion verschiedener Pflanzenorgane. Namentlich das letztere Gesetz ist für die Praxis von außerordentlicher Bedeutung. Es zeigt uns den Weg, die Pflanze zur Produktion bestimmter Organe zu zwingen. An der Hand dieses Gesetzes können wir eine Pflanze bald zur Blattbildung, bald zur Blüte- oder Fruchtbildung zwingen.

Allgemeines über Ernte, Trocknen, Zerkleinern und Aufbewahrung.

Ein Hauptaugenmerk hat der Sammler von Vegetabilien auch der Einsammlungszeit zuzuwenden, da die Stoffe in den Pflanzen in steter Wandlung und Umbildung begriffen sind, und es von großer Wichtigkeit ist, daß die Pflanzenteile, welche medizinischen Zwecken dienen sollen, zur richtigen Zeit geerntet werden, weil sie sonst eventuell ihre Wirkung ganz oder teilweise einbüßen und dadurch wertlos werden. Große Beachtung verdienen schließlich die Trocknung, Zerkleinerung, Aufbewahrung und Verpackung sowie der Versand der geernteten medizinischen Vegetabilien, da fast bei jedem einzelnen Artikel besondere Vorsichtsmaßregeln getroffen werden müssen, die sich nur aus der Praxis ergeben, so daß jeder Anfänger auf diesen Gebieten in der Regel teures Lehrgeld zahlen muß. Ein einziger Mißgriff oder die Außerachtlassung einer geringfügig erscheinenden Vorsichtsmaßregel kann oft die mühevolle Arbeit eines ganzen Jahres zunichte machen.

Ist die Zeit der Ernte herangekommen (der im Anhang dieses Buches sich vorfindende Blüten- und Sammelkalender gibt hierüber genauen Aufschluß, im allgemeinen gilt der Grundsatz, daß die Pflanze im vollkommensten Besitze ihrer Wirksamkeit dann ist, d. h. den höchsten Gehalt an ätherischem Öl, Alkaloiden oder dgl. dann erreicht hat, wenn sie eben zu blühen beginnt), so wählt man einen sonnigen Tag zur Ernte, möglichst die Mittagsstunden, wenn kein Tau mehr auf den Pflanzen liegt. Blüten wie Verbascum, Althaea, Malva usw. müssen jeden Tag geerntet werden, da sie durch den Tau und durch nächtliche Regengüsse stark leiden. Derartige Blüten müssen einzeln mit der Hand gepflückt werden, was allerdings besonders für den Ungeübten als eine zeitraubende Methode erscheint. Dagegen gibt es zum Pflücken von Kamillen, Pyrethrum, überhaupt solcher zu rispen- oder schirmdoldenartigen Blütenständen vereinigten Blüten allerlei Hilfsapparate. Ich selbst habe einen solchen Apparat konstruiert, der von vielen bereits

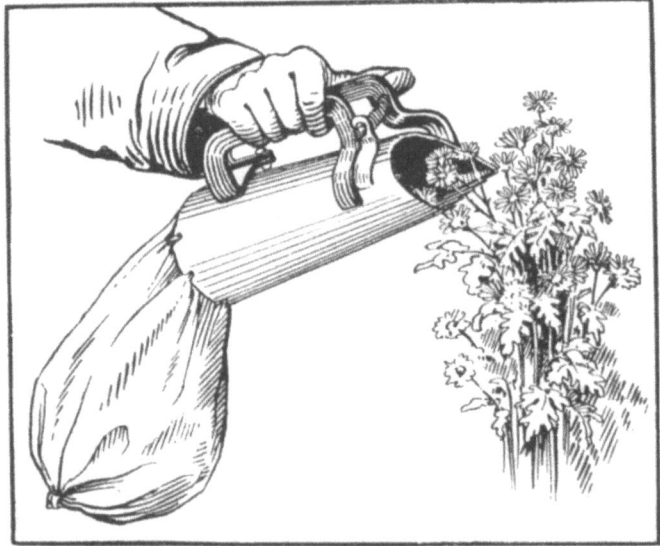

Fig. 1. Blütenpflücker. (D.R.G.M. 442282.)

praktisch erprobt und gut befunden wurde. Ein Rohr mit mehrzinkiger Gabel führt man den Blüten von unten her entgegen und trennt mittels der Schere, die über der Gabel vorbeigeht und mit einem Druck in Bewegung gesetzt wird, die Blütenköpfchen von den Stielen und zwar bis zu sechs Stück auf einmal. Die Blüten fallen alsdann durch das Rohr hindurch in den rücklings, befindlichen Sack. Mit diesem einfachen und handlichen Apparat kann ein Kind leicht einige Kilo in der Stunde pflücken.

Kräuter wie Mentha, Melissa, Viola. tricolor usw. schneidet man wohl am besten mit einer sog. Schafschere oder Rasenschere usw.

Soweit nun die Pflanzen nicht in frischem Zustande Verwendung finden, sei es zu Destillationszwecken oder Extraktbereitungen schließt sich sofort der Trockenprozeß an. Hierbei taucht die Frage auf, was vorzuziehen ist, die natürliche oder die künstliche Wärmequelle, die Sonne oder der Trockenofen. Nun, daß man geneigt und bestrebt ist, sich die Sonne, die billigste Wärmequelle, nutzbar zu machen, liegt auf der Hand; leider aber ist damit nicht mit Sicherheit zu rechnen und somit eine künstliche Trockenvorrichtung unentbehrlich. Es wäre verkehrt, wollte man allgemeine Methoden über das Trocknen der Kräuter und Blüten angeben, vielmehr erheischt jede Pflanze eine ihrer Individualität entsprechende Behandlung; z. B. eine äther. Öl führende Pflanze will, wenn sie ihren Wert und ihre natürliche Farbe behalten soll, anders behandelt sein wie eine solche mit viel Schleim- oder Gerbstoff; ja selbst ein und dieselbe Pflanze verhält sich oft ganz verschiedenartig beim Tocknen, je nach ihrem Standort und den Bedingungen, unter denen dieselbe gewachsen ist., d. h. je nachdem sie üppig oder mager gediehen ist. Wo dies nicht beachtet wird, treten Mißerfolge auf. Das Grundprinzip des Trocknens beruht darauf, der frischen Pflanze möglichst sukzessiv ihr Wasser zu entziehen, und zwar durch Wärme unter gleichzeitigem Abzug von Luft. Sobald man nicht Sorge trägt, daß das verdunstende Wasser rasch fortgeführt wird, treten fäulnisartige Erscheinungen auf, wodurch die natürliche Farbe verloren geht. Schüttet man z. B. Königskerzenblüten in die Sonne auf den Erdboden, so erhält man meist unansehnliche Ware, ebenso wie wenn man dieselben gleich nach dem Pflücken in den stark erhitzten Trockenschrank bringt. Im ersteren Fall schadet die Ausdunstung des Erdbodens und im zweiten Fall fehlt die Ventilation, um den Wasserdunst über den welkenden Blüten wegzuschaffen. Bringt man dagegen die gepflückten Blüten auf einen luftigen Dachboden, ausgebreitet auf einer mit weichem Papier oder Leinen ausgelegten Horde, die vorteilhaft schräg gestellt wird, damit Luft auch von unten Zutritt hat, nach einigen Tagen alsdann in den Trockenofen, so ist ein Mißerfolg so gut wie ausgeschlossen. Solche Blüten allerdings, die man vom Boden aufgelesen hat, werden den vom Schaft gepflückten nie ebenbürtig sein. — Größere Mengen frischer Kräuter wie Pfefferminze, Wermut, Kamillen, Lindenblüten, Stiefmütterchen usw. breitet man stets am besten zunächst auf Sackleinen auf dem Dachboden direkt unter dem Dache aus und sorgt für Luftabzug und öfteres Wenden. Man bedient sich auch vorteilhaft größerer Rahmen aus Draht- oder Bindfadengeflecht. Wer die Sache im großen betreiben will, kann sich einen luftigen Trockenboden einrichten mit glattem gut zusammengefügten Fußboden. Der Bodenraum selbst bekommt Lattengestelle zum Aufsetzen der Trockenrahmen. Samen werden ganz wie Getreide und Hülsenfrüchte behandelt. Wurzeln wird man am besten wie Obst an Fäden anschnüren. Wo es angeht, können stärkere Wurzeln vorher gespalten oder zerschnitten werden.

Alle diese Maßnahmen erübrigen sich, sobald man sich entschließt, im Dörrofen zu trocknen. Ohnehin dürfte es nur in seltenen Fällen gelingen, eine Droge ganz ohne künstliche Trockenvorrichtung in genügend trockenen Zustand zu bringen, zumal in feuchten Sommern. Eine geeignete Trockenvorrichtung ist, wie bereits erwähnt, für die Arzneikräuterkultur und den Handel mit Vegetabilien von der allergrößten Bedeutung. — Eine derartige Trockenvorrichtung kann nun verschiedener Art sein. In manchen Fällen steht vielleicht Abdampf einer Dampfmaschine zur Verfügung, womit sich eine Darre heizen läßt, wo dies nicht der Fall ist, möchte ich die von der Firma Ph. Mayfarth & Co. in Frankfurt a. M. konstruierten, mehrfach prämiierten Dörrapparate empfehlen.

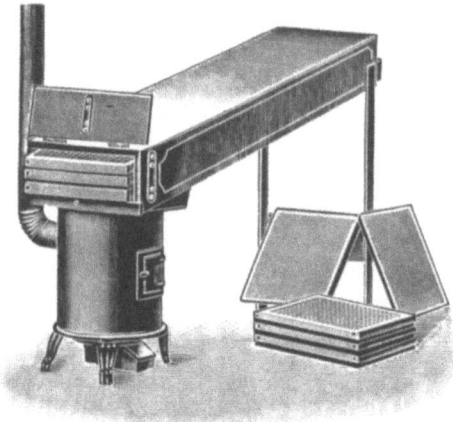

Fig. 2. Dörrapparat.

Bei den Bestrebungen von seiten der Gemüse bauenden Landwirtschaft, die Erzeugnisse in einen sich gut konservierenden Zustand zu bringen, ein Gedanke, der besonders für die Armee-Verproviantierung von allergrößter Wichtigkeit ist, fahndete man mit aller Intensität nach einem rationellen Dörrapparat. Als solcher hat sich bei allen derartigen Unternehmungen folgender Apparat erwiesen, den ich als am geeignetsten zum Trocknen aller Art Arzneikräuter an dieser Stelle empfehlen möchte[1]). Ich will ihm deshalb einer genaueren Betrachtung unterziehen.

Die Eigenartigkeit liegt nicht allein in der Konstruktion des Ofens und des Dörrschachtes, sondern auch in der wohlgelungenen Verbindung beider zu einem Ganzen. Im Gegensatze zu allen anderen Trockenapparaten mit ihrem senkrecht über der Feuerung stehenden Hordenschacht liegt der Schacht bei diesen Mayfarthschen Apparaten in einer schiefen im Winkel zur Horizontalebene mäßig aufsteigenden Linie. Der Dörrschacht ist ein doppelter, an seinem Ende offener.

---

[1]) Diese Mayfarthschen Dörrapparate sind außer in verschiedenen Armeekonservenfabriken und Obstverwertungsgenossenschaften auch bei dem auf den Blankenburger Rieselfeldern betriebenen Arzneikräuteranbau seit vielen Jahren mit großem Erfolg in Anwendung.

Jeder Teil desselben ist so hoch, daß er Gruppen von je 2, bei größeren Apparaten von je 3 Horden übereinander aufnehmen kann. Der darunter stehende Ofen ist ein doppelter, sog. Mantelofen, der in seinem inneren Körper die Feuerung trägt und zwischen dem inneren und äußeren Körper heiße Luft und zwar trockene heiße Luft erzeugt. Durch die Ausdehnung der Luft infolge der Erhitzung erhält sie das Bestreben, möglichst rasch nach dem Ausgang zu gelangen, der bei diesen Apparaten immer offen steht. Dieses Bestreben wird aber noch verstärkt durch die frische Luft, die fortwährend von unten in den Ofen tritt und die heiße Luft, aufwärts drängt. Auf die einfachste Weise wird somit ein natürlicher und so energischer Luftstrom hergestellt, wie man bei anderen Apparaten dies auf künstliche Weise mittels Blaswerks oder anderer Vorrichtungen nicht zu erreichen vermöchte. Durch den doppelten Luftschacht ist die Temperatur eine verschiedene, und zwar im oberen Teil naturgemäß heißer als im unteren und infolge des vom Ofen sich entfernenden Schachtes unmittelbar über dem Ofen am stärksten und dann gegen das Ende des Schachtes hin langsam sinkend. Ist z. B. die Temperatur im oberen Schacht über dem Ofen 100° C, so ist sie am Ende des Schachtes 80° und zugleich im unteren Schacht im gleichen Verhältnis 10°—20° C niedriger. Dieser Umstand sichert auf die einfachste Weise durch Umwechseln der Horden die Wärme steigend oder sinkend, plötzlich oder allmählich auf das Dörrgut wirken zu lassen. Die Temperatur im Trockenschacht ist genau regulierbar.

Allen Trockenapparaten mit senkrechten Hordenschächten ist der große Übelstand eigen, daß die mit Wasserdampf geschwängerte heiße Luft von der untersten Horde aus erst noch alle über ihr lagernden Horden durchziehen muß, ehe sie den Ausweg gewinnen kann. So teilt sie dem Inhalt dieser Horden wieder Feuchtigkeit mit, anstatt die darin noch vorhandene anzuziehen und fortzuführen. Im Gegensatz hierzu gelangt bei den Mayfarthschen Apparaten die trockene heiße Luft, sobald sie die Feuchtigkeit aus der frisch eingebrachten Horde angezogen hat, sofort zum Austritt, ohne die früher eingebrachten Horden abermals zu durchziehen — ein Prozeß von allergrößter Wichtigkeit! —

Je trockener die heiße Luft ist, desto mehr Feuchtigkeit kann sie aus dem Dörrgut anziehen, und je mehr sie anzieht, desto rascher ist der Trockenprozeß beendigt. Dieser Umstand sowie das wechselweise Erwärmen und Abkühlen des Dörrgutes garantieren beim Dörren den Erfolg. Der Wärmegrad wird durch das Thermometer gegeben. Als Heizmaterial kann Holz, Torf, Kohle oder Koks Verwendung finden.

Folgende Abbildung soll zeigen, daß selbst die einfachste Gebäulichkeit zu derartiger Aufstellung der Apparate genügt und sehr billig hergestellt werden kann. Man hat alsdann eine Trockeneinrichtung von so ausgezeichneter Leistungsfähigkeit und Billigkeit, wie sie kein anderes System erreicht.

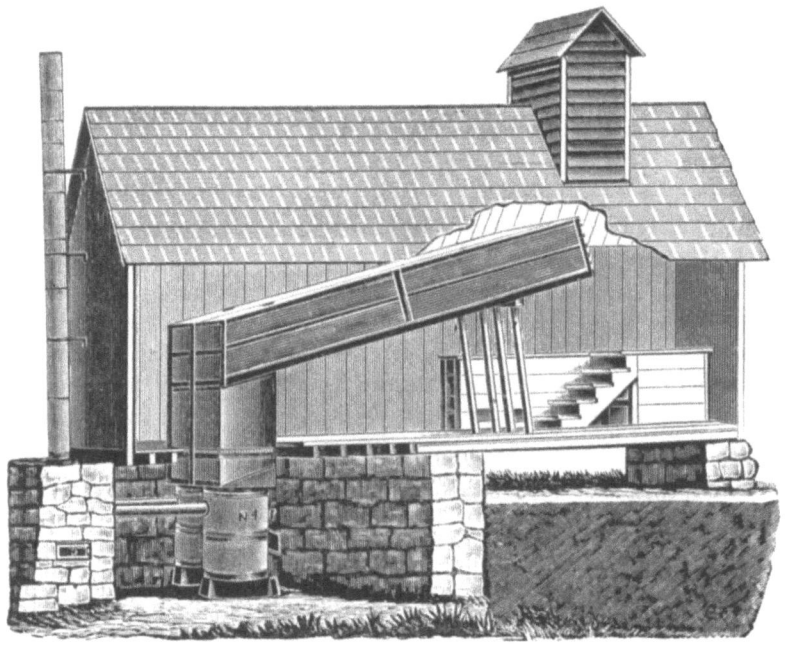

Fig. 3. Komplette Trockeneinrichtung.

Zum Schlusse möchte ich noch kurz den Kohlenverbrauch und die Leistungsfähigkeit dieser in mehreren Größen existierenden Mayfarthschen Trockenapparate kurz zusammenstellen. Die Zahlen für die Leistung beziehen sich auf Dörren von Obst; es dürfte somit das Resultat bei den meist viel weniger Feuchtigkeit mit sich führenden Kräutern, Blüten oder Wurzeln noch bedeutend günstiger ausfallen:

Größen-nummer der Apparate	Anzahl der Horden	Total-hordenfläche ca. qm	Kohlenverbrauch in 24 Stunden ca. kg	Leistung in 24 Stunden ca. kg
0	12	2,4	24	180
1	21	4,35	40	400
2	33	8,85	64	600
3	60	32,70	90	1525
4	120	65,40	180	3000

Hieraus geht hervor, daß die Leistungsfähigkeit bedeutend steigt mit der Größe der Apparate bzw. der Totalhordenfläche bei relativ viel geringerem Verbrauch an Feuerungsmaterial.

Zerkleinerung der Vegetabilien.

In den Apotheken bediente man sich früher, wo es sich um kleinere Mengen der von Kräutersammlern eingebrachten Drogen handelte, wohl meist des gewöhnlichen Wiegemessers, wie es bei den Fleischern zum Zerkleinern von Fleisch gebraucht wird, oder des Hackemessers. Dieses Instrument besitzt 3 leicht abnehmbare Stahlklingen und eine füllbare Röhre zur Erhöhung des Gewichtes. Daß mit diesem primitiven Apparat es nicht möglich ist, eine ansehnliche gleichmäßige Ware fertig zu stellen, ist wohl leicht einzusehen und muß jeder bestätigen, der sich darin versucht hat. Man erhält bei dieser Methode viel Pulver, welcher Umstand diese Art und Weise der Zerkleinerung höchst unrationell gestaltet. Nach dem Arzneibuch muß bekanntlich die Spezies Siebe von ganz bestimmter Maschenweite passieren, und wenn schon von einigen Drogen außerdem auch feineres Pulver gebraucht wird, so resultiert doch hierbei mehr, als erwünscht ist. Zudem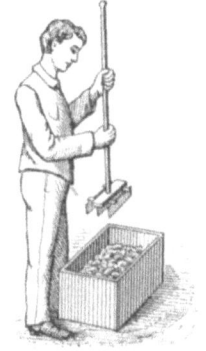

Fig. 4. Zerkleinerung mittels Hackemessers.

zeigt die Spezies keinen glatten Schnitt, ist vielmehr gefetzt, kurz, sie entspricht nicht den heutigen etwas verwöhnten Ansprüchen.

Weitaus leistungsfähiger als diese primitiven Hilfsmittel und für größere Betriebe fast unentbehrlich sind die modernen Quadratschneidemaschinen, wie sie die Firma F. W. Schilbach in Leipzig, Südstr. 86, wohl ohne Konkurrenz sowohl für Hand- als auch für Kraftbetrieb in der vollendetsten Weise herstellt und vertreibt. So zeigt uns z. B. umstehende Abbildung eine Quadratschneidemaschine für Hand- oder Kraftbetrieb zum Schneiden von Rinden, Kräutern, Wurzeln usw. Sie ist bequem zu betreiben, und kann man kostspielige Kraftanlagen ersparen. Sie eignet sich besonders für mittlere Betriebe. Die Maschine ist mit beweglichem, selbstregulierendem Walzensystem versehen, wodurch eine beständig gleichmäßige Pressung erzielt wird, gleichviel, ob hoch oder tief eingepackt wird, und bietet somit vollständige Sicherheit, so daß ein Brechen von Zahnrädern oder sonstigen Teilen bei ordnungsmäßigem Betriebe absolut ausgeschlossen ist. Je nach Schwere des Materials und Größe des gewünschten Schnittes liefert die Maschine 25—75 kg pro Stunde und eignet sich ebensogut für Quadratschnitt jeder Größe bis 10 qmm als auch für Scheibenschnitt vom feinsten

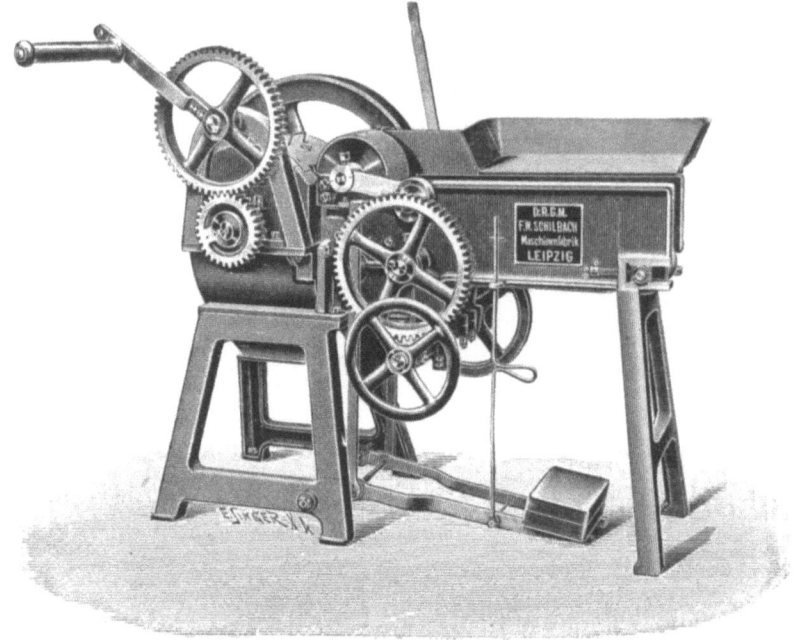

Fig. 5. Quadratschneidemaschine für Hand- und Kraftbetrieb.

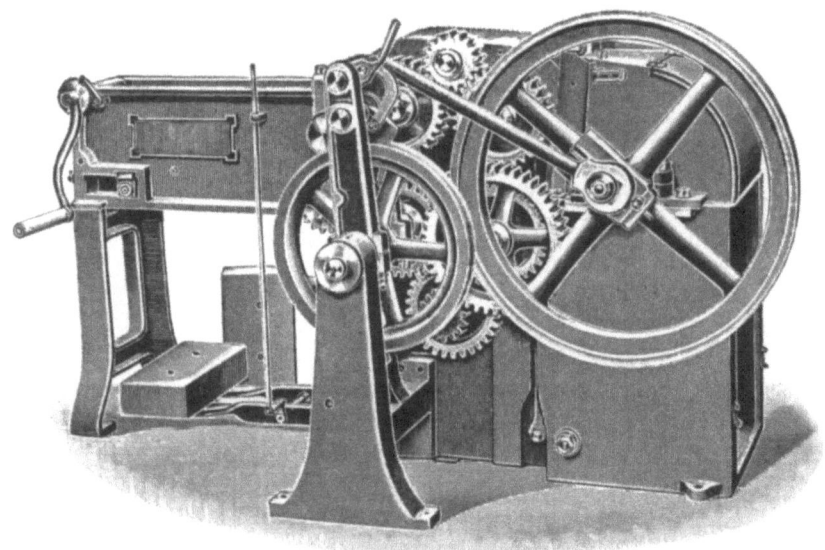

Fig. 6. Quadratschneidemaschine mit erhöhter Leistungsfähigkeit.

Scheibchen bis zu 10 mm Länge. Die Maschine arbeitet nach außen hin vollständig staubfrei. Legt man den für 100 kg üblichen Schneidelohn von 10—15 M zugrunde, so lassen sich mit dieser Maschine in einer Stunde bei Fertigstellung von nur 50 kg leicht 5 M verdienen. Als Betriebsunkosten sind nur abzurechnen: der Lohn für einen Mann zur Bedienung und die Messerabnützung.

Von noch größerer Leistungsfähigkeit als die erste Maschine auf nebenstehender Seite ist die zweite von derselben Firma (Fig. 6).

Man kann damit pro Stunde 1—3 Zentner Material in beliebig große Quadrate schneiden. Diese Maschine ist in den allergrößten Drogenappreturanstalten in Gebrauch und eignet sich besonders gut zum Schneiden von Cort. Quillaja, Rad. Sarsaparill, Rad. Ipecac., Rhiz. Graminis usw. usw.

Kommt es darauf an, irgendwelche Hölzer oder Wurzeln in gleichmäßig-würfelförmige Stücke zu schneiden, so läßt sich dies in der elegantesten Form bewerkstelligen mittels folgender Würfelschneidemaschine:

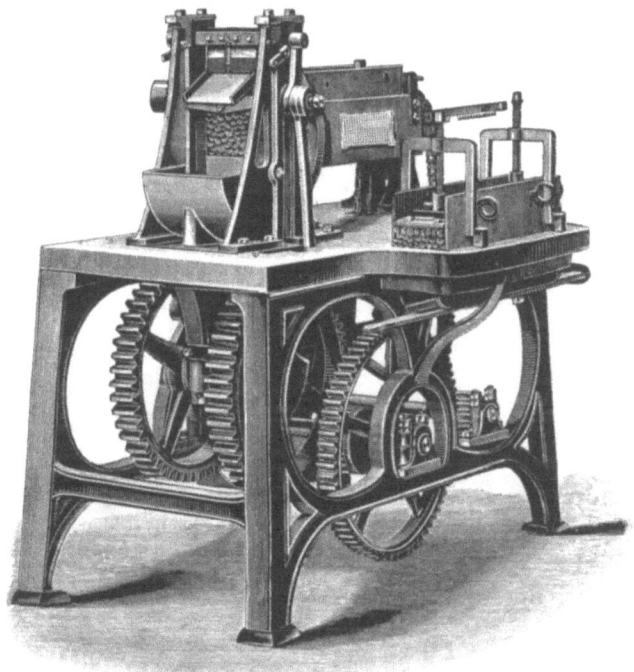

Fig. 7. Würfelschneidemaschine.

Die Handhabung dieser Maschine ist ungefähr folgende: Nachdem die Hölzer bzw. Wurzeln in einen zur Maschine gehörigen Kasten eingelegt und mittels Schrauben in demselben festgepreßt worden sind, wird derselbe in die Maschine eingesetzt und das Material in ungefähr 10 Minuten selbsttätig in Würfel zerschnitten. Um die Maschine rationell auszunutzen und dauernd in Betrieb zu halten, sind zwei Mann zum Packen erforderlich (eventuell auch Junge oder Mädchen), durch welche in ungefähr derselben Zeit ein zweiter Kasten gepackt werden kann, so daß die Maschine fortwährend in Tätigkeit ist. Der Packkasten ist 500 mm lang, 125 mm breit und 125 mm hoch und faßt je nach Art des Materials 4—5 kg. Die Maschine leistet somit bis 25 kg pro Stunde. Vorteilhaft ausprobiert wurde die Maschine auf Süßholz, Althee, Enzian, Kalmus, Hauhechel, Zichorien- und Petersilienwurzel, Alant, Sennesblätter, Eibischblätter, Lindenblüten, Faulbaumrinde u. a. m. Diese Maschine ist speziell zum Schneiden von allen Sorten Hölzer und Wurzeln geeignet, schneidet aber auch den größten Teil der Rinden, Kräuter und Blätter in hochfeine Quadrate.

Zum Zerkleinern von kurzen und harten Wurzeln schließlich wie Galgant, Veilchenwurzel, Seifenwurzel, Krähenaugen, ferner von Nelkenblüten, Feigen usw. ist besonders geeignet die folgende Universal-Schneidemaschine.

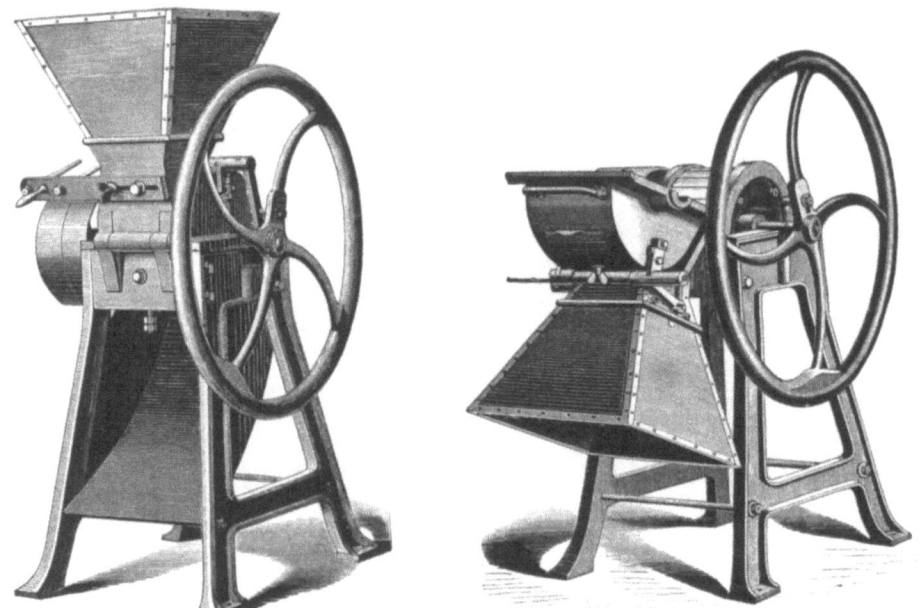

Fig. 8. Fig. 9.
Universalschneidemaschine speziell für kurze harte Drogen.

Es ist dies ein Messer-Trommelsystem, und sind die Vorzüge ungefähr folgende:

1. Die Messer sind alle durch eine Schraube gleichmäßig verstellbar, und kann damit jeder Schnitt, vom feinsten an bis 4 mm Stärke, ausgeführt werden.
2. Die Messer lassen sich leicht auswechseln.
3. Das Innere der Trommel ist so konstruiert, daß Verstopfen nicht vorkommen kann.
4. Die Zuführung der zu schneidenden Rohprodukte erfolgt von oben und hat man das Material nur aufzuschütten, bzw. beliebig durch einen Schieber zu regulieren.
5. Die Leistungsfähigkeit beträgt pro Stunde bis zu 3 Zentnern.
6. Die Produkte werden in Lockenform geschnitten, so daß sie beim Destillieren locker liegen.
7. Durch entsprechende Schnittstellung der Messer läßt sich auch Speziesform erzielen.
8. Stellt man die Messer eng zusammen, so eignet sich die Maschine auch zum Pulverisieren, besonders von fettigen und fetthaltigen Artikeln, was mit den üblichen Mahlmühlen nie zu erreichen ist.

Zur Herstellung feiner und feinster Pulver hat die moderne Technik eine große Anzahl Maschinen der verschiedensten Systeme erfunden. Es ist wohl leicht einzusehen, daß es schwer ist, ja wohl überhaupt unmöglich, für die verschiedensten Substanzen eine Universalmaschine zu empfehlen. Meist werden wohl Scheibenmühlen und Trommelmühlen, empfohlen. So erfinderisch aber auch die Technik bis jetzt sich gezeigt hat, so glaube ich doch behaupten zu dürfen, daß die altbewährte Methode des Stoßens im Mörser, wie dies in den Apotheken schon seit den urältesten Zeiten üblich war, auch heute noch nicht übertroffen ist, auch nicht von der allerkunstreichsten Maschine. Auf diesem System beruhend zeigt uns nebenstehende Abbildung ein Doppelstoßwerk (ebenfalls von der Firma F. W. Schilbach-Leipzig fabriziert) mit 4 rotierenden Stempeln und zwei ebenfalls rotierenden Mörsern. Die Maschine leistet pro Tag und Mörser je nach Art des Materials ca. 70 kg alkoholisiertes Pulver. Infolge der Anordnung von 2 während des Falles rotierenden Stößen in einen sich gleichzeitig umdrehenden Mörser wird die hohe Leistung und das denkbar feinste Pulver erzielt. Die Stößer treffen beständig auf neues Material und schlagen das nebenliegende wieder locker, wodurch ein Festschlagen oder Filzen unmöglich ist. Der Antrieb der Mörser geschieht mittels Kettenräder und Kette, welche wiederum durch verstellbare Leitrolle regulierbar ist.

Wer nun mit seiner Ware den höchsten Preis erzielen will, der muß imstande sein, dieselbe möglichst lange aufzubewahren, ohne daß die

Güte der Droge darunter leidet. Genau wie es der Landwirt mit seinen Bodenerzeugnissen macht, muß es auch der Arzneikräuterbauer machen, er muß Spekulation treiben. Leider pflegen viele Produzenten ihre Ernte sofort an Aufkäufer abzugeben und erhalten so die niedrigsten Preise, was oft über 50 % Verlust bedeutet.

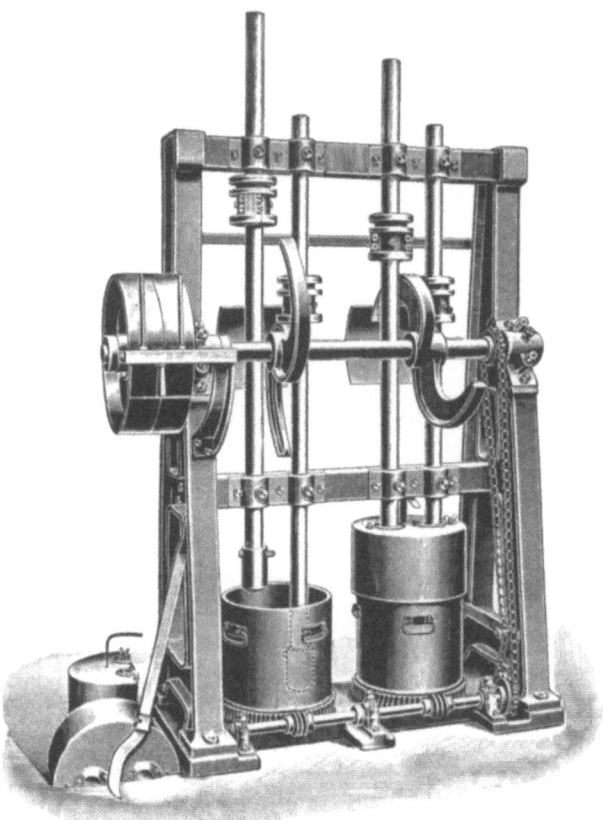

Fig. 10. Doppelstoßwerk mit rotierenden Mörsern und rotierenden Stempeln.

Die Aufbewahrung der gut getrockneten Ware kann ebensogut in Holzfässern wie in solchen aus Hartpappe oder Blechkästen geschehen; dieselben müssen jedoch mit einem Deckel verschlossen sein, und darf nicht durch Eindrücken die Ware zerbröckelt werden. Blätter und Blüten, welche nicht vollkommen trocken eingebracht wurden, erhitzen sich mit der Zeit und werden mißfarbig, so daß sie dann meistens für Medizinalzwecke unbrauchbar sind. Einzelne Wurzeln wie Rad. Angelic., Levistic., Taraxac. u. a. m. sind dem Insektenfraß sehr unterworfen und lassen sich nur durch äußerste Sorgfalt vor ihren Zerstörern bewahren. Ganz besonders möchte ich empfehlen, in die Fäßer vorher eine handhohe Schicht von ungelöschtem Kalk in haselnuß- bis faustgroßen Stücken zu bringen, darüber eine Pappscheibe und darauf die Droge. Sorgt man außerdem noch für gut schließende Deckel, so kann man selbst solche Blüten, die infolge ihres Zuckergehaltes sehr leicht Feuchtigkeit aus der Luft anziehen und dadurch mißfarbig werden, wie dies z. B. bei Taubnessel- und Königskerzenblüten der Fall ist, jahrelang unverändert erhalten und damit den höchsten Preisstand getrost abwarten. Wie groß die Preisschwankungen bei vegetabilischen Drogen sind, illustrieren am besten einige Beispiele:

Königskerzenblüten kaufte ich laut meines Wareneinkaufsbuches
im Jahre 1901 mit 10,00 M pro kg
„   „   1902 „   3,00 „ „ „
„   „   1903 „   2,70 „ „ „
„   „   1904 „   2,50 „ „ „
„   „   1905 „   3,00 „ „ „
„   „   1906 „   8,00 „ „ „
„   „   1907 „   2,00 „ „ „
„   „   1908 „   3,00 „ „ „
„   „   1909 „   3,50 „ „ „
„   „   1910 „   5,00 „ „ „

Pfefferminzblätter kaufte ich laut meines Wareneinkaufsbuches
im Jahre 1901 mit 2,00 M pro kg
„   „   1902 „   2,00 „ „ „
„   „   1903 „   2,50 „ „ „
„   „   1904 „   2,30 „ „ „
„   „   1905 „   2,00 „ „ „
„   „   1906 „   2,25 „ „ „
„   „   1907 „   2,00 „ „ „
„   „   1908 „   3,25 „ „ „
„   „   1909 „   3,50 „ „ „
„   „   1910 „   3,50 „ „ „

Ähnlichen Fluktuationen, welche die betreffenden Drogen zeitweise geradezu zu Börsenartikeln machen, sind auch Flor. Chamomill. Roman. und vulgar., Flor. Calendulae, Papaveris, Lamii, Rad. Angelic. u. a. m. unterworfen.

Erwägt man alle die von mir gegebenen Ansichten über die Entwicklungsmöglichkeit der Kultur von medizinischen und technischen Pflanzen in unserem deutschen Vaterlande, so wird man nicht mehr zweifeln daran, daß die Kultur in ausgedehnterem Maßstab recht wohl geeignet ist, eine größere Rolle in unserem Erwerbsleben zu spielen, wenn sie fachmännisch und sachgemäß unternommen wird, wenn Kapital, Erfahrung und Benützung günstiger Konjunkturen zu Gebote stehen. Wo Arzneipflanzenkulturen betrieben oder noch errichtet werden, da sollte die oftmals in altem Schlendrian geführte Anbau- und Gewinnungsweise einer auf den modernen Anschauungen der Landwirtschaft und Pharmakognosie basierten sachgemäßen Kultur und Bearbeitung Platz machen. Wenn das zu erreichen ist, dann wird die Arzneipflanzenkultur noch viel bessere Erträge liefern und höheren Lohn für die aufgewendete Mühe, besonders wenn man sie, wie erwähnt, in Mischwirtschaft betreibt, d. h. einen Fruchtwechsel zwischen Arzneipflanzen und Feldfrüchten einführt und auf Nebennutzung bedacht ist, wenn der Schwerpunkt auf einen rationellen Trockenprozeß und eine sachgemäße Aufbewahrung der Ernte gelegt wird.

Erste Abteilung.
Ein- und zweijährige medizinische Pflanzen.

Althaea rosea *Cavannilles*
Stockrose, schwarze Malve, Halsrose, schwarze Pappel, Baummalve.

Malvaceae.

Botanisches: Die schwarze Malve hat eine ausdauernde Wurzel, ist also eine mehrjährige Pflanze; dieselbe hat 2—3 m hohe ästige, etwas behaarte Stengel und langgestielte nierenförmige, runde, fast ganze Blätter; die Blüten stehen zu zwei bis vier auf weichhaarigen Blütenstielen in den Blattwinkeln; die schwarz-violetten Blüten sind teils einfach, teils gefüllt, etwa 5 cm im Durchmesser. Der Kelch ist doppelt, ein äußerer und ein innerer, 5—7 spaltig. Staubgefäße zahlreich. Die Kapseln sind einsamig, weichhaarig. Blütezeit: Juli bis September.

Anbau: Die schwarze Malve ist eine sehr harte Pflanze; sie gedeiht am besten in ebener, sonniger Lage und in einem tiefen humusreichen, sandigen Boden. Einiger Schutz gegen Wind ist wünschenswert. Wenn auch ein guter Boden die Ergiebigkeit sehr erhöht, so ist doch zum medizinischen Gebrauch ein Mittelboden ohne starke Düngung vorzuziehen. Man düngt den Acker mit verrottetem Mist gleichmäßig bis zu einer Tiefe von 12—15 Zoll im Herbst. Die Vermehrung geschieht durch Samen, doch kann man Pflanzen mit gefüllten Blumen auch durch Zerschneiden der Stöcke vermehren. Man sammelt den Samen von den gefülltesten Blumen, weil diese die beste, viele gefüllte Blumen hervorbringende Nachzucht geben, und gefüllte Blumen beim Verkauf mehr ins Gewicht fallen. Zweijähriger, wenigstens nicht ganz frischer Same ist vorzuziehen. Man sät entweder im zeitigen Frühjahr in kalte Mistbeete und pflanzt im Mai aus oder sät im Juli in lockere Gartenerde, bedeckt ziemlich stark und bringt noch im Herbst die kräftigsten Pflanzen an ihren Standort. Kurz vor dem Pflanzen wird noch einmal geackert oder gegraben und gerecht oder geeggt. Die Malven eignen sich besonders als Nachzucht auf Kartoffelland sowie auch auf abgeerntetem Kornfeld. Es empfiehlt sich, die Wurzeln, welche die Stärke eines Federkiels haben müssen, vor dem Pflanzen in einen dünnen Brei von verdünnter Mistjauche, Lehm und Rindsblut zu tauchen. Unbedingt müssen die Pflanzen in Reihen stehen, damit das Land dazwischen bearbeitet werden kann; auch für das Abpflücken der Blüten ist das von großem Vorteil; als Abstand rechnet man mindestens ¾ m. Zwischen den Reihen kann man als Nebennutzung Kamillen ansäen sowie irgendwelche Zwischenfrüchte anbauen, doch dürfen diese die Malven nicht beschatten. Wo die Pflanzen dem Wind ausgesetzt sind, sorgt man für Schutz durch Pfähle oder Lattenspaliere. Der Ertrag wird bedeutend erhöht, wenn einigemal eine flüssige Düngung möglichst nach Regenwetter erfolgt, wozu sich verdünnte Mistjauche mit etwas Guano eignet; doch hüte man sich vor allzu konzentrierter Düngung. Wo strenge Winter zu erwarten sind, tut man gut, die Erde etwas um die Stöcke zu ziehen, auch Moos oder Streu dienen zur Bedeckung.

Ernte: Die Ernte der Blüten beginnt, wenn dieselben vollkommen ausgebildet sind, sich aber noch nicht ganz erschlossen haben, sondern mehr glockenartig am Stiele stehen. Man muß jeden Morgen und Abend die Pflanzung durchgehen und alle halb geöffneten Blüten mit einem 1 cm langen Stiel abpflücken, wobei man vermeide, die Haut vom Stengel zu schlitzen oder Nebenknospen zu verletzen. Die abgenommenen Blumen werden ganz dünn auf Stellagen ausgebreitet, im Schatten getrocknet, sodann einen Fuß hoch aufgeschüttet und mit Brettern bedeckt, eventuell mit Steinen beschwert. Sollten die Blüten bei dem Verpacken so spröde und trocken sein, daß sie sich zerbröckeln, so bespritzt man die ausgebreitete Ware mittels eines feuchten Haarbesens, läßt sie aber vor dem Einpacken noch etwas abtrocknen, so daß sie nicht schimmeln. Zum medizinischen Gebrauch werden die Blumen sowohl mit Kelch als auch ohne Kelch benützt, während zum Färbereigebrauch kelchlose Blüten besser sind; allerdings fallen diese weniger ins Gewicht, werden aber auch meist entsprechend besser bezahlt. Die grünen Blätter schneidet man im Herbst ab und trocknet sie zu Viehfutter. Zur Samengewinnung werden die kräftigsten Pflanzen mit besonders schön gefärbten und gefüllten Blüten geköpft; man läßt nur 6—8 Blüten zu diesem Zweck stehen. Sind die Samenblumen reif, so werden diese abgenommen und dann die Stengel 10 cm über der Erde abgeschnitten und zu Brennmaterial getrocknet.

Ertrag: Da die Blumen nicht nur zu medizinischen Zwecken, sondern viel mehr noch zum Färben von Rotwein benützt werden wegen des wunderbar schönen, den Indigo ersetzenden Farbstoffes, so hat der Anbau schon längst ungemein an Ausbreitung gewonnen; doch überwiegt noch immer die Nachfrage das Angebot. Der Malvenanbau wird auch dann noch gewinnbringend sein, wenn der Preis auf die Hälfte gedrückt würde. In den Preislisten der Engros-Vegetabilienhandlungen werden die getrockneten Blüten mit 2—2,25 M pro kg offeriert. Als Durchschnittsertrag für einen Hektar rechnet man 75 Zentner Blumen und 1800 M reinen Gewinn. Die meisten Malvenblumen gehen nach England, da Frankreich zum Färben seiner Rotweine selbst genügend produziert.

Malvensamen wird in Erfurter Katalogen mit 15,00 M pro kg offeriert.

Ein sehr gefährlicher Feind der Malvenkultur ist der in Gärten seit 10 Jahren aufgetretene Malvenpilz oder Malvenrost (Puccinia malvacearum Mont.). Derselbe befällt kurz vor der Blütezeit die Blätter und verbreitet sich über die ganze Pflanze. Die allen bekannten Teleutosporen bilden polsterförmige graubraune Häufchen auf den Blättern, wodurch diese eine gelblichgraue Färbung annehmen und vertrocknen. Alle Mittel zur Bekämpfung haben bisher fehlgeschlagen. Man muß die Blätter und Stengel verbrennen und mehrere Jahre mit Malvenanbau pausieren. Gut genährte Pflanzen trotzen diesem Feind entschieden besser als schwächliche auf schlecht gedüngtem Boden.

Anacyclus officinarum *Hayne*.

A. pyrethrum *De Candolle*. Bertramwurzel. Speichelwurzel.

Compositae.

Botanisches: Die römische Bertramwurzel ist die Wurzel der im südlichen Mittelmeergebiet (Marokko bis Arabien) wachsenden Staude A. pyrethrum; sie ist meist einfach, spindelförmig, tief längsfurchig, zuweilen etwas gedreht, außen braun, hart und spröde, von brennendem, Speichelabsonderung verursachendem Geschmack. Sie enthält ätherisches Öl und ein Alkaloid Pyrethrin. Die deutsche Bertramwurzel stammt von A. officinarum, welche bei Magdeburg kultiviert wird und wahrscheinlich nur eine Kulturform von A. pyrethrum darstellt; sie ist kleiner als die vorige. Der Stengel ist 1—3 Fuß hoch, rundlich-eckig; die Blätter zart, flaumhaarig, punktiert, fast doppeltfiederspaltig; die kleinen Blütenkörbchen stehen in Doldentrauben; die Blüten sind weiß, kürzer oder kaum so lang als die gewölbte gelbe Scheibe. Gebräuchlich ist die Wurzel von der Dicke eines Federkiels und 10—20 cm lang in der Volksheilkunde gegen Zahnweh.

Anbau. Die Bertramwurzel liebt trockenen, etwas sandigen Boden. Der feine Same wird im zeitigen Frühjahr gleich an die Stelle, wo die Pflanzen stehen bleiben sollen, ausgesät, schwach bedeckt, im Felde nur eingewalzt, im Garten leicht mit dem Rechen bedeckt. In warmen Gegenden Deutschlands kann der Same auch im Herbst gesät werden. Das Land darf nicht frisch gedüngt sein. Sobald sich die Pflänzchen zeigen, muß gejätet werden, was so oft zu wiederholen ist, wie Unkraut erscheint. Im Spätherbst wird das Kraut abgeschnitten, im nächsten Jahr der Boden nach Erfordern behackt und gejätet.

Ernte: Von dieser eigentümlich stark aromatisch riechenden Pflanze ist die Wurzel offizinell. Dieselbe wird aber erst im zweiten Jahre Ende Oktober, wenn die Pflanzen anfangen gelb zu werden, ausgegraben und schnell getrocknet.

Anethum Foenicum *L.*

Foeniculum capillaceum *Gilib.* F. officinale *All.* F. vulgar. Gem. Fenchel.

Umbelliferae.

Botanisches: Fenchel wird in Gärten als Würze, im großen zur Samengewinnung häufig gebaut, bes. in Sachsen, Württemberg und Nordbayern. Er ist zweijährig und wird 1—1¾ m hoch. Im äußersten Ansehen gleicht der Stengel dem Dill, ist aber durch die fein zerteilten Blätter, deren letzte Abschnitte fast fadenförmig ausgebildet sind, und an seinen vom Rücken her linsenförmig zusammengedrückten, mit einem breiten Rand umgebenen Früchten von jenem leicht zu unterscheiden. Die Früchte sind als Fruct. foenicul. offizinell und werden als Kamm- und Strohfenchel gehandelt; ersterer ist der arzneilich ausschließlich gebrauchte. Der Geruch der Fenchelfrüchte ist süßlichgewürzhaft; sie enthalten 3—7 % ätherisches Öl, aus Anethol und Rechts-Phellandren bestehend, ferner 10—12 % fettes Öl und geben 7 % Asche. Sie sind ein schwach krampfstillendes und den Appetit anregendes Mittel. Aus ihnen wird Aqua Foeniculi und Sirup. Foeniculi bereitet. In Teemischungen dient Fenchel als Geschmackskorrigens.

Eine in Italien und Frankreich häufig kultivierte Form ist der sogen. italienische oder Bologneser Fenchel, bei dem die unteren Partien der Stengel und Blätter ziemlich fleischig entwickelt und durch Bedecken mit Erde gebleicht sind. Es werden diese Teile besonders in Italien roh gegessen und sind dort unter dem Namen Finecchio bekannt. Anisfenchel (Pariser Anis, griechischer Kümmel) hat bedeutend dickere Samen als der gemeine Fenchel. Diese Abart liefert einen noch besseren Salat als der vorige. Den Anforderungen des deutschen Arzneibuches in bezug auf die Größe der Fenchelfrucht entsprechen nur der deutsche und die besten Sorten des französischen Fenchels. Galizischer, russischer, rumänischer, sizilianischer, persischer, italienischer, indischer sind kleiner, japanischer sogar um das Doppelte bis Dreifache kleiner.

Der Fenchelsame behält seine Keimkraft 3 bis 4 Jahre.

Anbau: Den Fenchelsamen sät man in der ersten Hälfte des Mai, am liebsten in frisch gegrabenes Land, 1 Pfund auf ungefähr 10 qm.

Dies reicht aus, um im nächsten Jahre ½ Morgen zu bepflanzen. Man hüte sich besonders, Stalldünger dabei anzuwenden, da sonst die Wurzeln braune Flecke bekommen und krank werden. Anfang September kommen die Fenchelwurzeln zur Blüte, jedoch sind erst die Früchte der zweijährigen Pflanze von Wert. Die Wurzeln der einjährigen Pflanzen werden daher im Oktober herausgehoben. Dabei schneidet man die Samenstengel eine Hand hoch über der Erde mit einer Sichel ab, bringt die Wurzeln in eine trockene Grube und bedeckt sie mit Erde, daß sie nicht erfrieren. Vielfach läßt man auch die Wurzeln während des Winters ruhig im Boden und bedeckt sie bei eintretendem Frost leicht mit Stalldünger, aber ja nicht zu dick, daß sie nicht verfaulen. Sobald der Winter vorüber ist, hebt man die Wurzeln im März aus, schneidet den alten Samenstengel ab, verschneidet sie schräg bis auf ungefähr 7 cm und pflanzt dieselben Ende März oder Anfang April in Reihen von 40 cm und 40 cm von jeder Pflanze entfernt, wie man Kartoffeln legt. Starke Nachtfröste schaden nichts. Der Boden muß vor dem Winter zurecht gemacht und so tief wie zu Kartoffeln gepflügt sein. Stalldünger darf man nicht verwenden. Das Fenchelfeld wird im Mai das erste, Anfang Juni das zweite Mal geharkt oder geigelt oder gehackt, je nachdem Unkraut vorhanden ist, und Johanni gedämmt. Die erste Blüte kommt Mitte Juli. Die anhaltende Blütezeit beginnt Ende Juli und dauert 5—6 Wochen. Je größer die Hitze, desto besser für den Fenchelbauer.

Ernte: Die ersten Blüten reifen ihre Früchte zeitiger, daher kann man die reifen Dolden, wenn die Früchtchen graue Streifen zeigen, abschneiden und auf den Trockenboden bringen, wo man sie auf dazu bestimmte Horden nicht zu dick übereinander schüttet. Nach einiger Zeit kann man nochmals die reifen Dolden ausschneiden und auf die angegebene Weise trocknen. Der so gewonnene Fenchel ist der beste und wird höher bezahlt als der zuletzt geerntete. Doch man kann auch sämtliche Dolden bis Ende September reifen lassen und dann sämtliche Pflanzen mit der Sichel über der Erde abschneiden. Wer aber ein- oder zweimal gedoldet hat, muß bis Mitte Oktober warten, ehe er niederschneidet. Die abgeschnittenen Pflanzen werden mit Strohseilen zusammengebunden und wie das Getreide gemandelt. Damit der Wind die Bunde nicht fortweht, bindet man kreuzweise Strohseile über die obersten und befestigt diese an den unteren. Nun bleibt der Fenchel, bis er trocken ist, auf dem Felde stehen, dann wird er eingefahren, mit den Flegeln gedroschen und mit der Maschine gereinigt. Befindet sich ein Kümmelfeld neben dem Fenchelacker, oder pflanzt man ihn im Garten an, so bekommt man an der Pflanze keinen Kern; er fällt vor der Reife ab. Ebenso darf man den Fenchel nicht in unmittelbarer Nähe eines Dorfes oder Gehölzes anbauen, da auch hier die Samen leichter abfallen als im freien Felde. Den Fenchelpflanzen schadet der Engerling ungemein; er zerstört manches Jahr mehr als 5 % der Pflanzen. Das abgeerntete Fenchelfeld muß mit Stalldünger gedüngt werden. Das Stroh kann verfüttert oder zu Häcksel geschnitten in der Brennerei verwendet werden, wovon der Branntwein einen angenehmen Geschmack und Süße bekommt.

Länger als 3 Jahre läßt man den Fenchel nicht auf einer Stelle stehen, da er sonst ausartet. Der Ertrag stellt sich in Thüringen auf 16 bis 18 Ztr. pro Hektar. Vegetabilienhandlungen offerieren den Zentner mit 90 bis 100 M in ihrer Preisliste. Der Anbau von Fenchel kann nur empfohlen werden, da die Nachfrage meist das Angebot weit übertrifft. Schimmel & Co. in Miltitz verarbeiten jährlich allein ca. 700 000 kg.

Anethum graveolens *L.*
Dill.
Umbelliferae.

Botanisches: Die Heimat dieser vielfach begehrten und anspuchslosen Pflanze ist Südeuropa. Das Kraut wird meist nur in der Küche benutzt, der Samen als Semen Anethi aber in den Apotheken gebraucht, ebenso das Öl daraus. Der Dill treibt aufrechte ästige bis 1 m hohe Stengel mit doppelgefiederten Blättern und gelben Blumenschirmen.

Anbau: Dill gedeiht in jedem Boden und verbreitet sich durch Selbstaussaat sehr leicht. Bei geringem Bedarf sät man den Dill als Zwischenkultur auf Spargel-, Salat- oder Möhrenbeete, wo er sich in der Regel am schönsten entwickelt. Um größere Mengen zu ernten, sät man ihn auf besondere Beete. Als Saatmenge für 1 a genügen 15 g. Die Aussaat geschieht meist im Frühjahr, sobald das Land bearbeitungsfähig ist, man kann ihn jedoch auch bereits im Herbst aussäen. Die Pflanzen müssen mindestens 10—15 cm Raum behalten, wenn sie sich vollkommen ausbilden und verzweigen sollen. Zu dicht stehend bleiben die Stengel dünn und unverzweigt; bei nasser Witterung fallen sie auch leicht der Fäulnis zum Opfer. Zu dichte Saat muß daher nach und nach genügend verdünnt werden.

Ernte wie bei Fenchel.

Apuim Petroselinum *L.*
Petroselinum sativum *Hoffm.* Gemeine Petersilie.
Umbelliferae.

Botanisches: Die bekannteste und vielbegehrte Gewürzpflanze, welche überall angebaut wird, wächst in Südeuropa wild. Aus der spindelförmigen, weißen, fleischigen Wurzel entspringt ein etwa 60 cm hoher aufrechter glatter Stengel. Die Blätter sind glänzend grün, dreifach gefiedert und mit dreispaltigen lanzettförmigen Zipfeln versehen. Die Stengelblätter haben Scheiden; die Blättchen sind zweifach dreizählig, linienförmig. Die grünlichgelben Blumen stehen in Dolden. Man unterscheidet Kraut- und Wurzelpetersilie. Von ersterer gibt es eine Abart mit krausen Blättern, welche gemeinhin als gefüllte Petersilie, Moospetersilie oder Farnkrautpetersilie bezeichnet wird. Vor der gewöhnlichen oder einfachen wird dieser der Vorzug gegeben, weil ihre Blätter ein zierliches Aussehen besitzen; sie sind jedoch nicht so gewürzhaft wie jene. Zur Würze vieler Speisen finden die Blätter der Kraut- und Wurzelpetersilie Verwendung; hauptsächlich aber werden von letzterer die Wurzeln zur Bereitung von Gemüse benutzt. In Apotheken finden Verwendung der Same (Semen Petroselini) sowie Blätter und Wurzeln der einfachen Schnittpetersilie. Der Same ist ein Volksmittel gegen Kopfungeziefer, darf aber nicht über 3 Jahre alt sein; die Wurzel wirkt wassertreibend. Die Früchte sind bis 2 mm lang, kurz eiförmig, graugrün, meist in ihre Teilfrüchtchen zerfallend. Sie enthalten äther. und fettes Öl, Apiin und Apiol.

Anbau: Von der Kraut- und Schnittpetersilie macht man im Sommer mehrere Aussaaten. Für den Winterbedarf muß der Same Ende Juli bis August ausgesät werden. Entweder benutzt man sie als Einfassung von Rabatten, oder man sät sie dicht in Rillen, die 20 cm voneinander entfernt sind, auf besondere Beete. Um das Bestocken der Pflanzen zu befördern, schneidet man die Blattstiele dicht über der Erde ab. Zwecks Samengewinnung läßt man im Frühjahr einige Stengel der im vorigen Jahr gesäten Petersilie in Samen schießen, welcher vor der völligen Reife abgeschnitten wird und in trockenen Räumen nachreifen muß. Sollen größere Mengen geerntet werden, so müssen die Wurzeln auch auf besondere Beete in einer Entfernung von 30 cm ausgepflanzt werden.

Die Wurzelpetersilie braucht einen tiefgründigen, nahrhaften, jedoch nicht frisch gedüngten Boden. Der Same wird im Februar oder März zwischen Sommerzwiebeln, die vor der Ausbildung der Petersilienwurzeln abgeerntet sind, ausgesät. Die jungen Pflanzen werden, sofern sie zu dicht stehen, auf 15 cm Entfernung verdünnt, oder man pflanzt sie mit 20 cm Entfernung auf Beete, die im Herbst zuvor rigolt oder tief gegraben und mit verrottetem Dünger gedüngt wurden. Von der Wurzelpetersilie sind für 1 a 30 g Samen, von der Schnittpetersilie 20 g erforderlich.

Die Petersilie wird häufig mit der giftigen Hundspetersilie (Aethusa Cynapium) verwechselt, die sich zuweilen als Unkraut in Gärten ansiedelt. Dieselbe ist jedoch leicht an der dunkelgrünen Farbe und dem unangenehmen Geruch der Blätter kenntlich, welcher beim Reiben sofort bemerkbar wird. Außerdem besitzt sie ein deutliches Merkmal an den 3 an der Hülle der Blütendolde herunterhängenden langen Blättchen, welche der Petersilie fehlen. An diesen Blättchen ist eben falls der Wasserschierling (Cicuta virosa) und der gemeine Schierling (conium maculatum) zu erkennen.

Archangelica officinalis *Hoffm*.
Angelikawurz, zahme Engelwurz, Brustwurzel.

Umbelliferae.

Botanisches: Die Wurzel ist dick, ästig, hat einen gelblichen Milchsaft und stark aromatischen eigentümlichen Geruch und Geschmack; der Stengel ist 4—5 Fuß hoch, furchig; die Blätter dreifach gefiedert, die unteren sehr groß, gestielt, die oberen auf sehr großen, bauchig aufgeblasenen Scheiben sitzend, die obersten klein; die Dolden groß, gedrungen, sehr gewölbt, einstrahlig; die Blumen grünlich; die Früchte strohgelb; blüht im Juli und August. Die wirksamen Bestandteile der Wurzel sind hauptsächlich ca. 1% äther. Öl und 6% Harz, ferner Angelikasäure, Baldriansäure und Rohrzucker.

Anbau: Die Angelika liebt einen tiefen, Feuchtigkeit haltenden Boden, der aber nicht an stockender Nässe leiden darf. Derselbe wird tief gegraben oder gepflügt und dann gut geklärt. Die Fortpflanzung geschieht am Leichtesten und Sichersten durch Wurzelbrut, welche man im Herbst reihenweise so einlegt, daß jede Pflanze einen Raum von 1 Quadratfuß für sich hat. Die Vermehrung kann aber auch durch Samen, der im August reift, geschehen; derselbe wird verdünnt gesät; die gehörig erstarkten Pflanzen setzt man noch im Herbst oder im Frühjahr in Reihen 1 bis 1½ Fuß entfernt. Während der Vegetation ist der Boden durch Behacken locker und rein von Unkraut zu halten. Im ersten Jahre entwickelt die aus Samen erzogene Pflanze eine nur 1 cm dicke unverzweigte Pfahlwurzel und eine kleine basale Blattrosette, im zweiten erst entsteht die reich bezaserte Wurzel, wie wir sie im Handel finden. Die Bezaserung am Wurzelhalse ist eine um so reichere, je besser der Boden und je weiter der Abstand der einzelnen Pflanzen von einander ist. Die Angelika wird gewöhnlich am Schlusse des ersten Jahres herausgenommen und im nächsten Frühjahr auf einen anderen Acker gepflanzt, d. h. gesteckt wie Rüben. Im zweiten Jahre entwickeln sich die mächtigen Blätter, und bald erscheint auch die Anlage des Blütenschaftes. Die letztere jedoch, das „Herz", wird anfangs August herausgeschnitten, die Entwicklung der Infloreszenz also verhindert.

Die gesamte Assimilation kommt dem sich rasch und mächtig entwickelnden Wurzelkörper zugute.

Ernte: Im September wird die Wurzel gegraben, gewaschen, sodann, nachdem die zahlreichen Nebenwurzeln bei den kräftigen Exemplaren zu einem Zopfe verflochten, auf Bindfäden gereiht und an der Luft getrocknet. Zum Ausgraben bedient man sich eines eigentümlichen Instrumentes, eines sog. Spieses, um die Wurzeln aus dem Boden zu bringen. Die herausgehobenen Wurzeln werden alsdann mit dem sogen. Karst, einer Hacke, herausgehackt. Die Erscheinung, die die Wurzelgräber häufig beobachten, daß ihnen bei Berührung mit verletzten Wurzeln die Hände anschwellen, beruht darauf, daß die Ölgänge der Pflanze in frischem Zustande einen Milchsaft enthalten, der hautreizende Eigenschaften besitzt, die sich erst beim Trocknen, wodurch derselbe eine Verminderung erleidet, verlieren.

Angelika wird im Gleißetal bei Jena in Menge zum Arzneigebrauch und zur Likörfabrikation gebaut, ebenso in Cölleda und Umgegend, in Nordbayern, im Erzgebirge und Riesengebirge. Teilweise wird die Wurzel frisch zur Destillation an Fabriken ätherischer Öle geliefert. Die Wurzel ist dem Insektenfraß leicht ausgesetzt und muß daher gut getrocknet und zur Wahrung ihres Aromas in dicht schließenden Blechgefäßen aufbewahrt werden.

Anwendung findet Angelikawurzel hauptsächlich in der Tierheilkunde; im Norden Europas (Island, Norwegen) wird die Pflanze aber auch als Gemüsepflanze geschätzt und schon seit alten Zeiten auch angebaut. Die Stengel, welche vielfach zum Überzuckern dienen, werden im Mai abgeschnitten, dünn geschält, in fingerlange Stücke geschnitten und in kochendes Wasser geworfen, wo sie in wenigen Minuten weich werden. Mit Zucker aufgekocht werden sie wie anderes Kompott aufbewahrt und sind geschätzt als magenstärkendes, verdauungbeförderndes Mittel.

Calendula officinalis *L.*
Gemeine Ringelblume, Totenblume.
Compositae.

Botanisches: Diese Pflanze erreicht eine Höhe von 2 Fuß; die Blätter sind fleischig, beiderseits haarig; die Blüten safran- und pomeranzengelb. Die Blütezeit erstreckt sich vom Juni bis September. Man benützt das Kraut von der blühenden Pflanze und die Blüten (Herba und Flores Calendulae). Das Kraut wird selten verlangt, dagegen sind die Blüten immer noch ein viel geschätztes Wundmittel; auch zum Verfälschen des Safrans werden die gelben Zungenblüten benützt. Die Ringelblumen des Handels sind meist bayrischer Provenienz aus der Nürnberger und Erlanger Gegend. Das Ernteergebnis deckt aber häufig nicht den Bedarf, weshalb die Kultur jedenfalls lohnend ist.

Anbau: Die Ringelblume gedeiht in jedem Boden, auch auf trockenen Stellen und wird durch Samen vermehrt. Man sät den Samen dünn an Ort und Stelle und bedeckt ihn stark. Einmal angebaut, sät sie sich selbst aus.

Ernte: Die Blüten werden ganz gesammelt, soweit sie gelb sind, schnell getrocknet und an trockenen Orten gut aufbewahrt.

Capsicum annuum L.
Spanischer Pfeffer.

Solenaceae.

Botanisches: Diese einjährige krautartige Pflanze ist im tropischen Amerika einheimisch. Nachdem die Spanier 1493 Capsicum in Westindien kennen gelernt und nach der alten Welt gebracht hatten, verbreitete sich die Pflanze sehr rasch über die gesamten tropischen, subtropischen und warmen gemäßigten Gebiete der Erde. Die in Deutschland offizinielle Kulturform dieser Pflanze wird in Ungarn, Spanien, Südfrankreich, Italien, in der Türkei, Nordafrika, Ostindien usw. gebaut. Die Capsicumfrüchte sind kegelförmige 5—10 cm lange, am Grunde bis 4 cm dicke dünnwandige, aufgeblasene, oben völlig hohle Beerenkapseln mit roter, gelbroter oder brauner glatter Fruchtwand. Sie werden von einem derben grünen Stiel und Kelch getragen. Im Innern befinden sich zahlreiche scheibenförmige gelbe Samen. Spanischer Pfeffer schmeckt sehr scharf und brennend infolge seines Gehaltes an Capsaicin. Dasselbe ist nur in der Fruchtwand, nicht im Samen enthalten; letztere enthalten fettes Öl. Die Droge wird äußerlich als hautreizendes Mittel in Form von Tinctura Capsici und Capsicumpflaster benutzt. Auch russischer Spiritus und Painexpeller enthalten Auszüge davon. Ferner dient spanischer Pfeffer in den südlichen Ländern zu einer beliebten Würze von Speisen oder auch zum Rohgenuß.

Anbau: Die Pflanzen verlangen Wärme, müssen in Mistbeeten erzogen und dann an einer warmen Stelle des Gartens auf lockerem, nicht zu fettem Boden in einer Entfernung von 15—18 cm gepflanzt werden. Vor Mitte bezw. Ende Mai dürfen sie nicht ins Freie gebracht werden.

Carum Carvi L.
Kümmel, Wiesen- oder Feldkümmel.

Umbelliferae.

Botanisches: Der Kümmel (eine zweijährige Pflanze) kommt in manchen Gegenden Deutschlands wildwachsend auf Wiesen vor

Derselbe hat aufrechte Stengel, die Blätter sind doppelt gefiedert mit fiederspaltigen, gekreuzten Läppchen. Die Blüten stehen in Dolden und erscheinen bereits im April und Mai, früher als die meisten übrigen Doldenpflanzen. Im trockenen Zustand sind die Teilfrüchtchen fast stets voneinander getrennt und hängen nur selten noch lose an den beiden Schenkeln des Fruchtträgers. Sie sind etwa 5 mm lang und 1 mm dick, sichelförmig gekrümmt, oben und unten zugespitzt. Geruch und Geschmack des Kümmels sind charakteristisch aromatisch, herrührend von einem Gehalt von 3—7% ätherischem Öl, dessen aromatischer Bestandteil das Carvon ist.

Kümmel findet Verwendung in der Veterinärmedizin als krampfstillendes Kolikmittel, hauptsächlich aber als Gewürz an allerlei Speisen und Brot sowie bei der Käsebereitung und in der Destillation. In der Fabrik von Schimmel-Miltitz werden allein über 300 000 kg jährlich zur Ölfabrikation verwandt. Auch die Wurzeln können nach Art der Pastinaken zu Salat und Gemüse verwendet werden. Der Same bleibt 3 Jahre keimfähig.

Anbau: Kümmelanbau wird bei uns in Deutschland hauptsächlich bei Erfurt, Weißenfels, Halle, Merseburg, Cölleda, Bitburg, in den Ostseeprovinzen, Heynach (Württemberg), Söfflingen bei Ulm getrieben. Viel produziert hierin auch Rußland und Holland. — 1 a soll 4 M Reingewinn bringen.

Der Kümmelanbau im Großen ist umsomehr zu empfehlen, da der Kümmel zugleich eine gute Futterpflanze ist, die man benutzen kann, ohne der Samenernte zu schaden. In bezug auf die Bodenart ist der Kümmel sehr genügsam, er gedeiht überall, am besten aber in einem sandigen oder kalkigen Lehmboden; er bevorzugt die feuchte Lage vor der trockenen. Er liebt reiche Düngung, gedeiht vorzüglich nach einer stark gedüngten Vorfrucht. Den Samen sät man im Frühjahr, noch besser im Herbst gleich nach der Samenreife. Die Herbstaussaat hat den Vorteil, daß sich die Pflanzen im Laufe des nächsten Sommers besser bestocken und im zweiten Jahre früher zur Blüte kommen. Die Pflanzen müssen verdünnt werden, wenn die Aussaat zu dicht geschah, so daß sie eine Entfernung von mindestens 30—40 cm haben. Das Land dazu muß gut und mehrmals beackert sein, damit das Unkraut vertilgt wird. Legt man das Kümmelfeld durch Pflanzen an, so geschieht es nach dem Abernten der Vorfrucht im August, am besten auf kleinen Dämmen. Durch mehrmaliges Auflockern und Anhäufeln wird sowohl das Wachstum wie auch der Ertrag erhöht. Man kann Kümmel auch zwischen Sommergetreide wie Klee säen und erntet im folgenden Jahre im Juni und Juli. Schließlich kann der Kümmelbau auch als sogen. Stufensaat betrieben werden. Man macht zu diesem

Zweck in einer Entfernung von 30—40 cm mit der Hacke breite Saatstufen von der Größe eines Tellers und sät darauf eine Prise voll Kümmel. Hiervon reifen im folgenden Jahre die stärksten Pflanzen, während ein anderer Teil im zweiten, ein Teil erst im dritten Jahre Samen trägt. Dazu kommt noch, daß auch noch viele Pflanzen durch Samenausfall aufgehen, so daß ein Land 5—6 Jahre ununterbrochen zu ernten ist. Als dann ist aber Umpflügen nötig wegen des entstandenen Unkrautes. Die tauglichen Pflanzen verwendet man zu neuen Anlagen. Im Herbst kann das Kümmelkraut ohne Beeinträchtigung der Samenernte abgemäht oder abgeweidet werden. In der Gegend von Halberstadt pflegt man Kümmel zwischen Raps oder Korn anzubauen. Der Kümmelsamen darf nur schwach bedeckt, muß also vorsichtig gedrillt und leicht gewalzt werden. In schweren naßkalten Bodenarten wintert der Kümmel zuweilen aus.

Ernte: Man muß den Kümmel vor der völligen Reife abschneiden, läßt ihn in Bunden nachreifen und drischt auf dem Felde auf untergebreiteten Tüchern aus.

Centaurea Cyanus L.
Blaue Kornblume.
Compositae.

Wenn auch zurzeit der Anbau dieser Pflanze noch wenig lohnend sein dürfte, so wird doch über kurz oder lang die Zeit kommen, wo man Kornblumen mit Vorteil baut, da bei verbesserter Feldkultur die Ackerunkräuter verschwinden. Man benützt nur die blauen Strahlenblüten der Blume (Flor. Cyani) ohne den Kopf.

Anbau: Die Aussaat geschieht entweder im April oder Mai oder im Herbst bald nach der Samenreife ziemlich dicht auf nicht frisch gedüngtes Land möglichst in Reihen.

Ernte: Man sammelt die Blumen sofort nach dem Aufblühen und trocknet im Schatten, damit die schöne blaue Farbe der Blüten erhalten bleibt. Die länger blühenden verlieren leicht ihre Farbe, und die Sonne wirkt bleichend.

Chenopodium ambrosioides L.
Jesuitentee.
Chenopodiaceae.

Botanisches: Die Heimat dieser Pflanze ist Mexiko. In warmen Lagen gedeiht die Pflanze jedoch auch gut bei uns; in manchen Gegenden Österreichs und Badens kommt dieselbe sogar wild vor. Es ist ein einjähriges Kraut, aromatisch riechend mit lanzettlichen unbehaarten Blättern, welches den bekannten Jesuitentee liefert.

Anbau: Man sät die Pflanzen entweder an Ort und Stelle möglichst in Reihen, welche ca. 30 cm Abstand voneinander haben, oder zieht die Pflanzen unter Fenstern an und bringt sie Ende Mai in das freie Land, welch letzteres Verfahren vorzuziehen ist.

Ernte: Das Kraut wird zugleich mit der grünen Blüte gesammelt.

Cichorium Intybus L.
Wegwarte, Hundeläufte.
Compositae.

Botanisches: Diese Pflanze ist wild wachsend in der nördlichen gemäßigten Zone der alten Welt zu finden. Das sparrig verzweigte krautartige Gewächs mit leuchtend blauen Blütenköpfchen, die nur Zungenblüten enthalten, ist eine gute Futterpflanze und wird ihrer Wurzeln wegen, die fabrikmäßig zu einem Kaffeesurrogat (Zichorie) verarbeitet werden, auch im großen angebaut. Die wilde Zichorie ist zwar eine ausdauernde Pflanze, wird aber wie eine zweijährige Pflanze aus Samen vermehrt.

Anbau: Die Aussaat der Zichorie findet April und Mai mittels Drillmaschine statt. Auf 1 ha gehören 3—4 kg Samen. Der ertragreichste Same ist der sogen. Magdeburger Spitzkopf. Die Hauptorte für Zichorienbau sind außer Magdeburg: Ludwigsburg, Berlin und Breslau; großer Anbau findet auch in Belgien, Frankreich, Holland und Österreich-Ungarn statt. Die Zichorie ist von großer Bedeutung für Deutschland, weil durch ihren Anbau die Tiefkultur des Bodens bedingt wird, die Zichorienpflanze in der Fruchtfolge die Nematode des Zuckerrübenbaues vernichtet, überhaupt eine treffliche Vorpflanze für die Rübe und Getreide ist. Seit einiger Zeit wendet man der Zichorie infolge der eingehenden Untersuchungen der Firma Dommerich & Co. in Magdeburg-Buckau eine wachsende Aufmerksamkeit zu, weil ihr hoher Gehalt an Zucker und Stärke eine Verwertung zu Spiritusbrennerei erlaubt; außerdem ist die chemische Zusammensetzung der gerösteten Zichorie jener des Gerstenmalzes so ähnlich, daß mittels des gleichzeitig vorhandenen Bitterstoffes die Möglichkeit gegeben ist, durch Gärung ein Getränk zu erzeugen, das allen Anforderungen eines guten Bieres genügen und dabei volkswirtschaftlich eine außerordentliche Ersparung bedingen dürfte. Die frische Zichorienwurzel enthält gegen 75 % Wasser und 25 % Nährstoffe, hauptsächlich Lävulin und Pflanzenschleim in Verbindung mit einem reinschmeckenden aromatischen Bitterstoff, einem Glykosid. Durch das Darren und Rösten wird das Wasser herausgetrieben, und die stickstofffreien Stoffe werden mehr oder weniger in Zucker verwandelt, während das Glykosid unverändert bleibt, so daß ein reines Zichorienmehl 60—80 % löslicher stickstofffreier Stoffe enthalten muß. — Der gleichfalls aus der Wurzel hergestellte Zusatz oder Ersatz der Kaffeebohnen heißt kurzweg „Zichorie". Die Herstellung der Zichorie aus der Zichorienpflanze geht in der Weise vor sich, daß den ca. 180 g schweren Wurzeln das Kraut, welches als gutes Viehfutter dient, abgeschnitten wird, die Wurzeln alsdann rein gewaschen, in Stücke zerschnitten und darauf in Darren gut ausgetrocknet werden. Von den Darren geht die Zichorienwurzel unter dem Namen gedarrte Zichorie in die Hände der Fabrikanten über. Diese rösten dieselbe bis zur dunkelbraunen Färbung, versetzen sie teilweise mit Pflanzenfetten, mahlen sie und bringen sie in gepulvertem Zustand in den Handel.

Im Deutschen Reich werden ca. 11 000 ha mit Zichorienwurzeln bebaut, von denen 20—30 000 kg von 1 ha geerntet und verdarrt werden. Die Zahl der Fabriken in Deutschland beträgt über 100, in Europa 4- bis 500. Deutschland liefert für rund 9 Millionen Mark Rohstoff. Die Einfuhr von getrockneter und gedörrter Zichorie beträgt ca. 10 500 t, die Ausfuhr 5600 t.

Cnicus benedictus L.
Kardobenediktenkraut, Spinndistel, Heildistel.

Compositae.

Botanisches: Diese Pflanze trifft man wildwachsend in Südeuropa und im Orient, wo sie eine Höhe von 50—60 cm erreicht. Der Stengel teilt sich vom Grund an in ausgespreizte Äste; die grundständigen Blätter sind buchtig, die folgenden länglich, buchtig und dornigzähnig, die oberen sitzend, am Grunde halbherzförmig, die Hüllblättchen klebrig, spinnenwebig, die Blüte gelb. Die Pflanze liefert das bekannte Benediktenkraut (Herb. Cardui benedicti) und die Früchte, sogen. Stechkörner, welche vielfach gegen Seitenstechen verlangt werden. Kardobenediktenkraut ist von bitterem Geschmack, welcher von dem Gehalte von etwa 0,2 % eines Bitterstoffes, Cnicin genannt, herrührt; es enthält außerdem Harz, ätherisches Öl und reichlich Salze organischer Säuren. Schon die alten Griechen kannten die Pflanze unter dem Namen Akarna. Im Mittelalter war sie als Heilpflanze sehr geschätzt. Sie wird zu dem offizinellen Kardobenediktenextrakt (einem Auszug mit siedendem Wasser und Weingeistzusatz) und zu Dekokten als lösendes und tonisches Mittel verwendet.

Anbau: Kardobenediktenkraut eignet sich sehr gut zum Anbau in größerem Maßstabe. In Thüringen (Cölleda und Umgegend) wird das Kraut mit Erfolg angebaut, ebenso in Ungarn. Die Pflanze liebt einen tiefen, etwas bindenden Boden und wird durch Samen vermehrt.

den man im Frühjahr gleich auf den bleibenden Standort sät. Wo die Pflänzchen zu dicht kommen, werden sie verzogen, so daß sie etwa 30 bis 35 cm voneinander entfernt stehen. Später wird nach Erfordern behackt.

Ernte: Im Juli und August, kurz vor der Blüte, werden die Blätter ohne Stengel eingesammelt und getrocknet. Zur Gewinnung von Samen läßt man immer eine Anzahl Stöcke unberührt stehen und sammelt diese Samen dann im September und Oktober.

Vier Teile frisches Kraut geben einen Teil trockene Ware; das Kilogramm wird durchschnittlich mit 1 M gehandelt.

Cochlearia officinalis L.
Scharbocksheil, Löffelkraut.
Cruciferae.

Botanisches. Diese zweijährige Pflanze findet man in Europa an den Ufern der Nord- und Ostsee häufig, im Binnenlande jedoch nur spärlich, und zwar nur auf salzhaltigem Boden (z. B. Umgebung von Soden und Aachen). Gesammelt werden entweder alle oberirdischen Teile der Pflanze zur Blütezeit im Mai und Juni oder nur die grundständigen Blätter der Blattrosetten vor der Blütezeit. Das Löffelkraut hat eine dünne, spindelförmige Wurzel mit vielen Fasern; die ästigen, kantigen Stengel werden einen Fuß hoch und auch noch höher; die grundständigen Blätter sind von durchaus anderer Gestalt als die Stengelblätter. Sie sind etwas fleischig, langgestielt, kreisförmig oder breiteiförmig, oben abgerundet, am Grunde schwach herzförmig, ganzrandig oder nur schwach ausgeschweift und 2—3 cm breit. Die an dem Stengel ansitzenden Blätter hingegen sind schmäler, sitzend und mit tief herzförmigem Grund, stengelumfassend, im Umriß spitzeiförmig und mit wenigen stumpfen Sägezähnen versehen. Der Blütenstand ist eine reichblütige Traube mit weißen Blüten, die Frucht ein Schötchen mit je 1—4 Samen in jedem Fach. Man benutzt sowohl das frische Kraut wie das trockene und den Samen (Herba und Semen Cochleariae). Das Kraut enthält ein Glykosid, welches durch Ferment gespalten wird und ein schwefelhaltiges ätherisches Öl liefert. Um die Mitte des 16. Jahrhunderts wurde die Droge gegen Skorbut (jene furchtbare Krankheit der nordischen Seefahrer) empfohlen und wird auch heute noch dagegen angewandt. Es wird daraus Spiritus Cochleariae dargestellt. Auch als Salat wird Löffelkraut gegessen; es schmeckt kressenartig. Der Geruch beim Zerreiben ist scharf wegen des oben erwähnten Gehaltes an ätherischem, schwefelhaltigem Öl.

Anbau: Das Löffelkraut kommt in jedem Boden fort, sobald derselbe nicht zu trocken ist. Es ist zweijährig, doch sät man den

Samen, um an Land zu sparen, zu Michaeli dünn unter Roggen oder Weizen.

Ernte: Kurz vor der Blüte wird das Kraut abgeschnitten und getrocknet. Einen Unterschied, ob das Kraut vor oder nach der Blüte zu sammeln ist, macht das Arzneibuch nicht.

Conium maculatum *L.*
Schierling.
Umbelliferae.

Botanisches: Diese zweijährige Pflanze ist im ganzen mittleren Europa und Asien verbreitet. Sie hat eine möhrenartige einfache oder rissige weißliche Wurzel; der aufrechte Stengel wird über 2 m hoch,

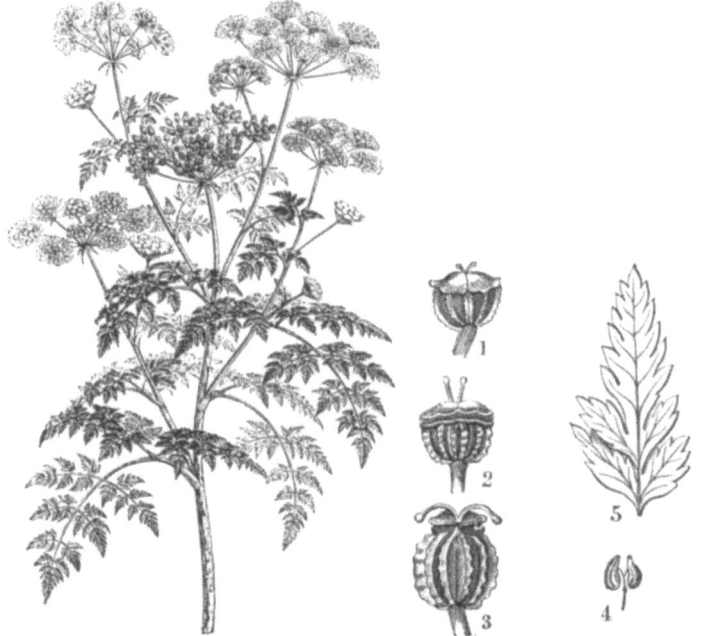

Fig. 11. Conium maculatum. 1, 2 u. 3 Fruchtknoten, 4 Teilfrüchte, 5 Gefiedertes Teilblättchen.

ist röhrig, fein gestreift, rotbraun oder blutrot gefleckt, glänzend, bläulich bereift, nach oben mit zahlreichen, meist quirlförmig gestellten ungefleckten Ästen; die abwechselnd gestellten Blätter sind am Grunde bescheidet, mehrfach fiederteilig mit ovallänglichen, eingeschnittengesägten stachelspitzigen Endzipfeln, dunkelgrün, unterseits blasser, etwas glänzend und ganz kahl auf hohlen Stengeln. Die kleinen weißen

Blüten stehen in 10—20 strahligen Dolden, bzw. Doppeldolden und sind vom Bau der Umbelliferenblüten. Die Hüllblätter der Dolden sind zurückgeschlagen. Der Fruchtknoten zeigt wellige Kerbung; die Früchte sind fast kugelig (nicht länglich) ohne Ölstriemen. Der Geschmack ist scharf bitterlich, der Geruch des getrockneten Krautes unangenehm (nach Mäuseurin). Das Kraut enthält die Alkaloide Coniin, Conhydrin und Methylconiin sowie etwa 12 % Mineralbestandteile. Es ist ein starkes, hauptsächlich in der Tierarzneikunde gebrauchtes narkotisches Mittel. Aus dem frischen blühenden Kraut bereitet man das Extrakt. Es fehlt nicht an Verwechslungen wie z. B. Anthriscus silvestr., Chaerophyllum temulum, Aethusa cynap., Cicuta virosa usw.

Anbau: Der Schierling gedeiht auf dem geringsten Boden. Man sät den Samen im Herbst aus und versetzt die Sämlinge im nächsten Frühjahr. Der auf magerem Boden in sonniger Lage kultivierte ist besser als der in feuchtem Gebüsch wild wachsende.

Ernte: Kurz vor der Blüte wird das Kraut gesammelt, schnell getrocknet und sehr trocken in verschlossenen Gefäßen aufbewahrt. Stengel und dicke Blattstiele lasse man fort, da diese langsam trocknen und die Ware verschlechtern.

Das Kilogramm wird mit ca. 3 M gehandelt.

Coriandrum sativum *L.*
Koriander, Schwindelkraut.
Umbelliferae.

Botanisches: In Südeuropa, besonders im Mittelmeergebiet heimisch, wird Koriander wegen seiner Früchte häufig angebaut teils zu medizinischen Zwecken, teils als Gewürz, besonders in der Gegend zwischen Erfurt und Weimar. Der Stengel ist aufrecht, rund und glatt und trägt an dem Ende der Zweige 3- bis 5strahlige zusammengesetzte Dolden ohne Haupthülle, aber mit dreiblätterigen Nebenhüllen. Die Blüten sind weiß, die Früchte kugelig, glatt. Die jungen Früchte besitzen einen Wanzengeruch, sie enthalten ätherisches Öl und dienen als Gewürz und Geschmacksverbesserungsmittel.

Anbau: Koriander bevorzugt guten Boden, gedeiht aber auch in steinigen Feldern besonders auf Kalkboden. Man sät in zeitigem Frühjahr breitwürfig oder in Reihen und verzieht, wo die Pflänzchen zu dicht stehen.

Ernte: Da der reife Same leicht ausfällt, erntet man denselben vor der völligen Reife, und zwar schüttet man die Körner auf dem Felde auf Tücher.

Ein Hektar bringt gegen 20 Zentner; der Zentner wird mit ca. 25 M gehandelt.

Cucurbita Pepo und Melopepo *L.*
Gemeiner Kürbis und Melonenkürbis.
Cucurbitaceae.

Vom Kürbis, der immer mehr als Futtermittel im Felde besonders zwischen Kartoffeln angebaut wird, empfiehlt es sich, die Samen zu sammeln. Dieselben enthalten ein mildes Öl und werden von Ölmühlen angekauft, auch wird daraus ein Mittel gegen Bandwürmer dargestellt, welches wegen seiner Unschädlichkeit im Gegensatz zu dem nicht ganz harmlosen Farnkrautwurzelextrakt immer mehr an Bedeutung gewinnt.

Cuminum Cyminum
Römischer Kümmel, Mohrenkümmel, Mutterkümmel, ägyptischer oder Gartenkümmel.
Umbelliferae.

Botanisches: Diese einjährige, in Nordafrika und Südspanien wachsende, in den Mittelmeerländern, besonders auf Sizilien und Malta häufig gebaute Pflanze hat weiße oder rötliche Blüten nach Art der übrigen Doldengewächse. Die Früchte sind doppelt so lang wie die Körner des gemeinen Kümmels, grünlichgrau, von stark aromatischem, unangenehmen Geruch und scharf bitterem Geschmack. Sie enthalten ein ätherisches Öl von hellgelber Farbe und durchdringend kümmelartigem Geruch, welches bei der Bereitung magenstärkender Liköre und zu appetitanregenden Arzneimitteln Verwendung findet und reichlich Cymol enthält.

Anbau: Man sät im April aus und erntet im August und September.

Datura Stramonium *L.*
Gemeiner Stechapfel, Tollkraut.
Solaneae.

Botanisches: Stechapfel ist in dem Gebiet südlich des Kaspischen und Schwarzen Meeres einheimisch aber jetzt als Schuttpflanze in ganz Europa und Asien verbreitet; er ist eine einjährige Pflanze, hat eine senkrechte ästige, weiße Wurzel; der 2—5 Fuß hohe Stengel ist aufrecht, oben sparrig zweiteilig, ästig, stielrund, glatt, nur nach oben schwach behaart, die Blätter sind langgestielt, eiförmig, spitz, buchtig und spitz gezahnt; die Blüten einzeln und kurz gestielt in den Blattwinkeln. Die Blumenkrone ist groß, weiß; der gefaltete Saum endigt in 5 fein zugespitzte Zähne; die Frucht ist eine große, aufrechte, eiförmige, glatte, mit starken, kegelförmigen spitzen Dornen bewaffnete Kapsel; die zahlreichen Samen sind nierenförmig, linsengroß, aderig-runzelig, bei der Reife schwarzbraun. Blütezeit Juli bis September. Den Blättern haftet ein widerlich-betäubender Geruch an, der Geschmack ist unangenehm bitter und salzig; sie enthalten 2 Alkaloide: Hyoscyamin und Atropin (Daturin), und geben 17% Asche. Aus dem frischen Kraut wird Extrakt hergestellt, die getrockneten Blätter bilden einen Bestandteil des viel angewandten Asthmaräucherpulvers und der Asthmazigarren. Aus den Kernen wird Tinktur bereitet.

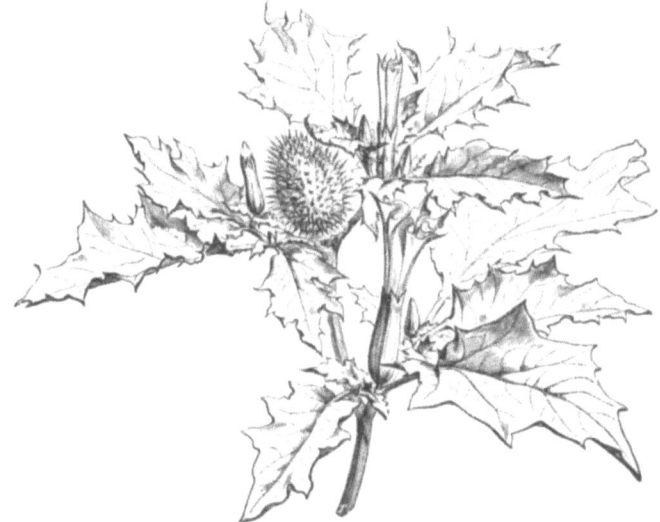

Fig. 12. Datura Stramonium.

Anbau: Der Stechapfel verlangt einen warmen, sonnigen Standort und viel Feuchtigkeit; er gedeiht vortrefflich auf Schutthaufen, scheint demnach Kalk zu bedürfen. Man sät den Samen im März in ein warmes Mistbeet, und zwar empfiehlt es sich, die sehr harten Samen einige Tage in lauem Wasser aufzuquellen. Wenn die Pflanzen zu der erforderlichen Höhe herangewachsen sind, versetzt man sie in einen guten lockeren Boden ca. 50 cm voneinander, wo sie zu großen mit vielen Blüten behangenen Sträuchern heranwachsen.

Ernte: Sowie die Kapseln beginnen aufzuspringen, werden dieselben vorsichtig abgepflückt. Die Blätter können während der Blütezeit zum Teil abgemacht werden. Gut getrocknete Blattware wird mit ca. 1,50 M pro kg gehandelt; der Same mit ca. 1 M pro kg.

Wie mir mehrere Vegetabilienhandlungen bestätigen, nimmt der Verbrauch dieser Droge, speziell die für die verschiedenen Asthmapulver in Betracht kommende Bearbeitungsform, von Jahr zu Jahr ganz außerordentlich zu, weshalb der Anbau recht wohl empfohlen werden kann.

Delphinum Staphis agriae *L.*
Stephanskraut, Läusekraut.
Ranunculaceae.

Botanisches: Im südlichen Europa, besonders in Griechenland, kommt diese Pflanze an unbebauten Plätzen wild vor. Sie liefert die Stephanskörner oder Läusekörner; dieselben sind narkotisch giftig und werden als Ungeziefermittel benützt, sowohl als Pulver wie in Salben.

Anbau: Die Pflanze verlangt guten Boden und warmen Stand. Man sät den Samen im April am besten in Reihen nicht zu dicht; Verpflanzen verträgt Delph. St. nicht. Da die Samen sehr langsam keimen, empfiehlt es sich, dieselben einige Tage einzuweichen.

Digitalis purpurea *L.*
Roter Fingerhut.
Scrophulariae.

Botanisches: Der Fingerhut ist eine in Gebirgswäldern Westeuropas, in Deutschland hauptsächlich im Thüringer Wald, dem Harz, Schwarzwald und den Vogesen gedeihende zweijährige Pflanze. Die mit

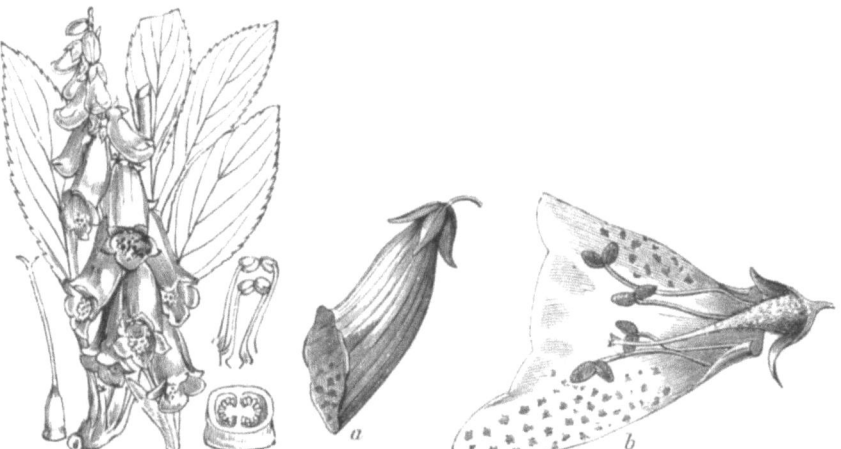

Fig. 13. Digitalis purpurea. a Einzelblüte, b Querschnitt einer Einzelblüte.

einem meist kurzen Stiel versehenen, nur im jugendlichen Zustand stiellosen Blätter werden bis 30 cm lang und bis 15 cm breit. Der Rand ist gekerbt, die Oberfläche ist runzelig, die Unterfläche mehr oder weniger filzig mit weißlich filzig hervorgehobenen Blattnerven, in deren Maschen beim Hindurchsehen ein helles, noch feineres Adernetz bemerklich wird. Die Blütezeit erstreckt sich von Juli bis September.

Die Fingerhutblätter enthalten eine Anzahl Glykoside: Digitoxin, Digitophyllin, Digitonin und Digitalin und geben 10 % Asche. Sie schmecken ekelhaft bitter und scharf. Ihr Geruch ist schwach, nicht unangenehm.

Anbau: Der Fingerhut liebt halbschattigen Standort, lockeren Pflanzenhumus, reichen sandigen Boden und warme Lage. Frische Düngung ist verwerflich. Man sät den feinen Samen Ende April in gutes Gartenland, bedeckt ihn sehr schwach und setzt die Pflanzen in 30 cm entfernten Reihen 15—20 cm voneinander. Man pflanzt vorteilhaft Fingerhut zwischen andere höhere Pflanzen, welche Ende des Sommers entfernt werden, wodurch man außer einer Nebennutzung auch noch den Vorteil hat, viel üppigere Pflanzen zu erhalten infolge der Beschattung. Wer im Besitze eines Waldes ist, der streue den Samen an Waldrändern oder auf Sandbänken in Holzschlägen aus, nachdem die Erde etwas aufgekratzt ist. Die Zucht muß durch Waldsamen zuweilen wieder erneuert werden. Unter Beobachtung aller dieser Umstände können die Blätter der kultivierten Pflanze ohne Zweifel mit denen der wildwachsenden konkurrieren.

Die eigentümliche Tatsache, daß auf frischen Waldschlägen die Digitalispflanzen plötzlich in kolossalen Mengen sich entwickeln, hat bei den Forstleuten die Ansicht aufkommen lassen, daß der Same, ohne seine Keimfähigkeit zu verlieren, von einer Schlagperiode zur anderen, also über 30 Jahre im Boden liegen kann, um plötzlich dann beim Lockern der Erde durch Ausgraben der Stöcke usw. das Wachstum zu beginnen. So unglaublich dies auch auf den ersten Anschein hin klingt, so kann ich doch nicht umhin, dies zu erwähnen.

Ernte: Das Sammeln der Blätter muß mit größter Sorgfalt geschehen, da hierauf die ganze Wirkung ankommt. Während der Blüte pflückt man nur von der rein rot blühenden Art ganz frische grüne Blätter ohne Blattstiel. Vor dem Trocknen entfernt man auch die starke Mittelrippe. Das Trocknen geschieht auf Horden in der Sonne möglichst schnell. Die trockene Ware muß in gut verschlossenen Gefäßen, am besten zerkleinert in Gläsern vor Licht geschützt aufbewahrt werden. Folia Digitalis sollen nicht über ein Jahr alt werden. Will man Kisten oder Fässer als Aufbewahrungsgefäße benützen, so müssen diese mit Papier ausgeklebt sein. In frischem Zustand wird das ganze Kraut ebenfalls während der Blüte zu Extrakt verarbeitet.

Der Wirkungswert der Digitalis wird physiologisch am Froschherzen festgestellt, und kommt das Pulver so unter der Bezeichnung:

Folia Digitalis titrata pulv. Normalwirkungswert D = 4,0 in den Handel.

In den Blättern, welche von der zweijährigen Pflanze zu Beginn der Blütezeit gesammelt werden (dasselbe trifft auch zu bei den nicht blühenden einjährigen Pflanzen) finden sich neben den wirksamen Stoffen auch noch mehrere Enzyme, welche bei langsamem Trocknen, ja selbst noch nach dem Trocknen spaltend auf alle vorhandenen Glykoside einwirken und dadurch den Wirkungswert der Droge langsam, aber stetig vermindern. Dadurch erklärt sich die auch in der Praxis aufgefallene Veränderung der Wirkungseigenschaften der Digitalis, welcher man durch Einführung der Fol. Digitalis titrata plv. zu begegnen versucht hat. Dr. Focke führte den auch von ihm beobachteten Rückgang, welchen die Digitalisblätter in ihrer Wirksamkeit während der Alterung erleiden, in erster Linie auf die unrationelle langsame Lufttrocknung zurück. Kobert[1]) bezeichnet Enzyme (die sog. chemischen und ungeformten, in Wasser löslichen Fermente) als die Ursachen der eintretenden Wirksamkeitsverminderung und führte deren schädliche Einwirkung ebenfalls auf das langsame Trocknen resp. die nicht genügend rasche Entfernung der der frischen Pflanze anhaftenden Feuchtigkeit zurück. Zur Abtötung der Enzyme wurde eine Sterilisation der Blätter durch Wasserdampf von 110° während 5—10 Minuten vorgeschlagen; mehrfache dahin gehende Versuche haben aber gegenüber dem bisherigen Verfahren der raschen Austrocknung der Blätter und dem dadurch herbeigeführten Abtöten der Enzyme ein negatives Resultat ergeben.

Die sorgfältig getrocknete und geschnittene Ware wird in kleinen Posten mit durchschnittlich 2 M pro kg gehandelt, das frische Kraut mit ca. 50 Pf. Bei zentnerweiser Lieferung an Zwischenhändler natürlich um ca. 40—50 % billiger.

Erythraea Centaurium *Persoon*.

Tausendgüldenkraut.

Gentianaceae.

Botanisches: Dieses kleine, in Waldwiesen auf sonnigen, trocknen Plätzen vorkommende Pflänzchen hat einen einfachen, bis 40 cm hohen und bis 2 mm dicken, vierkantigen hohlen Stengel, welcher sich oben trugdoldig verzweigt, trägt am Stengelgrunde rosettenartig gehäuft eiförmige kahle Blätter. Weiter nach oben am Stengel werden die

---

[1]) Vgl. Koberts „Lehrbuch der Pharmakotherapie", 1908, S. 344, sowie die in der Apoth.-Ztg. 1909, Nr. 77 veröffentlichten Arbeiten von Dr. Max Winkel-München sowie in Nr. 71, 1909 derselben Ztg. die Arbeiten von Perrot und Goris, ferner Jahresbericht von Caesar und Loretz, Sept. 1910.

Blätter allmählich kleiner und spitzer, länglich oder schmal und bilden gegenständige Paare; sie sind sitzend, ganzrandig und kahl wie die ganze Pflanze. Die Blüten stehen in endständigen Scheindolden und sind rosenrot, seltener weiß. Die Blütezeit erstreckt sich von Juli bis September. Tausendgüldenkraut ist ohne besonderen Geruch und schmeckt bitter. Es enthält einen geschmacklosen Körper, Erythrocentaurin, ferner Bitterstoff, Harz und etwa 6 % Mineralbestandteile. Das Kraut findet als magenstärkendes Mittel Anwendung und dient zur Bereitung von Tinctura amara; auch in der Likörfabrikation wird es viel gebraucht.

Anbau: Da die Pflanze meist sehr vereinzelt vorkommt und somit mühsam zu sammeln ist, lohnt sich eine Kultur. Zu diesem Zweck sät man den Samen im Herbst oder im zeitigen Frühjahr auf mageren trockenen Boden oder mischt denselben unter Heusamen und sät damit frische Wiesen an. Auf diese Weise pflanzt sich das Tausendgüldenkraut von selbst fort ohne Benachteiligung des Graswuchses.

Ernte: Nach dem ersten Hiebe des Grases wächst das Tausendgüldenkraut üppig nach; man sammelt den oberen blühenden Teil der Pflanze und trocknet in der Sonne. Das Kilogramm getrocknete Ware wird mit 1,20 M bis 1,50 M gehandelt.

Fumaria officinalis L.
Erdrauch Grindkraut.

Fumariaceae.

Diese kleine Pflanze wächst zwar meist in genügender Menge als Unkraut auf Bahndämmen, Schutthaufen und in Gärten wild; will man die Pflanze kultivieren, so sät man den Samen im Frühjahr dünn, breitwürfig aus, um im Juli die blühenden Pflanzen zu ernten.

Galeopsis ochroleuca Lamark.
Großer gelber Hohlzahn, weiße zottige Kornwut.

Labiatae.

Diese Pflanze wurde 1810 vom Regierungsrat Lieber gegen die **Lungenschwindsucht** als Geheimmittel angepriesen, daher „**Liebersche Kräuter**" genannt. Man hat sie in letzter Zeit wieder aus dem alten **Arzneischatz** hervorgesucht, und spielt sie eine ziemliche Rolle unter den **Volksmitteln**.

Botanisches: Der Stengel ist vierkantig, weichhaarig, unter den Knoten nicht angeschwollen; Blätter sind gegenständig, eiförmig länglich bis lanzettlich, flaumhaarig, gelblichgrün, grobgesägt; die Blüten in blattwinkelständigen Scheinwirteln mit stachelspitzigen Kelchzähnen und viermal längeren gelblichweißen, weichhaarigen Lippenblüten. —

Geschmack bitterlich, Geruch unbedeutend. Die Pflanze wächst wild in Getreidefeldern, vorzüglich auf Sandboden.

Anbau: Man erzieht die Pflanze aus Samen im ersten Jahre auf trocknem Platze.

Ernte: Während der Blüte sammelt man die ganze oberirdische Pflanze im Juli und August und trocknet in der Sonne.

Das Kilogramm getrocknete Ware wird mit ca. 1 M bezahlt.

Hyoscyamus niger *L.*

Schwarzes Bilsenkraut, Zigeunerkraut, Teufelsauge, Hühnertod, Schlafkraut.

Solanaceae.

Botanisches: Die Pflanze ist über fast ganz Europa und einen Teil Asiens verbreitet, wächst auf Schutthaufen wild und wird in Thüringen sowie in Nordbayern zur Gewinnung der Blätter (vielfach auch des Krautes), die im Juli und August von den zweijährigen Pflanzen geschieht, kultiviert.

Die bis 4 Fuß hohe Pflanze hat eine möhrenartige weißliche Wurzel; sie ist an allen Teilen mit langen, weichen, klebrigen Zottenhaaren besetzt; die Wurzelblätter sind gestielt, 10—15 cm lang, 5—8 cm breit, tiefbuchtig oder fiederspaltig, zur Blütezeit fehlend. Die Stengelblätter nehmen nach oben hin ab, sind halbstengelumfassend, buchtig eingeschnitten, die obersten oft ganzrandig; alle Blätter sind von schmutzig grüner Farbe, in trockenem Zustand gelblichgrün, etwas fleischig, weich, klebrig, zottig. Die Blüten, in einseitswendigen Ähren stehend, sind von einem krugförmigen, fünfzähnigen Kelch eingeschlossen und besitzen eine trichterförmige, blaßgelbe, violett geaderte, fünflappige Blumenkrone. Die Frucht ist eine sich mit einem Deckel öffnende vielsamige Kapsel. Die Samen sind sehr klein, nierenförmig, netzgrubig und matt graubräunlich, innen weiß. Bilsenkraut blüht vom Mai bis September. Es enthält bis 0,4 % Hyoscyamin und Hyoscin (identisch mit Scopolamin) außer mehreren anderen Alkaloiden, ferner 2 % Kaliumnitrat. In frischem Zustand hat es unangenehmen Geruch, der beim Trocknen größtenteils verschwindet; es schmeckt schwach bitter.

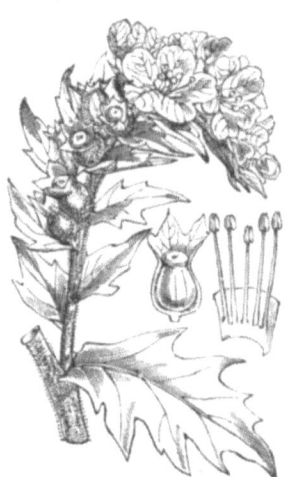

Fig. 14. Hyoscyamus niger.

Aus dem frischen Kraut wird Extractum Hyoscyami dargestellt. Getrocknet findet es Anwendung zu Oleum Hyoscyami und zu schmerzstillenden Kataplasmen. — Es ist stark giftig.

Anbau: Die Pflanze begnügt sich mit dem geringsten Boden. Man sät den Samen im Frühjahr dünn in Reihen an Ort und Stelle und bearbeitet den Boden nicht weiter. Ein Umpflanzen vertragen die Pflanzen nicht. Auf den Berliner Rieselfeldern hat man guten Erfolg damit gehabt.

Ernte: Man sammelt das Kraut während der Blüte und verwendet es frisch zur Darstellung von Extrakt. Das Trocknen muß beschleunigt werden und gelingt am besten in der Sonne oder vom Anfang an im Trockenofen. 1 a bringt ca. 7 kg. Das Kilogramm getrocknete und geschnittene Ware wird mit 1,30 M bis 1,50 M gehandelt. Größere Posten frischen Krautes werden mehrfach gesucht.

Lactuca virosa L.
Giftlattich, giftiger Salat.

Compositae.

Botanisches: Das rispige Kraut der in fast ganz Europa einheimischen und verbreiteten, vielfach zu Arzneizwecken kultivierten Lactuca virosa enthält viel weißen Milchsaft (Lactucarium) Die Pflanze wird ca. $3/4$ m hoch, die blaugrünen Blätter sind stengelumfassend, länglich, ungeteilt oder buchtig ausgeschnitten, stachelspitzig gezähnt, auf dem Mittelnerv stachelig. Die Köpfchen aus gelben Zungenblüten stehen in großer pyramidaler Rispe; die Früchte sind oval, schwarz, fünfriefig. — Blütezeit: Juli und August. — Geschmack bitter salzig, Geruch unangenehm narkotisch. Das Kraut enthält Harz, Bitterstoff, Lactucasäure und Salze. Es dient nur frisch zur Extraktbereitung.

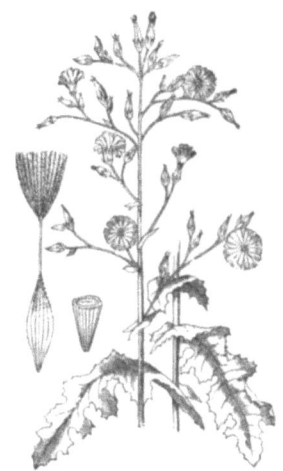

Anbau: Der Anbau gleicht dem des Gartensalates. Man sät im Frühjahr den Samen an trockenen sonnigen Orten auf ungedüngtes Land in Reihen dünn aus und behackt nach einiger Zeit, oder man sät den

Fig. 15. Lactuca virosa.

Samen im August aus und verpflanzt im Frühjahr auf 30 cm Entfernung.

Ernte: Man schneidet vom blühenden Kraut die Blätter mit dem Stengel ab und trocknet schnell. — Um das Lactucarium, eine dem

Opium ähnliche Masse, zu gewinnen, verfährt man namentlich in der Rheinprovinz bei Zell a. d. Mosel in der Weise, daß man im Beginn des Blühens den Stengel ca. 20 cm unter der Spitze abschneidet und den vom Mai bis September täglich aus der Schnittfläche ausgetretenen Milchsaft sammelt und eintrocknen läßt; unterhalb der alten Schnittfläche wird jedesmal eine neue angelegt. Lactucarium bildet harte, formlose, bräunliche Klumpen, welche sich wie Wachs schneiden lassen und weißliche wachsglänzende Schnittflächen zeigen. Er besitzt einen eigenartigen narkotischen Geruch und stark bitteren Geschmack. Bestandteile sind neben Mannit, Kautschuk und Eiweißstoffen der Bitterstoff Lactucin, ferner Lactucasäure und Lactacon. Es wird als narkotisches Mittel sowie auch gegen Asthma angewendet.

Lobelia inflata L.
Lobelienkraut.
Lobeliaceae.

Botanisches: Diese einjährige Pflanze ist in Nordamerika einheimisch und in Europa noch nicht allzulange bekannt; dieselbe erreicht eine Höhe von 40cm, ist schwach behaart mit kantigem zum Teil rötlichen Stengel, zerstreuten, fast sitzenden länglichen gesägten Blättern und kleinen Blüten in endständiger Traube. Der Kelch ist nebst der zweilippigen blaßvioletten Blume oberständig, linealzipfelig; die Staubgefäße sind mit ihren Beuteln verbunden, die Kapsel ist aufgeblasen. Das Kraut ist durch einen unangenehmen, scharfen und kratzenden Geschmack ausgezeichnet, welcher hauptsächlich dem Samen eigen ist und von dem darin enthaltenen Alkaloid Lobelin herrühren dürfte; ferner findet sich darin vor Lobeliasäure und flüchtige Schärfe. Es ist ein narkotisches Mittel ähnlich dem Tabak, aber milder. Es dient zu Tinktur gegen asthmatische Leiden. Man rechnet Lobelia unter die Giftpflanzen.

Anbau: Man sät den Samen im April in eng beisammenstehenden Reihen auf feuchten Boden. Die Wirksamkeit dieser Pflanze ändert sich nach Whitlavs Beobachtungen gleich dem Tabak auf verschiedenem Boden und wird am intensivsten an feuchten Standorten.

Ernte: Beim Beginn der Blüte schneidet man das Kraut über der Wurzel ab, trocknet es schnell und verwahrt es an einem dunklen Orte. Meist kommt die Droge in Backsteinform zusammengepreßt in den Handel.

Das Kilogramm getrockneter Ware wird mit ca. 1,50 M gehandelt.

Malva silvestris.
Waldmalve, Käsepappel.
Malvaceae.

Botanisches: Diese weitverbreitete Pflanze ist charakterisiert durch langgestielte rundliche, 4—7 lappige Blätter mit herzförmigem Grunde, gesägtem Rande und schwacher Behaarung. Die Blüten sind frisch rosarot, getrocknet blau. Der Geschmack der Malvenblätter ist schleimig; dem Schleimgehalt verdanken sie ihre pharmazeutische Verwendung als reizlinderndes und erweichendes Mittel. Die Blüten sind geruchlos und ebenfalls reich an Schleim. Blüten und Blätter werden in den Apotheken noch ziemlich viel gebraucht. Obwohl die Pflanze überall vorkommt, so ist eine Kultur doch zu empfehlen, da man sie selten in Mengen antrifft.

Anbau: Man sät den Samen im April auf guten, jedoch nicht frisch gedüngten Boden.

Ernte: Man samelt die Blüten samt Kelchen im Juli und August und trocknet im Schatten, damit sie ihre schöne Farbe bewahren. Die Blätter pflückt man 3—4 mal zum Teil ab. Die schönsten und geschätztesten Malvenblüten werden gegenwärtig aus Belgien importiert, doch liefert auch Ungarn große Mengen guter Ware. Die Durchschnittspreise, welche für inländische Malvenblüten bezahlt werden, lassen die Anlage von Kulturen als rentabel erscheinen. Das Kilogramm getrocknete Blüten wird mit ca. 2 M., das Kilogramm getrocknete Blätter mit ca. 70 Pf. gehandelt.

Matricaria Chamomilla *L.*
Wahre Kamille, Helmerchen.
Compositae.

Die Kamille nimmt unstreitig den ersten Platz ein in unserem **Arzneikräuterschatz.** Schon den alten Römern und Griechen war sie bekannt und wurde ohne Unterbrechung stets medizinisch verwendet. Die Feldkamille wird bald ganz verschwunden sein infolge der sorgfältigen Bearbeitung unserer Felder, so daß man schon längst die Pflanze **kultiviert,** so besonders in der Gegend zwischen Altenburg und Leipzig, doch noch lange nicht in genügendem Umfange.

Wohl die Hälfte unseres Bedarfes muß uns Ungarn liefern. Dabei ist diese Qualität oft recht minderwertig und kann die deutsche Ware, besonders die fränkische, nicht ersetzen. Der Anbau von Kamillen kann somit nicht genug empfohlen werden.

Botanisches: Die echte Kamille hat einen aufrechten 30—40 cm hohen ästigen Stengel; die Blätter sind doppelt gefiedert, unbehaart, die Fieder linienförmig, lebhaft grün; die abstehenden Strahlenblüten sind weiß, die Scheibenblüten trichterförmig, fünfspaltig, gelb. Durch den hohlen Fruchtboden unterscheidet sich die wahre Kamille von der zum Verwechseln ähnlichen Stink- oder Hundskamille (Anthemis Cotula), deren Fruchtboden beim Durchschneiden markig erscheint. Auch die Samen sind sehr verschieden. Übrigens unterscheidet sie schon der Geruch. Echte Kamillen riechen eigentümlich aromatisch; sie schmecken aromatisch und zugleich etwas bitter. Sie enthalten einen geringen Prozentsatz ätherisches Öl von dunkelblauer Farbe, ferner Gerbstoff, Bitterstoff und Mineralbestandteile. Sie sind innerlich ein Volksheilmittel und finden außerdem zu trockenen und feuchten Umschlägen Verwendung. Neuerdings werden sie auch als ein schwaches, aber sehr wirksames Antisepticum viel empfohlen. Von den Präparaten sind Ol. Chamomillae infus. und Syrup. Chamomill. in Apotheken noch gebräuchlich. Die Kamille blüht von Juni bis September.

Anbau: Man kann die Kamillen von April bis August säen; von der Aussaat bis zur Blüte brauchen sie kaum 8 Wochen. In bezug auf den Boden ist die Pflanze nicht wählerisch; man kann getrost behaupten, daß sie überall gedeiht. Kamillen eignen sich sehr gut nach Frühkartoffeln, auf früh abgeräumtes Erbsenland sowie auch auf Kornstoppeln. Man kann dieselben auch vorteilhaft in Baumschulen ziehen. Der Boden braucht nur aufgehackt und geebnet zu werden. Der Same wird leicht bedeckt oder nur festgewalzt, so wie man Gras ansät. Wo einmal Kamillen standen, kommen sie von selbst immer wieder.

Ernte: Sollte früher das umständliche Pflücken der einzelnen Blütenköpfchen mit der Hand vielleicht manchen davon abgehalten haben, einen Versuch mit dem Anbau von Kamillen zu machen, so möchte ich auf den eingangs dieses Buches (S. 24) bereits erwähnten von mir konstruierten Blütenpflückapparat aufmerksam machen, welcher sich speziell zum Pflücken von Kamillen vorzüglich eignet.

Eine Darstellung der deutschen Produktion zu geben, ist ebensowenig möglich, wie den Verbrauch in Deutschland auch nur annähernd festzustellen, da genauere Unterlagen fehlen. Im Elsaß werden jährlich 6000 kg eingebracht. Die Provinzen Posen, Schlesien, Ostpreußen liefern zuweilen über Stettin-Hamburg nach Amerika. Es ist auch bekannt, daß Deutschland mehr oder weniger große Mengen aus Ungarn bezieht, die sich ebenfalls schwer berechnen lassen, da der Bezug zum Teil in Postpaketen geschieht. Regelmäßiger Lieferant für Hamburg ist Belgien. Von dort erhielt Hamburg 1899: 1700 kg, 1902: 3100 kg, 1905: 2600 kg, 1908: 8900 kg. Ferner kamen nach Hamburg 1908 aus Frankreich 14 800 kg und aus Spanien 30 700 kg.

Hamburg exportiert regelmäßig nicht unbedeutende Mengen Kamillen, wie folgende Zahlen zeigen:

1897..... 45 900 kg	1901...... 103 600 kg	1905..... 39 300 kg
1898..... 39 100 ,,	1902...... 70 300 ,,	1906..... 50 800 ,,
1899..... 89 500 ,,	1903...... 47 200 ,,	1907..... 49 500 ,,
1900..... 64 400 ,,	1904...... 32 500 ,,	1908..... 28 100 ,,

Den höchsten Export weist das Jahr 1901 auf (103 600 kg), den niedrigsten 1908 (28 100 kg). Die Preise für die Exportware schwanken zwischen 104 M pro 100 kg (1897) und 150 M (1908). Hauptkäufer sind die Union, die 1899 66 300 kg, 1902 52 400 kg, 1905 14 500 kg, 1908 6800 kg aus dem Hamburger Markte nahm, sowie Argentinien (5—9000 kg jährlich). Gelegentlich gehen Mengen von 1000—5000 kg nach Brasilien, Chile, Kuba, Uruguay und den Philippinen.

Melilotus officinalis *Desrousseaux*.

Steinklee.

Papilionaceae.

Botanisches: Dieses zweijährige Kraut unserer einheimischen Flora ist durch ganz Mitteleuropa und Vorderasien verbreitet; es wächst überall auf Schutt, Äckern, an Wegen usw. In Thüringen und Nordbayern wird es aber auch angebaut und im Juli und August während der Blütezeit gesammelt. Die Blätter der 1,5 m hohen Pflanze sind dreizählig und mit einem feinbehaarten bis 1 cm langen gemeinsamen Blattstiel versehen. Die in einseitswendigen Trauben stehenden Blüten sind gelb und von dem Bau der Schmetterlingsblüten. Steinklee riecht stark tonkabohnenartig infolge seines Gehaltes an Cumarin. Melilotsäure, Spuren eines ätherischen Öles, Gerbstoff und Mineralbestandteile finden sich gleichfalls im Kraute. Das Kraut ist als Herb. Meliloti offizinell und dient hauptsächlich zur Herstellung des sog. Melilotenpflasters (Emplast. Meliloti.) bisweilen auch zu Umschlägen. Die ganzen Pflanzen legt man häufig zur Abwehr der Motten in Kleider und Pelzwerk.

Anbau: Wie alle anderen Kleearten. Eine besondere Bedingung an die Bodenbeschaffenheit stellt diese Pflanze nicht, gedeiht vielmehr auf dem geringsten Boden.

Nicotiana Tabacum *L*.

Nicotiana macrophylla Spr. Virginischer Tabak.

Solanaceae.

Botanisches: Die Tabakpflanze stammt aus Amerika und wird in Deutschland (besonders in der Pfalz) gebaut meist zu Rauch- und Schnupftabak. Nur die unpräparierten, einfach getrockneten Tabakblätter dürfen arzneilich gebraucht werden. Von dem käuflichen Tabak entspricht nur der Virginische sog. Rollenknaster dieser Anforderung, der übrige Tabak ist gebeizt.

Die 1—1½ m hohe Pflanze zeigt große längliche, lanzettliche, spitze, nach dem Grund verschmälerte ganzrandige, drüsig behaarte Blätter, getrocknet von brauner Farbe. Die Seitennerven gehen unter einem spitzen Winkel vom Mittelnerven aus. Die Blüte ist trichter- oder tellerförmig, pfirsichrot und gelblich. Geschmack scharf, ekelhaft bitter, Geruch betäubend. Die Blätter enthalten Nikotin (bis 6 %) und dienen im Aufguß sowohl zu Waschungen wie zu Klystieren (bei Darmverschlingungen) als stark reizendes, in größeren Gaben (4 g und mehr) tödlich giftiges Mittel (selbst bei Waschungen unverletzter Haut).

Anbau: Unbedingt erforderlich ist nährstoffreicher, gut durchlüfteter Boden mit hohem Humusgehalt in warmer Lage. Am besten gedeiht Tabak in Sandboden, wo er jedoch kein kräftiges Blatt liefert. Kalter Tonboden eignet sich in unserem Klima nicht dazu. Man sät bei uns in Deutschland den Tabak im März in mit Glasfenster versehene Mistbeete oder in Luftbeete (Höhenkutschen, Tabakskutschen) und schützt die jungen Pflanzen durch Bedecken mit Matten vor zu starker Besonnung, vor heftigem Regen, namentlich aber vor Frost. Das Verpflanzen auf das Feld erfolgt, wenn die Pflanzen 8—10 cm Höhe erreicht und 5—6 Blätter gebildet haben, gewöhnlich im Juni. Man gibt ca. 0,5 m Standraum, entsprechend 18 000 Pflanzen pro Hektar. Der Boden der Felder muß gut gelockert sein; vielfach werden die Pflanzen etwas angehäufelt; wichtig ist die Entfernung der zahlreichen Schädlinge (Tabaksraupe, Schneidraupe, brauner Rost). Die untersten Blätter werden, wenn sie verwelken, abgebrochen, die Blumenknospen entfernt, ebenso die Seitentriebe.

Ernte: Die Ernte beginnt, sobald die Blätter an der Unterseite sich entfärben und die Ränder sich umzuschlagen beginnen. Die Reife erfolgt nicht gleichzeitig, sondern von unten nach oben; somit müssen die reifen Blätter einzeln gepflückt werden. Dieselben werden alsdann auf Schnüre aufgereiht oder auf Stäbe aufgespießt in Trockenschuppen, auch wohl an Mauern oder Zäunen zum Trocknen aufgehängt.

Zu bemerken ist, daß der Tabakbau einer Zollkontrolle unterworfen ist.

Nicotiana rustica L.

Bauern- oder Veilchentabak, türkischer, ungarischer grünblühender Tabak.

Solanaceae.

Botanisches: Bei dieser Pflanze, als deren Ursprungsland Südasien angenommen wird, sind die stets kleineren Blätter eiförmig und stumpf, die Blüten in rispig gruppierte, knäuelförmige Wickeltrauben gestellt.

Der Anbau, die Ernte und die Verwendungsart ist dieselbe, wie bei Nicotiana Tabac. angegeben, doch ist dieser Tabak viel länger in mediz. Gebrauch.

Nigella sativa L.
Schwarzkümmel, schwarzer oder römischer Koriander.

Helleboraceae.

Botanisches: Der in Südeuropa und dem Orient heimische Schwarzkümmel hat 50—60 cm hohe Stengel, doppelt zusammengesetzte, fiederige, weichhaarige Blätter; die Blüten sind blau oder weiß mit vielen Staubfäden und Stempeln und außerdem noch mit besonders reich sekretierenden Honiggefäßen. Die Frucht ist eine runde weichstachelige oder drüsige Kapsel, schwarze Samen enthaltend. — Die Blütezeit beginnt im Juli und dauert bis Mitte August. Gebraucht werden die dreikantigen querrunzeligen gewürzhaften Samen besonders in der Fruchtätherfabrikation; sie entwickeln beim Reiben zwischen den Händen erdbeerartigen Geruch. Ein blühendes Schwarzkümmelfeld bietet den Bienen eine köstliche Weide.

Anbau: Sowohl als Zierpflanze in Gärten als auch im großen wird der Schwarzkümmel angebaut, besonders in der Gegend um Erfurt. Er gedeiht am besten in einem leichten lehmigen, weder zu schweren noch zu leichten Boden ohne frische Düngung. Für genügende Feuchtigkeit und Reinhalten von Unkraut ist zu sorgen. Der Boden wird am besten schon im Herbst gepflügt, aber nicht gedüngt, im Frühjahr vor der Bestellung gibt man ihm die zweite Pflugfurche. Auch als Nachfrucht eignet er sich gut. — Die erste Aussaat geschieht im März, je vier Wochen später kann eine weitere Saat erfolgen, die letzte im Mai, doch liefern die späten Saaten keine reifen Samen. Die Reihensaat verdient auch hier den Vorzug vor der breitwürfigen Aussaat. Da der Same sehr langsam keimt (er liegt 3—4 Wochen), empfiehlt es sich, denselben aufzuquellen. Zu dicht stehende Pflanzen müssen verzogen werden, so daß mindestens 20 cm Abstand bleiben. Man rechnet auf 1 a ca. ½ Pfd. Samen.

Ernte: Die Samenreife beginnt Ende August und macht sich an einer dunklen Bräunung der Samenkapseln erkennbar. Man läßt es nicht bis zum Aufspringen der Kapseln kommen, damit nicht zu viel Samen verloren geht. Man schneidet die Pflanzen ab oder rauft sie aus, bindet sie in Bündel und stellt diese auf dem Acker einige Tage zum Nachreifen auf, bei ungünstiger Witterung aber bringt man sie sofort unter Dach. Zum Einfahren belegt man die Wagen mit Tüchern.

In der Scheune schichtet man die Bündel übereinander, wobei die Selbsterwärmung der Nachreife zustatten kommt, doch ist öfteres Wenden nötig, damit die Hitze nicht zu stark wird, was die Keimkraft der Samen beeinträchtigen würde. Wenn das Kraut dürr ist, drischt man dasselbe genau so wie das Getreide, läßt aber den Samen auf luftigem Boden noch etwas nachtrocknen.

Der Zentner wird laut Preislisten der Großvegetabilienhandlungen mit durchschnittlich 75 M gehandelt.

Ocimum Basilicum L.
Basilienkraut, großes Basilikum.

Labiatae.

Botanisches: Diese allgemein bekannte und weitverbreitete Gewürzpflanze, die auch nicht selten als Topfpflanze gezogen wird, stammt aus Indien. Sie ist einjährig und erreicht eine Höhe von 25—30 cm. An ihren ästigen Stengeln mit gegenständigen eirunden Blättern sitzen die roten oder weißen Blüten. Man braucht die Stengel zur Würze mancher Speisen und beim Einlegen von Salzgurken, ferner zu aromatischen Bädern, zu Kräuterschnupftabak, zur Fabrikation wohlriechender Wasser und zur Basilikumsalbe.

Anbau: Frühzeitige Aussaat ist wesentlich; man sät den Samen am besten im März oder April in Frühbeete und pflanzt die jungen Sämlinge ins freie Land, sobald keine Nachtfröste mehr zu befürchten sind. Ein warm gelegenes, gut gedüngtes und tief gelockertes Beet ist zur vollkommenen Entwicklung der Pflanzen notwendig. Man pflanzt das Basilikum in Reihen mit 20 cm Weite bei gleicher Entfernung innerhalb der Reihen. Die weitere Pflege besteht im Lockern der Beete mit der Hacke und Unterdrückung des Unkrautes. Das im Mai ins freie Land ausgesäte Basilikum erreicht nicht die Vollkommenheit wie jenes und bringt selten reifen Samen. Um denselben mit Sicherheit zu gewinnen, ist es auch ratsam, nur geschützt liegende Beete zur Bepflanzung zu benutzen. Die Keimkraft des Samens dauert 2—3 Jahre. Auf 1 a rechnet man 5 g Samen oder 1800 Pflanzen.

Ernte: Das eben zu blühen beginnende Kraut wird kurz über der Erde abgeschnitten und schnell im Schatten getrocknet. Die getrocknete Ware ist sorgfältig vor Licht und Feuchtigkeit geschützt in wohl verschlossenen Behältern aufzubewahren, wenn sie ihren Geruch und Geschmack nicht verlieren soll.

Schön getrocknete Ware wird mit 2 M pro Kilogramm und höher bezahlt.

Oenanthe Phellandrium *Lam.*
Wasserfenchel, Roßfenchel, Wasserkerbel, Froschpeterlein.

Umbelliferae.

Botanisches: Der Wasserfenchel wächst wild in Sümpfen; er hat eine anfangs büschelfaserige, später dicke, möhrenartige, schwammige Wurzel; der Stengel wird bis 1¼ m hoch, treibt unten oft Ausläufer, ist ausgesperrt vielästig, gebogen; die Blätter sind mehrfach gefiedert, die unteren in haardünne Lappen geteilt, die Dolden kurz gestielt, flach, vielstrahlig, die Blumenblätter weiß. Die Früchte stellen längliche (4 mm lange), deutlich mit Kelchzähnen gekrönte, stielrunde, meist zusammenhängende, stumpfrippige, braune Spaltfrüchte dar von bitterem Geschmack und unangenehm gewürzigem Geruch. Blütezeit: Juli und August. Zum medizinischen Gebrauch dienen die Früchte, speziell in der Tierheilkunde, gegen chronische Katarrhe; ätherisches Öl, Harz und fettes Öl sind die wesentlichsten Bestandteile.

Anbau: Die Pflanze verbreitet sich durch unterirdische Ausläufer, kann somit als ausdauernd gelten. Immerhin stirbt die Hauptwurzel im zweiten Jahre ab, so daß die Kultur eine zweijährige ist. Der Wasserfenchel verlangt feuchten Boden. Man sät entweder den Samen sogleich nach der Reife auf einen feuchten Platz und versetzt die Pflanzen im nächsten Frühjahr in den Schlamm der Gräben und Teiche oder legt auf gleiche Weise Wurzelausläufer.

Die Ernte geschieht wie bei Fenchel und Kümmel.

Die Kultur des Wasserfenchels ist aus dem Grunde zu empfehlen, weil der Same infolge seiner Ähnlichkeit mit anderen, besonders dem vom giftigen Wasserschierling, mit welcher Pflanze der Wasserfenchel seinen Standort teilt, vielfach verwechselt wird.

Der Preis des getrockneten Samens ist durchschnittlich 0,60 M pro Kilogramm.

Origanum Majorana *L.*
Majoran, Garten oder Sommermajoran.

Labiatae.

Botanisches: Diese weitverbreitete und bekannte Gewürzpflanze ist in Südeuropa und Palästina heimisch. Der aufrechte vierkantige Stengel ist nebst den ungestielten elliptischen Blättern fein- und dichtgraufilzig. Die weißen Blüten stehen in köpfchenartigen Ähren in den Blattachseln. Man unterscheidet den Sommermajoran, eine zweijährige Pflanze, die aber in einem Jahre abgeerntet wird, und den Wintermajoran (Orig. Majoranoides), welcher unsere Winter im Freien aushält, während jener erfriert. Nur eine Abart von ersterem hält auch bei gelinden

Wintern aus. Der Same reift bei uns nicht, wird vielmehr aus Frankreich bezogen; er behält seine Keimkraft nur 1 Jahr. Das Kraut hat einen eigentümlich gewürzhaften Geruch und Geschmack, es enthält ein ätherisches Öl und Gerbstoff, dient als Gewürz und wird zu einer Salbe, „Majoransalbe", verarbeitet.

Anbau: Die Kultur des Wintermajorans ist gleich der des Sommermajorans. Er liebt leichten guten Boden in frischer Düngung und warmer Lage. Man sät den feinen Samen, den man vorteilhaft mit feinem trockenen Sand mischt, im März in Mistbeete aus und setzt die Pflänzchen im Mai ca. 15 cm voneinander ins freie Land. 2 g Samen liefern ca. 1500 Stück Pflanzen zur Bepflanzung von 1 a.

Ernte: Bei guten Boden- und Witterungsverhältnissen kann man von Majoran 3 Ernten, d. h. 3 Schnitte, machen. Sobald er groß genug ist und eben zu blühen beginnt, schneidet man die Stengel auf ca. 3 mm zurück. Dieselben wachsen bald nach, und kann dann der zweite Schnitt folgen. Beim dritten Male zieht man dann die ganze Pflanze aus dem Boden. Die Stengel werden in kleine Bündel gebunden und in luftigen trockenen Räumen möglichst im Schatten getrocknet und sorgfältig aufbewahrt.

Die Preise für die getrocknete Ware differieren sehr; man zahlt 90 Pf bis 1,50 M je nach der Qualität.

Papaver Rhoeas *L.*

Klatschrose, wilder Feldmohn, Kornrose, Kornmohn.

Papaveraceae.

Botanisches: Der Stengel wird 30—40 cm hoch, ist mit abstehenden Haaren besetzt und trägt schöne große brennendrote Blüten mit schwarz benagelten Blumenblättern in der Zeit von Juni bis Juli. Die Frucht ist eine verkehrt eiförmige glatte Kapsel. Gebraucht werden zu medizinischen Zwecken die roten Blumenblätter und zwar in frischem Zustand zu Syrup. Rhoeados; getrocknet sind sie ein Bestandteil des Brusttees. Sie enthalten Farbstoff und Schleim. Die Pflanze ist leicht mit Papaver Argemone sowie mit Papaver Dubuin zu verwechseln, unterscheidet sich aber durch die Größe der schwarzen Stelle am Grunde der Blumenblätter und größere Blüten. Da das Sammeln der Blüten in den Getreidefeldern durch Wald- und Forstgesetz verboten ist, hat sich ein Mangel darin bemerkbar gemacht, und kann eine Kultur empfohlen werden.

Anbau: Die Klatschrose kommt zwar in jedem Boden fort, gedeiht aber am besten in einem leichten Boden. Die Aussaat des Samens geschieht zeitig im Frühjahr, am vorteilhaftesten in Reihen; die leeren Zwischenräume werden öfter behackt.

Ernte: Das Sammeln muß in den Mittagsstunden bei ganz trocknem Wetter geschehen. Man trocknet im Schatten, möglichst im Trockenofen. Schön getrocknete Ware ist stets gesucht und wird bis zu 4 M pro Kilogramm bezahlt.

Papaver somniferum L.
Weißer oder blauer Gartenmohn, Ölmagen, Feldmohn.

Papaveraceae.

Botanisches: Die Familie der Mohngewächse zeichnet sich aus durch regelmäßige Blüten mit 2 abfälligen Kelchblättern und vier Blumenblättern, durch zahlreiche Staubgefäße und einen Stempel; charakteristisch ist die schildförmige strahlige Narbe, unterhalb welcher die Kapsel in Löchern aufspringt. P. somniferum ist im Orient einheimisch, wo er zur Opiumgewinnung gebaut wird. Die noch unreifen Kapseln lassen beim Anritzen den Milchsaft austreten, der nach dem Eintrocknen gesammelt wird. In Deutschland baut man den Mohn der Samen wegen, aus denen man das Mohnöl schlägt, doch hat man auch bei uns schon versuchsweise Opium gewonnen (so in Erfurt, Bernburg, Nürnberg usw.). Bei dem immer größeren Bedarf und der Unzulänglichkeit an Opium und bei Berücksichtigung des Umstandes, daß die orientalischen Opiumsorten kaum mehr ungefälscht erhältlich sind, wird man sicherlich mit der Zeit bei uns die Opiumgewinnung wieder mit Erfolg aufnehmen. Auch die Samenkapseln (Mohnköpfe) finden medizinische Verwertung. Die einjährige Pflanze wird besonders in drei Abarten kultiviert: 1. dem grauen Mohn oder Schüttmohn mit hellroten Blüten, grauem Samen und offener Kapsel, 2. dem blauen Mohn oder Schließmohn mit lila Blüten, blauem Samen und geschlossenen Kapseln und 3. dem weißen Mohn mit weißer oder roter Blüte, weißem Samen und geschlossener Kapsel. Als Ölfrucht wird in Mitteleuropa am meisten der graue Schüttmohn angebaut.

Unreife Mohnkapseln schmecken etwas bitter und enthalten die Opiumalkaloide in sehr geringer Menge sowie bis 14 % Aschengehalt. Sie dienen noch manchmal als Beruhigungsmittel; äußerlich dienen sie zu schmerzstillenden Kataplasmen; aus ihnen wird Syrup. Papaveris bereitet. Reife Mohnkapseln sind wertlos. Mohnsamen schmecken milde ölig; von einem Gehalte an etwa 50 % fettem Öl herrührend. Ferner führen sie Schleim, Eiweiß, Zellulose und 6—8 % Aschenbestandteile. Sie enthalten keine Opiumalkaloide. Sie dienen zur Bereitung von Emulsionen sowie zum Küchengebrauch.

Anbau: Man sät die sämtlich einjährigen Mohnarten ins freie Land auf ihren Bestimmungsort. Mohn gedeiht in fast allen Gegenden der warmen und gemäßigten Zone.

Ernte: Die Zeit der Ernte ist verschieden, je nachdem ob es auf reife oder unreife Köpfe ankommt. Aus reifen Kapseln läßt sich der Same durch die unterhalb der Narbe sich öffnenden Poren leicht herausschütteln. Praktisch werden die Kapseln mittels einer Handdreschmaschine ausgedroschen.

Pimpinella Anisum *L.*
Anis, Enis.

Umbelliferae.

Botanisches: Im östlichen Mittelmeergebiet heimisch, wird diese einjährige Pflanze in Thüringen, Sachsen und Nordbayern sowie außer Deutschland hauptsächlich in Rußland, ferner auch in Spanien, Frankreich, Griechenland und der Türkei sowie in Ostindien zur Fruchtgewinnung angebaut. Sie wird ca. 60 cm hoch, hat rundliche Wurzelblätter und vierteilig-fiederspaltige Stengelblätter. Die kleinen Doldenblüten erscheinen im August. Offizinell sind die kleinen (2 mm großen) eiförmigen grauflaumhaarigen Spaltfrüchte, deren stumpfrippigen Teilfrüchte gewöhnlich zusammenhängend bleiben. Anisfrüchte besitzen eine sehr gewürzhaften Geschmack; sie enthalten je nach der Qualität 1,5—3,5 % ätherisches Öl von spezifischem Geruch, dessen hauptsächlicher, das Aroma bedingender Bestandteil Anethol ist; ferner etwa 3 % fettes Öl und 6—7 % Aschegehalt. Sie dienen zu Brusttee, St. Germaintee sowie zur Gewinnung von Anisöl und als Gewürz der Speisen und verschiedener Backwaren.

Anbau: Die Anzucht geschieht durch Samen, welcher im April auf lockeren, sandigen Boden sehr dünn allein oder mit Wurzelgewächsen zusammen ausgesät wird, so daß die Pflanzen mindestens 8 cm voneinander entfernt stehen. Das Verpflanzen vertragen die jungen Pflanzen nicht gut. Anis liebt leichten, kalkhaltigen Boden; Unkraut muß ferngehalten werden. Der Same behält seine Keimkraft 3—4 Jahre. Will man sicher ganz reifen Samen gewinnen, so ist es ratsam, die Pflanzen in Töpfen zu kultivieren. Man rechnet auf 1 a = $\frac{1}{2}$ Pfund Aussaat.

Ernte: Sobald die Samenstengel gelb werden, und der Same sich dunkel färbt, zieht man die Pflanzen aus der Erde, stellt sie zum Nachtrocknen auf und klopft den Samen aus. Vor der allgemeinen Reife empfiehlt es sich, die Mitteldolden auszuschneiden, weil diese sonst beim Raufen verloren gehen.

Außer dem Samenbau verdient auch Beachtung die Verwertung der Spreu und der Stengel zur Ölgewinnung. In gewissen Gegenden Thüringens (in Erfurt und den Dörfern Walschleben, Dachwig, Großrudstedt usw.) gewinnt man solches Anisöl in ziemlich bedeutenden Mengen.

Der Reinertrag beträgt 12 M pro a, den Zentner zu 35—40 M gerechnet, doch kostet derselbe meist über 40 M. Hierzu kommt noch die Benützung der Spreu und des Krautes zu Öl.

Plantago Psyllium L.
Flohsame, Flohkraut.

Plantaginaceae.

Ein kleines, aus Nordafrika stammendes Pflänzchen, liefert den in Apotheken nicht mehr sehr gebräuchlichen Flohsamen (Semen Psyllii).

Man sät im Frühjahr den Samen auf sandige trockene Plätze möglichst in Reihen und läßt an Ort und Stelle reifen.

Plantago arenaria W.
Sandflohkraut, Sandwegerich.

Plantaginaceae.

Diese in Deutschland in unfruchtbaren Sandgegenden hin und wieder vorkommende Pflanze liefert gleichfalls Flohsamen.

Ricinus communis L.
Ölnußbaum, Christuspalme, Wunderbaum.

Euphorbiaceae.

Botanisches: Diese im tropischen Afrika und Asien einheimische Pflanze wird jetzt in allen Tropengebieten in zahlreichen Varietäten kultiviert. Während in heißen Ländern Ricinus communis zu einem über 10 m hohen Baumstrauch wird, gedeiht er zwar in unserem Klima noch, jedoch nur als einjährige krautige Staude. Aus den braun und weiß marmorierten Samen wird Öl gepreßt (50—60 %).

Anbau: Nur in den wärmsten Gegenden kann der Anbau dieser Pflanze Erfolge haben; in Norddeutschland und in den rauhen Gegenden Süddeutschlands bringt der Ricinus keine reifen Samen. Er erfordert dieselben Bedingungen, wie der Mais auch was die Bodenbeschaffenheit betrifft. Man sät am besten im zeitigen Frühjahr unter Glas und setzt im Mai die Pflanzen in einem Abstand von 1 m in lockeren nahrhaften Boden. Die Pflanzen sind sehr empfindlich gegen Frost.

Sinapis nigra et alba L.
Schwarzer und weißer Senf.

Cruciferae.

Botanisches: Die Heimat dieser Pflanze ist England und Deutschland. Die Stengel erreichen eine Höhe von 1 m, sind gestreift und rauhhaarig. Die Blätter sind gestielt, leierförmig, fiederteilig, gezähnt. Die gelben Blüten stehen in langer Traube. Die Schoten sind gleichfalls rauh, die Samen gelb oder braun. Senfsamen schmecken beim Kauen anfangs milde ölig und schwach säuerlich, sodann brennend scharf. Diese Schärfe rührt daher, daß das darin enthaltene Glykosid Sinigrin oder myronsaures Kalium bei Gegenwart von Wasser durch das gleichzeitig anwesende Ferment Myrosin in Senföl, Traubenzucker und Kaliumbisulfat zerlegt wird; außerdem finden sich darin fettes Öl, Schleim und etwa 4 % Aschenbestandteile. — Senfsamen findet schon seit den allerältesten Zeiten Verwendung sowohl als Gewürz als auch als Heilmittel. Gepulverter Senfsamen wird zu hautreizenden Aufschlägen und zu Fußbädern gebraucht.

Anbau: Der Senf ist sehr anspruchslos und gedeiht auch auf geringen Bodenarten, allerdings kommt ihm lockerer kräftiger Boden zustatten. Er wird wie Sommerraps behandelt. Der Same wird im Frühjahr dünn auf Beete, die schon im Herbst gepflügt und vor dem Bestellen mehrmals geackert und geeggt worden sind, ausgesät, möglichst in Reihen. Die Pflanzen werden bis auf 15 cm Zwischenraum verdünnt und mehrmals behackt.

Ernte: Sobald die Schoten sich gelblich färben, werden die Samenstengel abgeschnitten und zur Nachreife aufgehängt.

Der Bedarf an weißem Senf überwiegt den des schwarzen bedeutend, weshalb auch in Thüringen fast ausschließlich nur weißer gebaut wird. Der Zentner weißer Senf wird mit 25 M, schwarzer mit 40 M gehandelt.

Trigonella Foenum graecum *L.*
Griechisches Heu, Bockshornklee, Siebenzeiten.

Papilionaceae.

Botanisches: Schon die alten Ägypter, Griechen und Römer kannten diese Pflanze, welche als Viehfutter und Gemüse Verwendung fand. Seit dem Mittelalter werden die Samen medizinisch gebraucht und spielen heute noch eine große Rolle in der Tierheilkunde. Bockshornklee ist in Westasien heimisch und wird in Thüringen, im sächsischen Vogtlande, in Franken und im Elsaß sowie in vielen außerdeutschen Ländern auf Feldern angebaut. Diese einjährige Pflanze ist charakterisiert durch abwechselnd gestellte dreizählige Blätter mit Nebenblättchen, schmetterlingsförmigen Blüten und langschnabeligen Hülsen. Die Samen sind vierkantig, rautenförmig, gelbbräunlich, sehr hart mit hackig gekrümmtem Keim. Geschmack ist bitter, schleimig, Geruch nach Honigklee; sie enthalten Cholin, Trigonellin, einen gelben Farbstoff, fettes Öl, Schleim und Mineralbestandteile.

Anbau: Im wesentlichen ist die Kultur dieselbe, wie bei Fenchel, Koriander und Anis angegeben. Man darf nicht zu dicht aussäen, damit der Same sich gut ausbilden kann (auf 1 a rechnet man 200 g Saatgut). Man bedeckt schwach und walzt ein. Zweckmäßig sät man dazwischen vereinzelt große Bohnen, an denen die schwachen Pflanzen sich festhalten können.

Ernte: Man beginnt mit der Ernte, wenn der größte Teil der Schoten reif ist, bevor der reife Same auszufallen beginnt. — Der Zentner wird mit 15 M gehandelt. Der Durchschnittsertrag beträgt 120 M pro Morgen.

Verbascum thapsiforme *Schrader* et phlomoides *L.*
Königskerze, Wollblume.
Scrophulariaceae.

Botanisches: Die Königskerze ist eine in fast ganz Europa wildwachsende zweijährige Pflanze, Beide Varietäten sind nur in der Blattform etwas verschieden; sie liefern beide die offizinellen bis 2 cm Durchmesser erreichenden regelmäßig radförmigen fünfspaltigen goldgelben Blüten. Die Pflanze erreicht eine Höhe bis $2\frac{1}{2}$ m, hat eine möhrenartige ästige weiße Wurzel und einen durch herablaufende Blätter geflügelten Blütenschaft. Die Blätter sind runzelg, länglich-lanzettförmig, flach gekerbt und wie die ganze Pflanze sternhaarig-filzig bleichgrün. — Blütezeit: Juli bis September.

Anbau: Die Königskerze gedeiht am besten auf leichtem trockenen Boden. Sie kann nie zu viel Sonne haben. Die Fortpflanzung geschieht durch Samen, den man entweder im Juli in gute Gartenerde oder im zeitigen Frühjahr in Mistbeete sät. Ende April oder Anfang Mai setzt man die Pflanzen in Reihen, mindestens $\frac{3}{4}$ m voneinander entfernt. Einer besonderen Pflege bedürfen die Pflanzen weiter nicht mehr.

Ernte: Das Pflücken der Blüten ohne Kelch muß täglich vorgenommen werden, und zwar in den Mittagsstunden, wenn dieselben vollständig trocken sind. Zwecks Samengewinnung reserviert man einige der schönsten Exemplare, von welchen man den obersten Teil des Blütenschaftes abschneidet. Man läßt den Samen möglichst lange in den Kapseln reifen. Die Blüten bringt man sofort nach dem Pflücken auf einen luftigen Trockenboden, wo man sie auf weicher Pappe oder Sackleinen dünn ausstreut. Wenn sie nach einigen Tagen halbtrocken geworden sind, vollendet man den Trockenprozeß im Dörrofen, wenn die Witterung nicht heiß genug dazu ist[1]. Als Aufbewahrungsort für die getrocknete Ware dienen Fässer aus Pappe, Holz oder Blech, deren Böden mit ungelöschtem Kalk handhoch beschickt sind. Infolge ihres

---

[1] Vgl. Allgem. Teil über Ernte, Trocknen usw. Seite 25.

Zuckerstoffes ziehen die Blüten stets Feuchtigkeit aus der Luft an und werden dadurch mißfarbig und wertlos. Für Apotheken können nur tadellos getrocknete Blüten von zitronengelber Farbe in Frage kommen. Jede Pflanze liefert ca. 200 g trockene Blüten. Der Preis derselben ist großen Schwankungen unterworfen; es gab Jahre, in denen das Kilo mit 10 M bezahlt wurde; der Durchschnittspreis ist wohl mit 5 M anzunehmen. Da die Pflanzen in der Natur nur vereinzelt vorkommen, und somit größere Posten nur mühsam gesammelt werden können, ist eine Kultur zu empfehlen. Der Schwerpunkt ist auf den Trockenprozeß und auf die Aufbewahrung zu verlegen.

Viola tricolor *L.*

Stiefmütterchen, Ackerveilchen, Freisamkraut, Samtveilchen.

Violaceae.

Botanisches: Diese beinahe auf der ganzen nördlichen Erdhalbkugel auf Äckern allenthalben verbreitete Pflanze steht fast den ganzen Sommer hindurch, vom Mai bis September, in Blüte. An dem hohlen kantigen Stengel sitzen Blätter von verschiedener Gestalt. Die unteren sind langgestielt, herzförmig, am Rande ausgeschweift, die oberen kürzer gestielt, eiförmig bis lanzettlich; dazu gesellen sich leierförmige Nebenblätter. Die Blüten stehen blattwinkelständig, sind gespornt und dreifarbig, blau mit gelbem und weißem Grunde, aber bei der Varietät arvensis einfarbig gelblich. Medizinische Verwendung findet das ganze oberirdische Kraut als blutreinigendes Mittel in der Volksheilkunde. Es schmeckt bitterlich salzig und hat schwachen Geruch. Es enthält das Glykosid Violaquercitrin, Gerbstoffe sowie auch ein wenig Salizylsäure.

Anbau: Zum Anbau für Apotheken benützt man nur das kleinblumige Ackerstiefmütterchen mit hellgelben und weißlichen Blumenblättern. Besondere Bodenbeschaffenheit erfordert die Pflanze nicht. Man kann sie 1. als einjährige Pflanze im März oder April in Reihen säen, begießt sie bis zum Keimen und behackt die Beete mehrmals, oder 2. man sät im Sommer (Juli), pflanzt im September und erntet im folgenden Mai, oder 3. man streut die Samen in Kleefelder und läßt die Pflanzen verwildern.

Ernte: Wenn die Pflanzen eben zu blühen beginnen, im Mai, schneidet man sie ab, soweit sie mit grünen Blättern besetzt sind und trocknet auf luftigem Boden unter öfterem Wenden. Das Kilo trockne Ware wird mit durchschnittlich 1,50 M gehandelt.

Zweite Abteilung.

Ausdauernde oder perennierende krautartige medizinische Pflanzen oder Stauden.

Achillea millefolium.
Schafgarbe.
Compositae.

Botanisches: Man findet diese Pflanze vorläufig noch häufig an Wegen. Sie ist charakterisiert durch völlig behaarte mehrfach fiederspaltige Blätter und schirmtraubig gestellte weißstrahlige Blütenköpfchen. Der Stengel erreicht eine Höhe von $3/4$ m. Blütezeit Juni bis September. Sowohl Blätter als Blüten finden arzneiliche Verwendung. und zwar als Blutreinigungsmittel in der Volksheilkunde. Der Geruch ist schwach aromatisch, der Geschmack schwach bitter-salzig. Bestandteile sind Bitterstoffe, ätherisches Öl, Harze, Gerbstoffe und Achilleasäure.

Anbau: Sowohl angesät als ausgepflanzt kommt die Schafgarbe noch auf solchen Bodenarten fort, auf denen Getreide nicht mehr gedeiht. Sie breitet sich immer mehr aus, teils durch Selbstaussaat, teils durch Wurzelausläufer, und dauert viele Jahre aus, ohne durch Hitze und Trockenheit zu leiden. Vorteilhaft bepflanzt man Maulwurfshaufen trockener Wiesen damit, wodurch die Wiesen verbessert werden, denn die Schafgarbe ist ein gutes Viehfutter. Die Saat geschieht breitwürfig auf das vorgeeggte Land, den Samen bringt man mit der Egge unter.

Ernte: Man erntet das Kraut kurz vor der Blüte; die Blütenköpfchen werden, wenn sie sich entfaltet haben, möglichst kurzstielig gepflückt. Das getrocknete Kraut wird mit ca. 60 Pf., die Blüten mit ca. 50 Pf. pro Kilo gehandelt.

Aconitum Napellus *L.*
Eisenhut, Sturmhut.
Helleboraceae.

Botanisches: Die in den Gebirgen der gemäßigten Zone Europas und Asiens heimische Pflanze hat einen einfachen aufrechten ca. 1 m hohen Stengel. Die Blätter sind glänzend und fünfteilig mit dreiteiligen, eingeschnittenen, linienförmigen Ausschnitten. Der dunkelblaue helmförmige Kelch birgt zwei langgestielte kapuzenartige Blumenblätter. Die zwei zusammenhängenden kegeligen fingerlangen Wurzelknollen, deren eine (diesjährige) schwer, dicht, innen weißlich, die andere (vorjährige) leicht, oft hohl, innen bräunlich, zeigen auf dem Querschnitt sternförmig umgrenztes Mark. Die fast gleich aussehenden, meist nur etwas kleineren Knollen von Aconitum Stoerkianum (Reichenbach) dürften ebenso wirksam sein und sind als eigentliche Verwechslung nicht zu bezeichnen.

Aus dem frischen Kraut (Herba Aconiti) wird das in der Homöopathie viel angewandte Akonit bereitet. Die Knollen enthalten bis 1% Akonitin (sehr giftiges Alcaloid), Harz, Mannit u. a. m. Man gebraucht sie gegen Rheumatismus als Extrakt und Tinktur.

Anbau: In nicht zu nahrhaftem Boden an schattigen Stellen gezogene Pflanzen liefern ein ebenso brauchbares Kraut wie die wildwachsenden, so daß die gegen die kultivierten Pflanzen erhobenen Verdächtigungen nicht ganz berechtigt sind. Man vermehrt die Pflanzen durch Teilung; im ersten Jahre aber bleiben sie noch schwach. Es ist überhaupt ratsam, ab und zu die Beete ungestört zu lassen, anstatt durch alljährliches Abschneiden die Pflanzen zu erschöpfen. Man macht größere Pflanzungen in Parkanlagen und genießt sie gleichzeitig als hübsche Zierpflanzen. Man beobachtet einen Abstand von ca. 50 cm und sorgt für Lockerung des Bodens im Frühjahr.

Ernte: Man pflückt die Blätter zur Zeit der Blüte im Mai und Juni; auch die unterirdischen Knollen werden von den blühenden Pflanzen gesammelt.

Acorus Calamus *L.*
Kalmus, deutscher Ingwer.

Aroideae.

Botanisches: Die aus dem Orient stammende schilfähnliche Pflanze findet sich in Europa an Teichen und Bächen. Die Blätter sind schwertförmig und gestreift, umfassen sich wechselweise scheidenartig, erreichen eine Höhe von ca. 1 m und stehen aufrecht. Der Schaft ist von gleicher Länge, flach zusammengedrückt, fast zweischneidig. Aus seiner Mitte keimt aus der stumpfen Kante der 6—8 cm lange Kolben, dessen oberer Teil blattartig ist. Die Blüten sind grünlichgelb. Blütezeit: Juni und Juli; reife Früchte bildet der Kalmus bei uns niemals. Von Bedeutung ist der walzenförmige Wurzelstock mit grünlicher, rötlicher oder bräunlicher dicht beringelter Rinde, welche durch die Blattnarben in dreieckige Felder geteilt ist. Innen erscheint der

Wurzelstock weißlich und durch zahlreiche Luftgänge schwammig. Der Querschnitt zeigt unter der porösen Rindenschicht ein ebenfalls poröses Holz mit zerstreuten Gefäßbündeln. — Geschmack ist bitter, Geruch aromatisch. Der Kalmus enthält ein ätherisches Öl, Akorin (ein Glykosid), aber keinen Gerbstoff. Kalmus dient als Magenmittel und findet als Extractum Calami und Tinctura Calami oder auch als kandierter Kalmus Anwendung.

Anbau: Wer in seinen Besitzungen Sümpfe, Gräben oder Teiche hat, dem sei eine Kultur dieser nützlichen Pflanze empfohlen. Dieselbe trägt auch bei zur Uferbefestigung. Die Fortpflanzung geschieht durch die Wurzel. Man wirft die schwachen unbrauchbaren Wurzelstücke in den Schlamm, wo sie von selbst fortwuchern und nach einigen Jahren reiche Ernte geben. Das Wasser darf nicht über 12—15 cm Tiefe haben.

Ernte: Zur Herbstzeit, wenn die Gräben und Teiche trocken gelegt werden, der Fischerei oder des Ausschlämmens wegen, reißt man mittels Misthakens die im Schlamm kriechenden Wurzelstöcke los und zieht sie ans Land. Sie werden vom Schlamm gereinigt und von den Wurzeln und Blättern befreit, dann gewöhnlich der Länge nach gespalten und bei gelinder Wärme getrocknet. Nur geschälte Rhizome sind zu arzneilicher Verwendung geeignet; für Bäder darf jedoch auch ungeschälter Kalmus abgegeben werden.

Der Zentner getrockneter Ware wird mit ca. 16 M, geschält mit ca. 25 M gehandelt. Der ähnliche vielfach als Verwechslung dienende Wasserschwertel, sog. falscher Kalmus, hat schöne gelbe Blüten, doch keinen Geruch.

Adonis vernalis *L.*
Adonisröschen, Teufelsauge.

Ranunculaceae.

Botanisches: Der ausdauernde schon im April und Mai auf kalkhaltigen Hügeln blühende Frühlingsadonis weist alle charakteristischen Merkmale der Ranunculaceen auf, zeichnet aber ferner durch die großen zitronengelben Blüten und durch weichhaarige Früchtchen mit hakenförmigem Schnabel aus. Der Wurzelstock dieser Pflanze war früher offizinell. Das Kraut findet in einzelnen Ländern immer noch einen nicht unbedeutenden Absatz, und da diese Droge eigentlich nur arzneiliche Anwendung ähnlich wie Digitalis findet, hat man in ähnlicher Weise wie bei Folia Digitalis durch physiologische Prüfung den tatsächlichen Wirkungswert festgestellt. Dr. Focke ermittelte einen Valor von ca. 4,7, also einen ähnlichen Froschwert wie bei guter Digitalis.

Anbau: Die Vermehrung läßt sich sowohl durch Samen als auch durch Stockteilung vornehmen, und bietet einer Kultur keine besonderen Schwierigkeiten.

Agrimonia Eupatoria *L.*
Odermennig, Steinwurzel.

Rosaceae.

Botanisches: Diese Pflanze wächst bei uns überall wild, besonders auf Waldwiesen. Die Blätter sind unterbrochen gefiedert, die gelben Blüten stehen in verlängerten Ährentrauben, der Fruchtkelch ist verkehrt - kegelförmig, tief längsgefurcht — angenehmer Geruch. Blütezeit: August und September.

Anbau: Auf magerem Boden, besonders an Waldrändern, wo kein Gras wächst, läßt sich durch Ausstreuen von Samen diese Pflanze leicht ziehen, doch dürfte wegen der nicht allzu großen Nachfrage vorläufig dazu noch keine Veranlassung vorliegen.

Althaea officinalis *L.*
Eibisch, Altheewurzel, weiße Pappel.

Malvaceae.

Botanisches: Althee ist im östlichen Mittelmeergebiet einheimisch und wird in Nordbayern (Nürnberg, Bamberg, Schweinfurt) sowie auch in Ungarn, Belgien und Frankreich kultiviert. Die Pflanze wird 1—1,25 m hoch, der Stengel ist filzig-zottig; die beiderseits samtartig-filzigen Blätter sind eiförmig, spitz, schwach, 3—5 lappig und am Grunde etwas herzförmig; die mittelgroßen rötlichweißen Blüten stehen büschelartig gehäuft, die Büschel sind kürzer als das zugehörige Blatt. Die im Juli und August blühende Pflanze wächst wild an Gräben und auf feuchten Wiesen, besonders auf salzhaltigem Boden. Der mehrköpfige Wurzelstock trägt senkrecht absteigende, außen graugelbliche, innen weiße und schleimig-fleischige Wurzeln, von denen vorzugsweise die zweijährigen der kultivierten Pflanzen als Eibischwurzel offizinell sind. Auch die Blätter sind als Folia Althaeae offizinell.

Anbau: Die Fortpflanzung geschieht im Frühjahr, sowohl durch Wurzelschossen, welche man in einer Entfernung von ca. 30 cm in Reihen pflanzt, als auch durch Samen, den man in gutes Gartenland sät; die Sämlinge pflanzt man im Felde ebenfalls mit 30—40 cm Abstand. Man wählt besonders guten feuchten Sandboden dazu. Zwischen den Pflanzenreihen wird der Boden behackt und das Unkraut entfernt. Da Eibisch den Boden sehr aussaugt, ist zuweilen Platzwechsel zu empfehlen.

Ernte: Während die Blätter fortwährend gepflückt werden können, ist die Wurzel erst nach 2—3 Jahren brauchbar. Man gräbt dieselbe spät im Herbste aus und schält sie frisch; alsdann wird sie getrocknet und in Würfelform geschnitten.

Der Preis für getrocknete Blätter beträgt ca. 60 Pf. pro Kilo. Die Wurzel wird, was ausgesuchte weiße Ware betrifft, mit 1,70 M und höher pro Kilo bezahlt, während für geringere Qualitäten 1—1,20 M pro Kilo gegeben wird.

Anchusa tinctoria L.
Rote Ochsenzungenwurzel, rote Schlangenwurzel.

Boragineae.

Botanisches: Die Wurzel der im südlichen und südöstlichen Gebiete des Mittelmeeres wachsenden, zum Teil auch in wärmeren Gegenden Deutschlands angebauten Pflanze ist vielköpfig, 10—15 cm lang und bis 1 cm dick; sie ist meist etwas um ihre Achse gedreht, hat einen zerbrechlichen, gelblichweißen Holzkörper und dunkelviolette bis braunrote, leicht sich abblätternde Rinde, welche allein nur Verwendung findet, da sie der alleinige Träger eines roten Farbstoffes, des Alcannins, ist. Im Handel erhält man die Anchusa tinctoria aus Kleinasien, der Türkei und namentlich Ungarn, wo sie viel angebaut wird; man versendet sie in Ballen von etwa 100 kg. Die gewöhnliche Anchusa tinctoria wird zum Rotfärben von Haaröl, Pomaden, Polituren usw. benutzt. Die Einführung der neuen Teerfarben hat dem Verbrauch dieser Wurzel viel Abbruch getan.

Anbau: Man zieht sie aus Samen, der aber nur in guten warmen Lagen reift, oder durch Zerteilung von Wurzeln. Guter, nicht mit frischem Mist gedüngter Boden und tiefe Bearbeitung sowie öftere Lockerung ist Bedingung. Man gibt den Pflanzen einen Abstand von ca. 20 cm. Im Spätherbst bedeckt man das Beet mit Laub.

Anemone Pulsatilla vulgaris et pratensis L.
Küchenschelle.

Ranunculaceae.

Botanisches: Die Blätter sind grundständig, mehrfach fiederspaltig, zur Blütezeit noch nicht ausgewachsen. Der 10 cm hohe Blütenschaft trägt eine einzelne ansehnliche violettblaue glockige Blüte, die bei erstgenannter Art aufrecht, bei letztgenannter nickend ist. Etwa in der Mitte des Schaftes befindet sich eine zerfetzte Hülle. Das Kraut wird nur frisch gebraucht, da seine brennende Schärfe (Anemonin, Pulsatillenkampfer) beim Trocknen verschwindet. Man bereitet daraus Extrakt. Die Pflanze spielt eine Hauptrolle in der Homöopathie, und reichen die wildwachsenden Pflanzen kaum mehr aus, so daß der Anbau zu empfehlen ist.

Anbau: Wie der natürliche Standort erkennen läßt, gedeiht die Pflanze am besten auf sonnigen Bergen der Kalkformation, auf unfruchtbaren Grasplätzen und schlechten Waldwiesen, wo es im Frühling nicht an Feuchtigkeit, im Sommer nicht an Sonne fehlt. Die Vermehrung kann teils durch Stockteilung im Herbst vorgenommen werden, weil die Pflanzen schon bald nach dem Schmelzen des Schnees treiben, teils durch Samen, den man im Herbst aussät. Die Pflanzen können dicht stehen. Eine Bearbeitung des Bodens ist nicht ratsam, nur überhandnehmendes Unkraut hat man auszurotten. Nach mehreren Jahren ist der Platz zu wechseln und die Pflanzung zu erneuern.

Ernte: Die Blätter werden gesammelt, wenn sie vollkommen ausgewachsen sind; um die Pflanze nicht zu schwächen, nimmt man nicht alle Blätter von einer Pflanze. Das Trocknen muß schnell vor sich gehen, und hat man für gute Aufbewahrung Sorge zu tragen. Viel häufiger aber, wie bereits oben erwähnt, benutzt man die frischen Blätter.

Das Kilo trockene Ware wird mit ca. 80 Pf. gehandelt.

Anthemis nobilis *L*.
Edle oder römische Kamille.
Compositae.

Botanisches: Die römische Kamille hat mehrere ca. 20 cm lange niederliegende ästige Stengel. Die Blätter sind dreifach gefiedert, mit zarten Haaren überzogen. Durch die Kultur sind die Blütenköpfchen gefüllt, indem die gelben röhrigen Scheibenblüten größtenteils in weiße zungenförmige Strahlenblüten übergegangen sind. Der Fruchtknoten ist gewölbt, mit stumpfen zerschlitzten Spreublättchen besetzt; Federkrone fehlt. Blütezeit im Juni bis August. Geschmack ist bitter, Geruch aromatisch, kamillenähnlich. Die Blüten enthalten wesentlich ätherisches Öl und sind wie Flor. Chamomill. vulgar. ein Volksheilmittel.

Anbau: Die Pflanze verlangt mittelmäßigen, möglichst humusreichen Sandboden (fetter Boden erzeugt wenig Blüten), sonnigen trockenen Standort und öfteres Umpflanzen, wenn die Pflanzung lückenhaft zu werden beginnt, oder wenn die kriechenden Stengel ineinander wachsen und so faulen. Die Fortpflanzung geschieht leicht durch Stockteilung, aber auch durch Samen. In ersterem Falle werden die Pflanzen im April zerrissen und geteilt und bekommen einen allseitigen Abstand von ca. 20 cm. Den Samen sät man im April in den Garten und versetzt die Pflanzen in Reihen bei einem Abstand von ca. 20 cm. Reinhalten von Unkraut und Behacken ist vorteilhaft.

Ernte: In günstigen Jahren können die Blüten fünfmal geerntet werden, und fällt die erste Ernte in die Mitte des Juli. Man pflückt die

Blüten nur an trockenen Tagen, wenn kein Tau auf denselben liegt, breitet dieselben auf Dachböden aus und liest nach dem Trocknen die mißfarbigen aus. Der Trockenprozeß ist hier von größter Bedeutung, da die Blüten sehr empfindlich sind, und nur ganz weiße Ware zu gutem Preis verkäuflich ist. Bei feuchter Witterung ist daher eine künstliche Trockenvorrichtung unentbehrlich.

Ein Hektar liefert bis 20 Ztr. Blüten, und wird der Zentner schöner Qualität gerne mit 80 M bezahlt. In Sachsen, besonders in der Gegend um Leipzig und Borna, wird die römische Kamille sehr nutzbringend im großen angebaut. Von Leipzig aus werden viele Zentner alljährlich nach Amerika, England und Rußland exportiert, teils zur Gewinnung von ätherischem Öl, teils zur Verwendung in der Bierbrauerei. In Deutschland dient sie ausschließlich medizinischen Zwecken.

Arctostaphylos uvae ursi *Sprengel*.
Bärentraube.
Ericaceae.

Botanisches: In Heide- und Gebirgsgegenden des nördlichen Europas, Asiens und Amerikas wächst dieses niedrige Sträuchlein wild, besonders an felsigen bebuschten Orten, auch auf Heidewiesen, in moorigsandigen Kiefernwäldern. Der Preißelbeere ähnlich, unterscheidet sich die Bärentraube von dieser durch die zimtbraun berindeten Stämmchen und Äste, durch die weißen, im Schlunde roten Blüten und durch die Steinkerne enthaltenden Beeren. Letztere haben ungefähr die Größe der Preißelbeere und sind auch rot. Die nur 3—5 mm langen gestielten kleinen Blätter sind lederig, steif und brüchig, spatelförmig oder seltener verkehrt eiförmig, am Grunde keilförmig in den Blattstiel verschmälert, oberseits abgerundet und ganzrandig. Die Oberseite ist glänzend dunkelgrün, kahl, vertieft netzartig, die Unterseite weniger glänzend, **blaßgrün** und mit schwach erhabener blaßdunkler Nervatur. Die herben, **etwas bitter** schmeckenden Blätter sind als Folia uvae ursi (Bärentraubenblätter) offizinell, werden getrocknet als Tee oder auch in **Pulverform** gegen Blasenleiden gebraucht, auch technisch mit Eisenvitriol zum Schwarz-, mit Alaun zum Grünfärben und allein zum Dunkelfärben der Schafwolle benutzt. Die Droge enthält zwei Glykoside: Arbutin und Ericolin, ferner Urson, Gerbsäure, Gallussäure und 3 % Asche.

Anbau: In vielen Gegenden Deutschlands wird die Pflanze bereits zu Dekorationszwecken an künstlichen Felsenpartien in Gärten kultiviert. Der Anbau in größerem Maßstabe müßte unbedingt lohnen, zumal der Verbrauch dieser Droge eine außerordentliche Zunahme zu verzeichnen hat. Wo Land mit moorig-sandigem Boden zur Verfügung steht, sät man im Herbst den Samen auf die gelockerte Erde dünn aus, bedeckt schwach mit Erde und sorgt anfangs für Feuchtigkeit. Späterhin ist Pflege nicht mehr notwendig, vielmehr läßt man die Pflanzen verwildern, nur sorgt man dafür, daß dieselben nicht überwuchert werden.

Ernte: Die Blätter werden nur von mehrjährigen Exemplaren im April, Mai und Juni gesammelt. Man trocknet im Schatten, zuletzt im Trockenofen. Vor dem Zerkleinern ist es nötig, die Ware zu verlesen. Eine gute Qualität muß frei von Stengelresten sein. Das Kilo wird durchschnittlich mit 70 Pf. bezahlt.

Aristolochia (clematitis — serpentaria — longa — rotunda).

Osterluzei — Schlangenwurzel usw.

Aristolochiaceae.

Botanisches: Die Familie der Aristolochiaceen umfaßt etwa 200 der wärmeren gemäßigten Zone, vorzugsweise der nördlichen, und dem tropischen Amerika, wenige dem tropischen Asien angehörige Arten; meist krautartige Pflanzen, seltener Sträucher, vielfach aber Schlingpflanzen. Verschiedene Aristolochiaceen sind kostbare Zierpflanzen der Warmhäuser. Alle besitzen wechselständige gestielte ganzrandige oder 3—5 lappige Blätter, zwitterige Blüten und ein einfaches dem Fruchtknoten aufsitzendes dreilappiges oder unregelmäßig gezahntes Perigon; verschieden ist die Zahl der Staubblätter und der Narben. In Deutschland kommt nur A. Clematitis wild vor, die einen kriechenden Wurzelstock und je 5—7 in den Blattwinkeln stehende, etwa 2 cm lange Blüten mit schmutzig gelbem leichtgekrümmten, in eine Zunge auslaufenden Perigon besitzt. Dieses Kraut findet sich vornehmlich in Weinbergen mit kalkigem Boden. Die Wurzel war früher offizinell. Zu ähnlichen Zwecken dienen die knolligen Wurzelstöcke zweier südeuropäischer Arten, der A. longa und rotunda. — A. serpentaria ist eine aufrechte Staude, deren aus vielen dünnen schlangenartig ineinander geflochtenen Wurzeln bestehender Wurzelstock unter dem Namen der virginischen Schlangenwurzel bekannt ist und früher als Radix Serpentariae offizinell war. Die trockene Wurzel des Handels hat einen starken baldrianähnlichen Geruch und einen bitteren kampferartigen Geschmack. In ihrem Vaterlande wendet man sie als Gegengift gegen den Biß der Klapperschlange usw. an.

Anbau: Die künstliche Kultur dieser Pflanzen läßt sich aus ihren Standorten an sonnigen Bergen zwischen Steingeröllen und lichtem Gebüsch, an Hecken und ähnlichen unfruchtbaren Orten, besonders auf Kalkboden, leicht folgern. Die Vermehrung geschieht am besten durch Ableger oder Stecklinge. A. rotunda vermehrt sich auch durch die einer Kartoffel ähnliche Wurzelknolle. — Sämtl'che Aristolochiaceen lassen sich auch durch Samen vermehren, den man auf guten Gartenboden aussät.

Arnica montana L.
Wohlverleih, Fallkraut, Johannisblume, St. Lucianskraut usw.

Compositae.

Botanisches: Die Arnica ist eine der allerwichtigsten Arzneipflanzen und spielt auch im homöopathischen Arzneischatz eine Hauptrolle. Diese auf Gebirgswiesen und hoch gelegenen Moorwiesen in ganz Mitteleuropa verbreitete Staude wird bis $\frac{1}{2}$ m hoch; der Stengel ist einfach oder hat an der Spitze 2—4 gegenständige blattlose Blütenäste mit 1 oder 3 Körbchen; die Blätter sind ganzrandig, ungestielt; die Wurzelblätter rosettenartig. Die Stengelblätter gegenständig und kleiner; die einzelnen dottergelben Blütchen, teils weibliche zungenförmige Strahlenblütchen mit 3 zähniger Zunge, teils zwitterige röhrenförmige Scheibenblütchen, sind alle mit haarförmiger rauher zerbrechlicher Federkrone versehen. Der federkieldicke schief oder horizontal verlaufende harte braune Wurzelstock ist nur auf der Unterseite mit zahlreichen zerbrechlichen Nebenwurzeln besetzt. Man benutzt von Arnica montana die Wurzel, das Kraut und die Blüten; letztere kommen in Apotheken nur ohne Hüllkelch und Blütenboden zur Verwendung. Der Geruch der Blüten ist schwach aromatisch, ihr Geschmack stark aromatisch und bitter. Bestandteile sind: ein Bitterstoff, Arnicin genannt, und Spuren von ätherischem Öl. Sie dienen zur Bereitung der Tinctura Arnicae, welche als Volksmittel zu Einreibungen und Umschlägen berühmt ist. Die Wurzel enthält ebenfalls ätherisches Öl, Arnicin und Harz. — Die Blütezeit erstreckt sich von Juni bis September.

Anbau: Infolge der vielseitigen Anwendung der Arnica wird den wildwachsenden Pflanzen so sehr nachgestellt, daß eine Kultur sicherlich empfohlen werden kann, vorausgesetzt, daß die geeignete Lage dazu vorhanden ist. In warmen trockenen Ebenen kommt Arnica nicht fort, dagegen gedeiht sie prächtig auf rauhen Hochebenen und in kalten Waldgegenden, auf schlechten Wiesen und Triften mit feuchtem moorigen Boden mit vielen Niederschlägen. Der Boden wird umgepflügt und geeggt, alsdann sät man im August oder im zeitigen Frühjahr Grassamen, gemischt mit ca. $\frac{1}{3}$ Arnicasamen, und walzt fest.

Die Blumenernte fällt in das zweite Jahr, während die Wurzeln nach 3—4 Jahren gestochen werden können. Läßt man Samen ausfallen, so pflanzt sich Arnica von selbst fort, ohne den Graswuchs zu beeinträchtigen. Man kann den Samen auch im August auf ein Gartenbeet säen und die Pflänzchen im folgenden Frühjahr in einem Abstand von ca. ½ m versetzen. Schließlich kann die Fortpflanzung auch durch Stecklinge geschehen, ebenso wie bei Althaea angegeben.

Ernte: Blüten und Blätter (letztere werden am wenigsten gebraucht) werden gemeinsam gesammelt, und zwar an heiteren Tagen, nachdem kein Tau mehr auf den Pflanzen liegt. Der Trockenprozeß muß schnell und sorgfältig vor sich gehen; man vermeide das Einsammeln von angefressenen verkümmerten Blüten, um nicht Larven und Puppen der die trockenen Blüten zerstörenden Insekten (Artherix maculatus und Musca Arnica) mit einzubringen. Es empfiehlt sich, das Trocknen über Kohlenfeuer vorzunehmen, damit jene Insekten vertilgt werden. Am wertvollsten sind die reinen Strahlenblüten. Die Wurzeln gräbt man im Herbst.

Blüten ohne Kelch werden mindestens mit 1,50 M pro Kilo bezahlt.

Artemisia Absinth *L.*
Gemeiner Wermut, bitterer Beifuß usw.

Compositae.

Botanisches: Dieses in Nordafrika, Europa und Nordasien vorkommende, auch häufig angebaute Kraut besitzt ausdauernde Wurzel und einen 60—120 cm hohen rispigen gräulich-filzigen Stengel, doppelt und dreifach fiederspaltige Blätter beiderseits mit einem zarten seidenartigen weißlichen Haarbezug versehen und fast kugelige nickende gelbe Blüten und hat einen stark aromatischen Geruch und brennend gewürzhaften, äußerst bitteren Geschmack, namentlich die als Herba Absinth. offizinellen Blätter und die unter dem Namen Summitates Absinth. bekannten blütentragenden Ästchen, die ätherisches Öl, Bitterstoff-Säuren, worunter Bernsteinsäure und Gerbsäure, enthalten. Der Bitter, stoff (Absinthin, Wermutbitter) und das ätherische Öl sind sehr heilkräftig, weshalb der Wermut als magenstärkendes und wurmwidriges Mittel in verschiedener Form (Öl, Extrakt, Tinktur usw.) verwendet wird. Sehr ausgedehnt ist ferner die Verwendung der Pflanze zu dem unter dem Namen „Extrait d'absinthe" verkauften Likör (unter Zusatz von Anis und verschiedenen anderen Artemisiaarten). — So häufig auch die Pflanzen bei uns in Gärten gezogen werden, wird der Bedarf nur schwer gedeckt. Die am meisten geschätzte Ware liefern trockene Gebirgsgegenden. Verlassene Steinbrüche und Schutthalden, steinige Hohlwege sind die geeignetsten Standplätze des Wermuts. Die Pflanzen blühen von Juli bis September.

Anbau: Der Wermut gedeiht auf jedem Boden, wenn derselbe nicht zu feucht ist; er ist sehr bescheiden in seinen Ansprüchen an die

Bodenbeschaffenheit. Man sät im Herbst in Gartenland aus und bringt im Frühjahr die Pflänzchen auf mageren ungedüngten Boden in einem Abstand von ca. 50 cm. Auch durch Wurzelteilung alter Stöcke kann die Vermehrung vorgenommen werden. Ist der Wermut einmal angebaut, dann pflegt er sich selbst auszusäen, welcher Umstand auch begünstigt werden muß, da mehrjährige Stöcke im Winter leicht erfrieren. Zu diesem Zweck läßt man immer einige Stöcke dazwischen blühen und reifen. Im allgemeinen kann der Wermut meist viele Jahre stehen, ohne irgend Arbeit zu verursachen, nur sind die etwa entstehenden Lücken auszufüllen.

Ernte: Sobald die Blüte beginnt, schneidet man die Spitzen der Stengel mit den Blättern und Blüten ab, sowie die noch frischen grünen Blätter vom unteren Stengel und trocknet unter häufigem Wenden an einem luftigen Orte im Schatten.

Das Kilo trockene Ware wird von Apothekern mit 0,80—0,85 M bezahlt.

Artemisia Dracunculus L.
Estragon, Dragun.
Compositae.

Botanisches: Das Vaterland des Estragons ist Sibirien und die Tatarei. Diese beliebte Gartenpflanze wird weniger mehr in Apotheken als zur Küchenwürze gebraucht. Besonders von Essig- und Senffabriken ist derselbe sehr gesucht und gerne gekauft. Der faserigen Wurzel entspringen mehrere aufrechte ästige 1—1½ m hohe Stengel mit hellgrünen lanzettförmigen Blättern. Die Wurzelblätter sind dreispaltig. Die unscheinbaren gelblichgrünen Blüten stehen in langen schmalen Trauben an der Spitze der Stengel. Die Pflanze ist in allen ihren Teilen sehr aromatisch.

Anbau: Der Estragon liebt lockeren Boden und trockenen sonnigen Standort, die Vermehrung geschieht am einfachsten und sichersten durch Wurzelteilung im Frühjahr; die durch Stecklinge ist umständlicher, weil hierzu Frühbeete erforderlich sind. Die Teilung wird zweckmäßig alle 3—4 Jahre beim Umpflanzen vorgenommen. In einer Entfernung von ca. 60 cm pflanzt man die Wurzeln in gute Gartenerde. Überhaupt verlangt Estragon gute Düngung und gibt dann schon im ersten Jahre kräftige Pflanzen. Bei guter Behandlung soll eine Estragonpflanzung jahrelang anhalten. Die Pflanzen bilden allmählich starke Büsche, und kann man denselben jedes Jahr eine Anzahl Setzlinge für weitere Anpflanzungen entnehmen. Alle 3—4 Jahre ist aber ein Umpflanzen ratsam. Zur Erziehung jüngerer Pflanzen sät man den Samen in ein Frühbeet; um die Fläche von 1 a zu bepflanzen sind 2 g Samen erforderlich. Der Blattertrag kann erhöht werden, indem die Blüte vor der Entfaltung abgeschnitten wird. Im Herbst schneidet man die Stengel kurz über der Erde ab und bedeckt sie mit kurzem verrotteten Pferde- und Kuhdünger.

Ernte: Die Pflanzen werden zum erstenmal im Juni, zum zweitenmal im September geschnitten. Das Abschneiden kann ziemlich nahe am Boden geschehen. Die Ernte wird am besten immer im frischen Zustand (und zwar die ganzen Stengel) an die Konsumenten verkauft und nur, wo dies nicht möglich ist, die Blätter abgestreift und getrocknet.

Arum maculatum *L.*
Gefleckter Aron, Zehrwurz, Magwurz.
Aroideae.

Botanisches: Diese Pflanze hat ihren Standplatz in schattigen Laubgebüschen und Wäldern auf feuchtem humosen Boden; ein niedriges Kraut mit scharf giftiger, getrocknet unschädlicher Knolle und spießförmigen braungefleckten Blättern. Innerhalb der außen bleichgrünlichen, inwendig schön weißen Kolbenscheide befindet sich ein nach der Spitze hin keulenförmig verdickter, violetter oder rotbrauner Kolben, der an der Basis eine Anzahl weiblicher Blüten (nackte Stengel), darüber viele männliche Blüten (nackte Staubbeutel) trägt. Die Pflanze blüht im Mai und Juni und enthält in allen Teilen einen brennend scharfen Saft, besonders in den Knollen, die als Rhizoma oder Tubera Ari offizinell gewesen sind. Sie enthalten eine ziemliche Menge Stärkemehl (Aronstärke), weshalb sie in getrocknetem Zustand in manchen Gegenden gegessen werden, obwohl die Pflanze wegen ihres scharfen Saftes als giftig gilt.

Anbau: Vorläufig dürfte es kaum lohnen, die Pflanze zum Arzneigebrauch anzubauen, doch ist es nicht ausgeschlossen, daß die Knollen noch einmal in der Zukunft eine Rolle spielen werden wegen ihres hohen Stärkemehlgehaltes als Nährmittel. Sicherlich wären Versuche nach dieser Richtung hin sehr interessant, und steht zu erwarten, daß durch entsprechende Düngung die Größe der Knollen noch bedeutend gefördert werden könnte. Man wähle zum Anbau feuchtes Land und lege im Herbst die Knollen wilder Pflanzen in Reihen nach Art der Bohnenkultur.

Asarum europaeum *L.*
Haselwurz, wilder Nard.
Aristolochiaceae.

Botanisches: Diese gewürzhaft duftende Pflanze gedeiht am besten in humoser feuchter Lauberde in schattigen Wäldern, Gebüschen und Hecken, hat einen unterirdisch kriechenden Wurzelstock, welcher langgestielte nierenförmige Blätter und am Ende der Äste zwischen je zwei gegenständigen Blättern stehende braunviolette, sehr kurzgestielte Blüten treibt. Der Wurzelstock war als Rhizoma Asari früher offizinell. Er war in Pulverform als Niesmittel, besonders als Zusatz zu dem bekannten Schneeberger Schnupftabak benutzt, heute fast nur mehr als Hausmittel und von Tierärzten angewendet. Gewöhnlich benützt man Wurzel und Kraut (Radix cum Herba Asari) zusammen und sammelt sie im August, wenn die Blätter, welche erst im Juni sich bilden, vollkommen ausgewachsen sind. Einmal angepflanzt erfordert die Haselwurz gar keine Pflege; die Haselwurz zum Verkauf in Menge anzubauen, dürfte jedoch kaum lohnen. Ihrer schönen Blätter wegen ist sie als Zierpflanze in Gärten nicht zu verachten.

Asperula odorata *L.*
Waldmeister, Herzfreude, Meserig, Sternleberkraut.

Stellatae.

Botanisches: Der Waldmeister, dessen aromatisches Kraut man zur Bereitung von Maitrank braucht, wächst in schattigen Laubwäldern (besonders Buchenwäldern). Das zarte Pflänzchen hat einen fadenförmigen kriechenden Wurzelstock, aufrechten vierkantigen Stengel, zu acht gestellte länglich-lanzettförmige Blätter und weiße, angenehm duftende Blüten in endständiger, dreiteiliger Trugdolde. Die Früchte tragen Hakenbörstchen. Das Aroma rührt von Cumarin her. Er liefert das in den Apotheken gebrauchte Herba Matri silvae s. Hepaticae stellatae. Der Waldmeister kommt nicht gerade häufig vor, zudem wird ihm so sehr nachgestellt, daß künstliche Anpflanzungen nicht genug empfohlen werden können.

Anbau: Die Anzucht aus Samen, welchen man von den meisten größeren Handelsgärtnereien beziehen kann, ist nicht schwierig. Die Aussaat geschieht im Frühjahr in flache Kästen in sandige Laub- oder Heideerde; im Herbst pflanzt man an Ort und Stelle aus und bedeckt die Pflänzchen gut mit Laub. Vorteilhafter vielleicht aber ist es, die Fortpflanzung durch Stecklinge zu machen. Man hole aus dem Walde im Juli oder August Pflanzen, und zwar achte man besonders darauf, daß die langen unter dem trockenen Laube hinkriechenden Wurzeln möglichst unversehrt bleiben, und pflanze diese sofort in gute Erde, bedecke sie mit Laub oder halb verwester Lauberde und halte sie anfangs feucht. Bald wird man eine immer stärkere Ausbreitung der Pflanzung beobachten. — Auch in Töpfen oder Mistbeetkästen läßt sich Waldmeister auf diese Weise ziehen

Soll der Waldmeister in getrocknetem Zustand aromatisch und wirksam sein, so müssen die kurz vor der Blüte geschnittenen Stengel im Schatten rasch getrocknet werden.

Das Kilo getrocknete Ware wird durchschnittlich mit 1,50 M gehandelt.

Aspidium Filix mas.

Männliches Farnkraut, männlicher Tüpfel- oder Wurmfarn, Nierenfarn.

Filices.

Botanisches: Von allen den Farnkräutern, welche sich durch ihre schön geformten Wedel auszeichnen, ist dieses das wichtigste, weil sein dicker, schief im Boden liegender unterirdischer Stamm einen sehr kräftigen wurmwidrigen Stoff enthält. Der äußerlich mit den dachziegelförmig übereinander liegenden schwarzbraunen Basen der abgestorbenen Wedel sowie mit zahllosen braunen Schuppen bedeckte innerlich grasgrüne Wurzelstock (Rhiz. Filicis maris), auch Teufelsklaue oder Johanniswurzel genannt, hat einen widerlichen Geruch und Geschmack. Das ätherische Extrakt desselben (als Extractum Filicis offizinell) ist ein wichtiges Bandwurmmittel. Im Alter ändert die grüne Farbe des Parenchymgewebes sich in eine zimtbraune um. Das Farnkraut findet sich bei uns häufig in feuchten Laubwäldern, besonders an steinigen schattigen Orten. Wie bei allen Farnen ist die Fortpflanzung eine geschlechtliche und ungeschlechtliche (sog. Generationswechsel). Die erste Generation schließt mit einer geschlechtlich befruchteten Keimzelle, die zweite Generation mit einer ungeschlechtlich entstandenen Zelle, der Spore. Letztere keimt nämlich zum sog. Vorkeim, einem blattähnlichen Gebilde (Prothallium) mit männlichen und weiblichen Geschlechtsorganen, den Antheridien und Archegonien. Das Produkt der geschlechtlichen Befruchtung ist eine Keimzelle, aus der sich das Farnkraut entwickelt. Auf diesem, also auf der zweiten Generation, entstehen ohne Befruchtung die Sporen, eingeschlossen in den Sporangien, welche bei der Reife sich öffnen und die Sporen ausstreuen. Solche Sporangien stehen viele in Häufchen (sori) vereinigt auf der Unterseite der Wedel.

Anbau: Man hole im zeitigen Frühjahr gut mit Wurzeln versehene Pflanzen aus dem Walde und pflanze sie an feuchten, mit reichlichem Humus bedeckten Stellen an, wo sie sich alsbald von selbst vermehren. Um die Pflanzen aus Sporen zu ziehen, müßte man die Blätter mit der Unterseite auf gelockerten Boden legen und mit faulem Holz oder Erdstückchen beschweren.

Ernte: Die Farnkrautwurzelstöcke gräbt man vom Juli bis September. Man entfernt die Spreublättchen und Nebenwurzeln und trocknet den Wurzelstock sowie die Wedelreste gut im Schatten. Zur Pulverisierung werden sie geschält. In Apotheken muß die Farnwurzel alljährlich erneuert werden.

Atropa Belladonna L.
Tollkirsche, Teufelsbeere, Wolfskirsche, Belladonna usw.

Solanaceae.

Botanisches: Diese gefährliche Giftpflanze ist charakterisiert durch ihre glockigen blauvioletten fünfmännigen Blüten und glänzend

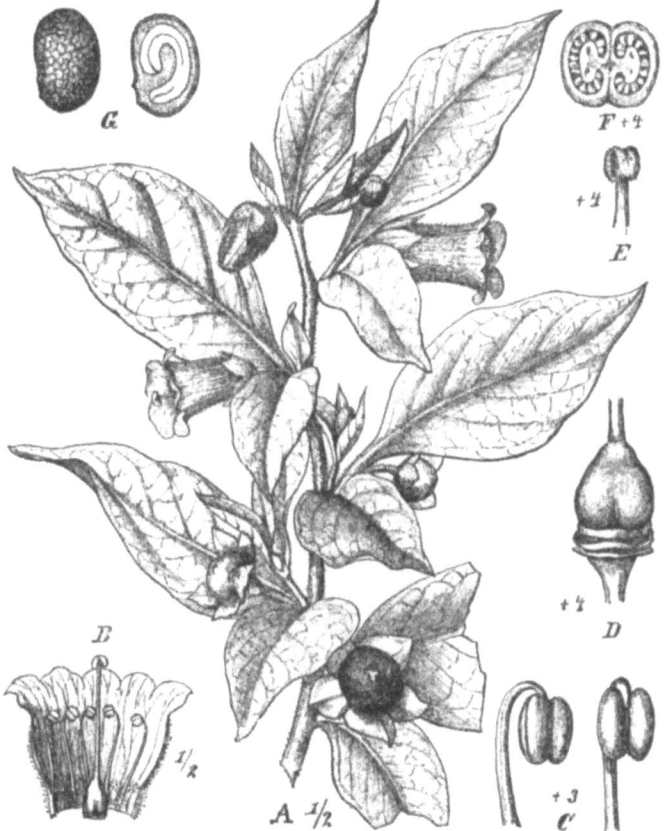

Fig. 16. Atropa Belladonna. A Blütenzweig, B Querschnitt einer Blüte. C Staubgefäße. D Fruchtknoten. E Griffelnarbe. F Querschnitt der Fruchtknoten. G Querschnitt des Samens.

schwarzen kirschähnlichen Beeren, ovale, in den Blattstiel verschmälerte spitze ganzrandige, oberseits dunkelgrüne Blätter, in jugendlichem Zustand weichhaarig, in älterem fast kahl. Der Stengel erreicht eine

Höhe bis 1½ m, ist schwach gestreift, nach oben gewöhnlich dreispaltig; die Äste sind gabelförmig. Die Blätter sind am Stengel abwechselnd gestellt, an den Ästen zu zweien beisammen, je ein größeres und ein kleineres. Die Wurzel ist ziemlich dick, lang und ästig, in frischem Zustand fleischig. Die Blütezeit erstreckt sich von Juni bis August. Die Belladonna liebt tief gelockerten sandigen humusreichen Boden und hat daher ihren Standort in der Wildnis meist auf Waldschlägen und Lichtungen. Tollkirschenblätter schmecken etwas widerlich und schwach salzig und bitter; sie enthalten hauptsächlich zwei Alkaloide: Atropin und Hyoscyamin, daneben noch Hyoscin, Asparagin usw.; sie sind giftig und müssen vorsichtig aufbewahrt werden. Die Wurzel enthält ebenfalls das giftige Alkaloid Atropin (0,3 %) und Atropasäure. Die Pflanze dient als stark narkotisches (die Pupille erweiterndes) Mittel zu Extrakt, Tinktur und Pflaster und spielt auch eine besondere Rolle in der Homöopathie. Das Extrakt wird aus dem ganzen Kraut, wenn es in der Blüte steht, gewonnen. Daß die Blätter kultivierter Pflanzen an Wirksamkeit nicht zurückstehen, ist neuerdings mehrfach bewiesen worden.

Anbau: Ohne Zweifel ist der künstliche Anbau der Tollkirsche lohnend und empfehlenswert, wo derselbe sich mit Sicherheit ausführen läßt, d. h. wo kein Schaden für Kinder zu befürchten ist, die sich von den kirschähnlichen Beeren leicht verlocken lassen. Man zieht junge Pflanzen leicht aus Samen, den man entweder im Herbst ins Freie oder im Frühjahr in ein halbwarmes Mistbeet sät. Vorteilhaft ist es, besonders älteren Samen vor der Aussaat in Wasser aufzuquellen, da derselbe mehrere Wochen zum Keimen braucht. Die erstarkten Pflanzen bringt man im Mai in einem Abstand von mindestens ½ m in lehmigen humusreichen düngerkräftigen Boden. Sowohl halbschattige als auch sonnige Plätze eignen sich gut hierzu. Die Pflanzen sind höchst anspruchslos in ihrer weiteren Behandlung. Am einfachsten ist es natürlich, wie ich es seit Jahren mache, daß man mit den in Frühbeetkästen erzogenen Pflanzen Kulturen auf Waldschlägen und in Schonungen anlegt, wo sie, ohne den Waldbäumen Nachteil zu bringen, wenigstens 6 Jahre lang zwischen den jungen Bäumchen gezogen werden

Ernte: Die Blätter werden von blühenden Pflanzen gesammelt, und zwar können dieselben dreimal gepflückt werden, sie finden in frischem Zustand mehr Verwendung als in getrocknetem, besonders zur Extraktdarstellung. Die Wurzel wird im Herbst des zweiten oder dritten Jahres gegraben und kommt ungeschält, meist gespalten, in den Handel. Das Kilo getrockneter Blätter figuriert in den Preislisten der Großdrogenhäuser durchschnittlich mit 2 M, das der Wurzel mit 1 M.

Bryonia alba N. und B. dioica *Jacq.*
Zaunrübe, Gichtrübe, Hundsrübe, Hundskürbis.
Cucurbitaceae.

Botanisches: Diese beiden gurkenartigen Schlingpflanzen findet man an Zäunen rankend. Die erstere ist einhäusig und bringt als Früchte schwarze Beeren, während die letzterr zweihäusig ist und rote Beeren trägt. Die große rübenförmige Wurzel beider Arten wirkt in frischem Zustand abführend und war ehemals offizinell, heute spielt sie nur mehr in der Homöopathie eine Rolle.

Anbau: Wenn männliche und weibliche Pflanzen in Nachbarschaft miteinander leben, läßt sich Samen ernten, woraus sich Pflanzen leicht erziehen lassen. Man sät den Samen im Frühjahr auf guten Gartenboden dünn, möglichst in Reihen aus und läßt die Pflanzen bis zum Absterben des Krautes, also bis in den Herbst hinein stehen. Im Herbst oder auch erst im nächsten Frühjahr gräbt man die unterirdischen Knollen aus und gibt ihnen einen Standort, der dem Vorkommen in der Natur entspricht, also im Gebüsch oder an Zäunen auf lockerem guten, aber ungedüngten Boden in einem Abstand von ca. $1/2$ m. Im Herbst darauf haben die Wurzelknollen meist die Größe einer Kohlrübe erreicht; man gräbt sie aus, schneidet sie in Scheiben und trocknet sie schnell, indem man sie vorteilhaft auf Fäden zieht.

Carlina acaulis *L.*
Gemeine oder weiße Eberwurzel, Wetterdistel, Mariendistel usw.
Compositae.

Botanisches: Die Eberwurzel findet sich auf sonnigen Bergabhängen. Der Stengel ist kaum bemerkbar. Die Blätter sind länglich rosettenartig ausgebreitet und dornig gezahnt. Die großen Körbchen sitzen auf der Blätterrose, die äußeren Hüllblätter sind fiederspaltig, braungrün, die inneren schmal länglich und glänzend weiß; die Blüten sind lilarot, ins Bläuliche spielend; die Pflanze blüht im Juli und August. Gebraucht wird von der Pflanze die Wurzel, und zwar hauptsächlich in der Tierheilkunde.

Anbau: Die Vermehrung läßt sich sowohl durch Samen als auch durch Wurzelbrut bewerkstelligen, und zwar auf trockenen Kalkbergen an Stellen, wo kaum andere Pflanzen gedeihen. Die einfache, daumendicke, lange Wurzel wird im Herbst ausgegraben und getrocknet, ohne vorher geschält zu werden. Sie enthält ätherisches Öl, Harz und Inulin.

Cicuta virosa L.
Wasserschierling, Wüterich usw.

Umbelliferae.

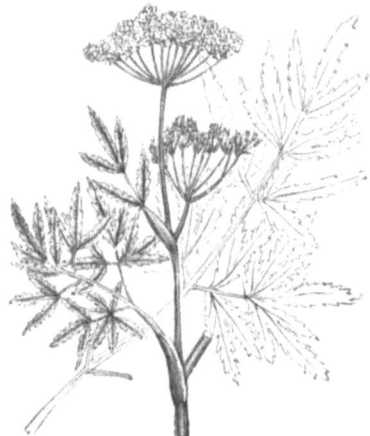

Fig. 17. Cicuta virosa.

Botanisches: An sumpfigen, überschwemmten Orten oder in Teichen der nördlichen gemäßigten Zone findet sich diese ausdauernde krautartige Pflanze. Sie zählt zu den furchtbarsten Giftpflanzen, und findet Wurzel und Kraut auch heute noch arzneiliche Verwendung. Die Blätter sind mehrfach gefiedert, die Blattzipfel schmal lanzettlich, scharf gesägt, die Wurzel hohl. Wegen ihrer Ähnlichkeit mit anderen Umbelliferen hat diese Pflanze schon manches Opfer gefordert.

Der Anbau dürfte sich kaum empfehlen.

Colchicum autumnale L.
Herbstzeitlose, nackte Jungfer usw.

Colchicaceae.

Botanisches: Die Zeitlose ist eine bekannte Giftpflanze unserer Wiesen, welche im Herbst (September und Oktober) direkt aus ihrer Knollenzwiebel ihre rosenroten oder lilafarbenen Blüten treibt. Die Pflanze besitzt eine tief im Boden steckende eiförmige 2,5—5 cm lange Stammknolle und entfaltet die tulpenartigen Blätter mit der grünen, einer Tulpenfrucht gleichenden dreifächerigen Kapsel erst im folgenden Frühling. Sowohl die sehr stärkemehlreiche Zwiebel als auch der dunkelbraune runzlige Same sind giftig. Aus dem offizinellen Samen (Semen Colchici), der das übrigens in der ganzen Pflanze vorhandene Colchicin enthält, werden Zeitlosentinktur (Tinct. Colchici) und Zeitlosenwein (Vinum Colchici) bereitet, welche Präparate gegen Asthma, Rheumatismus, Gicht usw. innerlich angewendet werden. Die Knollen

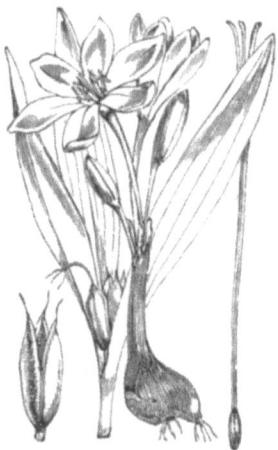

Fig. 18. Colchicum autumnale.

(Bulbi oder Tubera Colchici) waren früher ebenfalls offizinell. — Vergiftungen mit C. kommen namentlich bei Kindern vor, die die Samen essen. Milchende Kühe geben, wenn sie die Blumen oder Blätter gefressen haben, eine mit Blut vermengte Milch.

Anbau: Vorläufig liefert uns die freie Natur wohl noch genügende Mengen dieser Pflanze, so daß die Anlage einer Kultur kaum Zweck hätte. Immerhin kann die Zeit kommen, wo man dazu gezwungen sein wird, da man ihr wegen ihrer Schädlichkeit sehr nachstellt und sie auszurotten versucht. Wollte man sie anbauen, so würde man ähnlich wie beim Safran verfahren. Der Pflanze sagt besonders feuchter Wiesenboden zu.

Ernte: Im Mai sammelt man die grünen halbreifen Samen; dieselben sind kugelig, sehr hart, anfangs klebrig, nach längerem Aufbewahren beim Zusammendrücken in der Hand nicht mehr aufeinander haftend. Die Wurzelknollen erhält man bei Umarbeitung der Wiesen im Juni und Juli.

Crocus sativus L.
Safran.
Iridaceae.

Botanisches: Die Heimat des echten Safrans ist Kleinasien, doch wird derselbe schon längst in Frankreich und Österreich, besonders zwischen Wien und Linz, mit Erfolg angebaut; auch in Böhmen, Mähren und Österreichisch-Schlesien findet man ausgedehnte Kulturen dieser ebenso farbenprächtigen wie nutzbringenden Pflanze. Crocus sativus ist ein ausdauerndes Zwiebelgewächs mit dichter, von netzfaseriger brauner Hülle umgebener Zwiebel, aus welcher unmittelbar die langröhrigen Blumen und die schmalen linealen, in der Mitte mit einem weißen Streifen gezeichneten Blätter hervorkommen. Zum Unterschied von den meisten anderen Crocusarten, den bekannten Frühlingszierpflanzen unserer Gärten, blüht Crocus sativus im Herbst und bringt die Blätter erst im folgenden Frühling hervor. Was man kurz mit „Safran" bezeichnet, sind die 2—3 cm langen, fast rinnigen, nach der Spitze zu verbreiterten und gekerbten Narben von dunkelorangeroter Farbe, zu 3 einem gelben Griffel aufsitzend (also der weibliche Blütenteil der Pflanze). Der Geschmack ist bitterlich, Geruch stark. Beim Kauen färbt sich der Speichel gelbrot. Nicht nur zu medizinischen Zwecken wird Safran verwandt, viel mehr noch als Färbemittel in der Nahrungsmittelbranche. Sein Auszug (1:10) erteilt noch 10000 Teilen Wasser eine gelbe Farbe. Der Safran enthält ein ätherisches Öl und Polychroit (Farbstoff). Er wirkt anregend und krampfstillend und dient zu Sirup, Tinktur, Pflaster usw. Es gibt kaum eine zweite Droge, die so viel verfälscht in den Handel kommt wie diese. Der Safran kann verfälscht sein durch ausgezogenen Safran, kenntlich an schwächerem Färbevermögen, durch zu starke Beimischung des gelben Griffels (sog. Feminell), durch Narben anderer Crocusarten, an den nicht gekerbten Spitzen zu erkennen, durch Kunstprodukte, z. B. fein zerschnittene Blumenblätter des Saflors, Granatbaumes u. a., beim Aufweichen in Wasser leicht zu erkennen, sowie getrocknete Fleischfasern usw.

Anbau: Obwohl Safran überall gezogen werden kann, wo Wein noch reif wird, hat sich der Anbau von Safran wunderbarerweise noch in sehr bescheidenen Grenzen gehalten. Im allgemeinen liebt er eine gegen Norden geschützte ebene oder etwas nach Süden abhängige Lage mit gutem nicht allzu feuchten Boden. Gegen die Kälte ist Safran ganz unempfindlich und bedarf keiner Bedeckung. Die Vermehrung geschieht im Herbst durch Zwiebelbrut, und zwar in folgender Weise: Das Land, auf dem unmittelbar vorher Weizen oder Roggen gebaut sein kann, wird durch mehrmaliges Pflügen recht locker vorbereitet und so klar wie möglich gearbeitet; dabei wird kurzer Mist (am besten Schafmist) untergegraben. Im August beginnt man mit dem Legen der Zwiebeln, welche man eine Woche hat trocken liegen lassen, in Reihen von 8—10 cm von einander entfernt und gegen 15 cm tief, darauf bedeckt man sie mittels eines Rechens. War die Witterung günstig, d. h. feucht und warm, so zeigen sich schon nach wenigen Wochen die Blüten, während die Blätter erst viel später sich entwickeln. Mitte Oktober ist dann meist die Blütezeit schon vorüber. Die Blätter sterben im Frühjahr ab, doch werden sie vorher abgemäht oder vom Vieh abgeweidet, worauf man das Land behackt und vom Unkraut säubert. Im zweiten Jahr ist die Blütezeit früher und bedeutend reicher als im ersten Jahr, desgleichen im dritten. Nach 3—4 Jahren werden die Zwiebeln in der Regel herausgenommen, im Schatten getrocknet, gereinigt und zerteilt, um im August wieder aufs neue gelegt zu werden. Will man eine Crocusanlage noch länger belassen, so wäre eine Zwischendüngung unerläßlich. In der Zwischenzeit, also während der Sommermonate, könnte recht gut das Land zu einem Anbau von Kamillen dienen, die bekanntlich schon 6 Wochen nach der Aussaat blühen.

Ernte: Das Sammeln sowohl wie das Trocknen ist von allergrößter Wichtigkeit beim Safranbau. Wie alle Blüten werden diese nur an trockenen Tagen möglichst in den Mittagsstunden gesammelt, und zwar täglich. Die Ernte zieht sich gewöhnlich mehrere Wochen hin. Von den gesammelten Blüten werden die Narben sogleich, d. h. noch an demselben Tag, abgeknipst und in geeignetem Trockenofen scharf getrocknet, bis sie hart sind. Wie mühsam die Gewinnung von Safran ist, geht daraus hervor, daß der Durchschnittsertrag eines Hektars ungefähr nur 20 kg trockenen Safrans beträgt, daß man, um 1 kg trockenen Safrans zu erhalten, die Narben von 70—80 000 Blüten braucht. Allerdings wird heute das Kilo mit ca. 100 M gehandelt. In Österreich soll ein Joch (= 2¼ preuß. Morgen) durchschnittlich 7—8 Pfund bringen, so daß also der preuß. Morgen ca. 175 M einbringt. Der Safran fällt bald hellgelb, bald dunkelrot aus. Letzterer steht im Preis am höchsten, und kommt es daher nicht selten vor, daß der helle Safran künstlich dunkler gefärbt wird.

Der Safranbau ist in Niederösterreich bereits im XV. Jahrhundert urkundlich nachweisbar. Anno 1409 wurde in den Gärten um die Stadt Korneuburg häufig Safran gebaut, und im Bannkreis von Wien reichte der Safranbau bis Ende des XVII. Jahrhunderts. Von da ab ist die Kultur in der österr.-ungar. Monarchie, welche ehemals mehr als 25 große Ortschaften beschäftigte (darunter Korneuburg, Krems, Melk, Maissau, Ravelsbach, Matzainsdorf) stets bergab gegangen und konnte sich nicht wieder erholen. Dieser Niedergang ist nicht allein auf Rechnung der starken Konkurrenz von seiten Spaniens und Frankreichs zu setzen, sondern er erklärt sich hauptsächlich aus der von den Ökonomen behaupteten fortschreitenden Abnahme der Jahrestemperatur Niederösterreichs, welche der Safrankultur auf freiem Felde eine Grenze gezogen hat. Dr. Kronfeld weist in einer interessanten Monographie[1]) darauf hin, daß hiermit ein wichtiger national-ökonomischer Kulturzweig für die Österreicher vernichtet ist und nichts anderes übrig bleibt, als den Safranbau in solchen Teilen der Monarchie einzurichten, wo die klimatischen Verhältnisse günstiger liegen als in Nieder-Österreich. In diesem Sinne wurde Dalmatien vorgeschlagen. Südtirol (wo der Crocus verwildert vorkommt), das südliche Istrien, Ungarn, Croatien, Slavonien und Bosnien könnte neuen Boden für diese uralte österreichische Kultur geben. In der Produktion steht heute Spanien weitaus an erster Stelle (La Mancha, Hudelva am Golf von Cadix, Albacete, Alicante, die Insel Mallorca usw.). Der spanische Export betrug 1901: 97 846 kg, 1902: 86 017 kg, 1903: 72 275 kg. Direkt aus Spanien empfing Deutschland 1908: 9100 kg, 1909: 12 500 kg, 1910 (bis Ende Juni): 4500 kg. Weit geringere Mengen, **meist aber bessere Qualität** liefert Frankreich. Die Kulturen gehen aber dort stark zurück, sie haben durch Krankheiten gelitten („Tacore" besteht in einer Fäule der Zwiebeln, „mort du safron" wird durch einen unterirdisch lebenden Pilz veranlaßt). Auch drückt die spanische Konkurrenz sehr auf die Preise. Deutschland bezog aus Frankreich

---

[1]) Dr. M. Kronfeld, Geschichte des Safrans und seiner Kultur in Europa: „Zeitschrift für Nahrungsmittel-Untersuchung und Hygiene" 1892.

1908:11 100 kg, 1909: 11 200 kg, 1910 (bis Ende Juni): 4000 kg. Alle übrigen Kulturen haben nur lokale Bedeutung.

Cynanchum Vincetoxicum L.
Gemeine Schwalbenwurz.
Asclepiadeae.

Botanisches: Diese Pflanze erreicht eine Höhe von ca. ¾ m. Der Stengel ist einfach, die Blätter kurz gestielt und einfach. Die Blüten sind radförmig weiß mit 5 etwas gedrehten Zipfeln und einem fleischigen fünflappigen Schlundkranz. Die Frucht besteht aus 2 Balgkapseln. Der Same ist mit einem Haarschopf versehen. Man findet sie ziemlich häufig, besonders an Waldrändern, Bergen und in niederem Gebüsch; sie blüt im Juni bis September. — Die Pflanze liefert die Radix Vincetoxici, die jedoch obsolet geworden ist und höchstens noch als Hausmittel oder in der Tierheilkunde Anwendung findet. Da die Pflanze besonders in frischem Zustand brechenerregend und purgierend wirkt, wird sie als giftig bezeichnet.

Anbau: Die Vermehrung geschieht durch Samen, den man im Frühjahr auf lockeren, sandigen Boden, am besten auf Hügeln und Bergen ausstreut. Im Herbst wird die Wurzel gegraben. Das Kilo wird mit ca. 40 Pf. gehandelt.

Gentiana lutea (gelber Enzian). **Gentiana purpurea** (purpurroter Enzian).
Gentiana pannonica (ungarischer Enzian). **Gentiana punctata** (punktierter Enzian).

Gentianeae.

Botanisches: Sämtliche 4 Arten liefern die sowohl in Apotheken als in den Likörfabriken noch viel gebrauchte Rad. Gentianae. Sie wachsen auf den höheren Alpen sowie auch ab und zu im Mittelgebirge. In allen Teilen der Pflanze herrschen Bitterstoffe vor, weshalb sie auch Bitterlinge genannt werden.

Gentiana lutea kommt hauptsächlich in der Schweiz und auf den Vogesen vor, hat eine über ½ m lange armästige dicke fleischige, außen ringförmige, gelblichbraune, innen gelbliche Wurzel; der Stengel ist einfach, über einen Meter hoch, dick und hohl. Die Blätter sind oval, starknervig und gegenständig, oberseits lebhaft, unterseits bläulich grün. Die Wurzelblätter sind gegen 30 cm lang und 10 cm breit, die oberen sitzend und am Grunde verwachsen. Die Blüten stehen in vielblütigen Quirlen. Die Blumenkrone ist radförmig, 5—9 spaltig, goldgelb, blüht im Juli und August. Die frische Wurzel hat einen starken unangenehmen

Geruch und enthält ebenso wie alle die übrigen Bitterstoff (Gentiopikrin), Farbstoff (Gentisin), Zucker, aber kein Stärkemehl. Sie dient als Bittermittel zu Extrakt und Tinktur. Das Pulver findet in der Vieharznei bedeutende Anwendung zur Anregung der Verdauung usw. Gentiana purpurea ist der vorigen Art sehr ähnlich, doch kleiner, hat glockige, innen meist gelbliche, außen purpurrötliche, reihenweise getüpfelte Blumenkronen. Die Wurzel ist dünn und mehr graubraun.

Gentiana pannonica unterscheidet sich von den anderen Arten hauptsächlich durch die ovalen und länglichen Blätter, glockige violettrotschwärzlich punktierte Blumenkrone und glockigen Kelch mit zurückgekrümmten Saumlappen. Die ansehnlichen Blüten stehen zu 6—12 in Quirlen. — Blütezeit Juli und August. Die Verwendung der Wurzel ist dieselbe wie bei den vorigen Arten.

Gentiana punctata ist seltener. Die Blüten sind kleiner wie bei den vorigen, matt strohgelb mit purpurroten Tupfen. Sie blüht im Juli und September.

Anbau: Bei dem großen Verbrauch der Enzianwurzel, die in der Wildnis immer seltener wird, kann ein Anbau im großen nur empfohlen werden, zumal derselbe keine besonderen Schwierigkeiten macht. Der Enzian verlangt seiner tiefgehenden Wurzel halber einen lockeren, feuchten, gut gedüngten Boden. Die Lage kann rauh und nördlich sein. Die Fortpflanzung geschieht sowohl durch Samen wie durch Wurzelteilung. Man verfährt zweckmäßig folgendermaßen. Im Juli oder August geernteten Samen von G. lutea (im Samenhandel ist frischer keimfähiger Same nur äußerst selten zu erhalten) sät man entweder sofort oder doch noch im selben Herbste in ungefähr 1 m lange, 30 cm breite und 15 cm tiefe Holzkisten. Diese Kistchen werden mit Erde bis auf 2 cm vom oberen Rande gefüllt. Hierauf wird die Erde mit einem Brettchen geebnet und etwas angedrückt, die Samen auf die Erde ausgestreut, diese ½ cm (nicht höher) mit Erde bedeckt, nochmals angedrückt und mit einer Brause vorsichtig, ohne die Samen aus der Erde zu schwemmen, begossen. Diese Kistchen stellt man im Freien an schattiger Stelle auf und bedeckt sie im Winter mit Tannenreisig. Die Behandlung dieser Aussaaten besteht in gleichmäßigem Feuchterhalten der Erde durch tägliches Überbrausen derselben bei trockener Witterung. Eine Schneedecke im Winter ist dem Aufquellen des Samens besonders förderlich und begünstigt in hohem Grade das Keimen derselben im darauffolgenden Frühjahre. Haben bis zur Mitte des Juni die meisten Samen gekeimt, so werden die Saatkästen an einem sonnigeren Orte zur Aufstellung gebracht, doch so, daß sie nicht gerade den Strahlen der direkten Mittagssonne ausgesetzt sind, wo sie bis zum Eintritt des Winters stehen bleiben und auf dieselbe Weise eingewintert werden wie im Herbste des Vorjahres. — Man kann das Samenbeet auch in der Weise anlegen, daß man im Herbst einige Rasenstücke von einem lehmigen Boden aussticht und damit das im Halbschatten gelegene Samenbeet auslegt, die Rasenseite nach unten. Darauf streut man den Samen, bedeckt ihn mit etwas Heideerde und Moos und begießt häufig. Nach einigen Wochen erscheinen die Pflänzchen. Man entfernt das Moos nach und nach und bedeckt leicht mit Reisig. Zu Anfang Mai des nächstfolgenden Jahres verschult man die Sämlinge auf die 1 m breiten, gegrabenen, von ausdauernden Unkrautwurzeln gesäuberten Beete in Reihen und Abständen von 20 cm und hält diese über Sommer von Unkraut rein. Im dritten Jahre nach der Aussaat verpflanzt man diese nun zweijährigen Schulpflanzen an ihren endgültigen Bestimmungsort, gleichgültig ob auf der Alpe oder in der Niederung. Die Fortpflanzung durch Wurzelteilung geschieht im Herbst. Das Pflanzen geschieht im Gebirge mit dem eisenbeschlagenen Bergstocke, und müssen die Wurzeln senkrecht in den Boden kommen, ohne die Spitzen derselben nach aufwärts zu verbiegen. Man wähle, wenn möglich, tiefgrundigen Boden und halbschattige Standorte. Zur Blüte gelangen die ersten Pflanzen nach etwa 6 Jahren. In den Alpen finden wir Enzian meist auf reinem Humusboden in der Region der Alpenrosen, doch dringen die Wurzeln der älteren Pflanzen auch in den felsigen Untergrund ein.

Ernte: Im 3. und 4. Jahre sind die Wurzeln hinlänglich stark, um ausgegraben zu werden, was im Herbst geschieht. Die schwächsten Wurzeln verwendet man zu neuen Anlagen, während man die starken Wurzeln in Scheiben geschnitten oder gespalten trocknet. Der Zentner wird mit 25—30 M gehandelt, und dürfte der Preis mit der Zeit noch bedeutend steigen, da die Nachfrage das Angebot weit übersteigt.

In Deutschland wird die Droge (von Gentiana lutea) in geringem Maße gesammelt in Thüringen und auf der schwäbischen Alp; auch die Vogesen decken nur örtliche Bedürfnisse. Wechselnde Quantitäten liefern die bayrischen Alpen. In der Schweiz werden erhebliche Mengen im Wallis und im Waadtländer Jura sowie in Uri, Schwyz und Graubünden gesammelt. Doch deckt die Schweiz ihren Bedarf nicht völlig im Lande, führt aber andererseits Enzianwurzel aus. Für die Alpenwirtschaft ist Gentiana ein lästiges, platzraubendes Unkraut. Das Recht der Grabung wird verpachtet. Im Berner Jura zahlt man für 50 kg etwa 2 Francs und löst für diese Menge 5 Francs. Alte Wurzeln sind oft 2 kg, aber auch bis 6 kg schwer. Einen Teil unseres Bedarfes beziehen wir über Österreich aus den Balkanländern. Größere Quantitäten gelangen auf dem Seewege (Verpackung: gepreßte Säcke zu 50—90 kg) aus Frankreich, Spanien, der Türkei nach Hamburg. Hamburg empfing:

	1899	1902	1905	1908	
aus Frankreich ...	69 000	32 600	23 500	25 000	kg
aus Spanien	6 200	23 500	124 100	98 400	,,
aus der Türkei ...	13 000	9 400	—	—	,,
aus (über) England	19 200	—	—	—	,,
aus (über) Holland	7 500	—	5 200	—	,,

Vergleichende Untersuchungen über kultivierte und wilde Enzianwurzeln hat R. Lachmann angestellt, wobei folgende Bestimmungen ausgeführt wurden: Trockenrückstand des wäßrigen Extraktes, Trockenrückstand des weingeistigen Extraktes, Acidität des wäßrigen Extraktes Glykoside, Reduktion nach Fehling, Reduktion nach der Inversion, Polarisation, Formaldehydzahl nach Glücksmann, Gerbstoffe. Aus den Befunden schließt der Verfasser, daß die kultivierte der wild wachsenden Wurzel ganz entschieden ebenbürtig, wenn nicht überlegen ist. Es zeigt sich weiter, daß gewisse Bestandteile, wie weingeistiges Extrakt, Glykoside, bei den älteren Wurzeln vermindert erscheinen; vermehrt ist hingegen die Reduktionsfähigkeit gegen Fehlingsche Lösung. Bei längerem Lagern läßt sich also eine Zersetzung gewisser Substanzen nachweisen, und wäre auch hier die Darstellung des galenischen Präparats aus der frischen Wurzel das einzig richtige Vorgehen.

Glycyrrhiza glabra et echinata L.
Süßholz, Lakritzenwurzel.

Papillionaceae.

Botanisches: Besonders ist es die erstere Art, das kahle (G. glabra), welches in Deutschland angebaut wird, während das stachelige (G. echinata), welches in Südrußland und den Donauländern vorkommend das russische Süßholz liefert, in Deutschland angebaut fast wertlos ist. Diese perennierende Pflanze hat eine buschige Gestalt, indem sich von dem Wurzelstock oder -Kopf gegen 7 runde kahle fast einfache Stengel in gerader Richtung nach oben über die Erde hinaus entwickeln, welche eine Höhe von 1½ m erreichen, so daß ein Süßholzfeld einem jungen Walde ähnelt. Die Blätter sind wechselständig gestielt, unpaarig gefiedert, kurz gestreift zu 3—8 Paaren. Die Blattoberseite ist kahl, die Unterseite blasser und klebrig am Rande, der gerinnte Blattstiel ist mit sehr kleinen Haaren besetzt, die Ährenstengel sind gestreift, der Kelch behaart, von einem eirunden lanzettlich spitzen Deckblatt unterstützt, welches viel kürzer als der Kelch ist. Die Zähne sind ungleich, sehr spitz, der unterste ist der längste, die anderen paarweise kleiner. Die Blütenstände bilden kurzgestielte Ähren mit von einander abstehenden Blüten von blaßvioletter Farbe. Die Frucht ist eine stachelspitze Hülse mit 3—4 und mehr Samen, die im Herbst reifen. Die Blütezeit fällt in Mitte Juni. Von medizinischer Bedeutung ist nur die Wurzel. Die daumenstarke Pfahlwurzel dringt senkrecht und tief in den Boden ein, und ihre Seitenwurzeln kriechen oft viele Meter weit horizontal unter der Oberfläche hin, mäßig dicken Stricken vergleichbar, innen gelb und von süßem, etwas kratzenden Geschmack. Die Wurzel enthält als wirksamen Bestandteil Glycyrrhizin (Süßholzzucker) außerdem Asparagin, kratzendes Harz und Stärkemehl. Sie dient zu Teemischungen gegen Entzündungen der Schleimhaut und als Versüßungsmittel. Der aus den frischen Wurzeln ausgepreßte Saft, zu Extraktdicke eingedampft und in Stangen ausgerollt, ist als Lakritz bekannt.

Anbau: In Deutschland wird der Süßholzbau hauptsächlich in der Gegend um Bamberg betrieben, wo mehrere hundert Morgen Land damit bebaut werden. Bei dem kolossalen Konsum an Süßholz spielt jedoch diese Produktion noch eine ganz minimale Rolle im Vergleich zur Einfuhr aus Spanien, Italien und Rußland, und verdient der Anbau von Süßholz größere Beachtung. Es unterliegt keinem Zweifel, daß der Süßholzbau gewinnbringend ist, da man doch sonst in der Bamberger Gegend diesem nicht den Vorzug vor dem Gemüsebau geben würde, der dort die Äcker schon sehr ertragsreich gestaltet. Zudem gestattet das Süßholz, zumal wenn die Pflanzen nicht allzu dicht stehen, recht gut einen Zwischenanbau von anderen einjährigen Arzneipflanzen oder Gemüse da die Wurzeln des Süßholzes ihre Nahrung aus der Tiefe holen. Die schwachen Stengel bilden außerdem ein beliebtes Viehfutter. Das Süßholz verlangt mäßig feuchtes wärmeres Klima, in rauhen Gegenden mit langen strengen Wintern ist sein Gedeihen höchst unsicher. Der Boden muß tiefgrundig und sandig sein. Je lockerer der Boden ist, desto mehr bilden sich die Wurzeln aus, es entwickeln sich mehr Fechser und Glieder, die Pfahlwurzeln werden dicker und dringen tiefer in den Untergrund, der zwar feucht sein muß, doch stockendes Wasser nicht enthalten darf, da sonst die Wurzeln Schaden leiden würden. Die Lockerheit des Bodens muß sich 4—5 m tief gleichbleiben. Wo Boden und Klima es gestatten, kann man Süßholz auch auf ebenen Bergrücken anbauen, doch eignen sich Bergabhänge, die Überschwemmungen durch Regengüsse ausgesetzt sind, nicht zum Süßholzbau. Was die Süßholzplantagen um Bamberg betrifft, so liegen diese sämtlich in der Ebene, teilweise unmittelbar an der Regnitz, die fast jedes Frühjahr einige Tage sie etwas überschwemmt. Diese Durchnässung des Bodens gewährt den Wurzeln den Sommer hindurch die nötige Feuchtigkeit. Der Boden besteht dort durchweg aus sandigem Lehm. Die 5—10 km breite und ebenso lange Ebene ist ringsum von Höhenzügen eingeschlossen und vor kalten Winden geschützt, dabei haben Sonne und Luft freien

Zutritt, so daß den Sommer hindurch eine Temperatur von durchschnittlich 18⁰ R herrscht. Nach diesem Muster müßten sich die norddeutschen Sandebenen recht gut zu einem Anbau eignen, wenn der magere Oberboden mit dem lehmigen Untergrunde durch Rigolen untermischt würde.

Die Fortpflanzung des Süßholzes kann sowohl durch Samen wie durch Wurzeln geschehen. Die letztere Art ist die leichteste und gebräuchlichste und ganz ähnlich wie beim Meerrettich. Im zeitigen Frühjahr (März), nachdem das Land im Herbst vorher ca. $\frac{1}{2}$ m tief rigolt und dabei gedüngt wurde und in rauhen Furchen den Winter hindurch liegen geblieben ist, damit das Erdreich gelockert und das Unkraut zerstört ist, muß das Land mit dem Spaten oder Pflug wenigstens $\frac{1}{2}$ m tief bearbeitet werden, und zwar so, daß ca. 6—8 m breite Beete entstehen, die durch $^1/_4$ m tiefe Furchen begrenzt sind. In diese Furchen werden im März oder April die beim Graben der alten Süßholzfelder gewonnenen $\frac{1}{2}$—1 m langen Fechser gelegt, d. h. einige Zoll tief senkrecht in die Erde gesteckt und alsdann horizontal von der Linken zur Rechten quer über das Beet hinweg gelegt und etwas angedrückt. Der Abstand der einzelnen Fechser voneinander soll ca. 10 cm betragen. Ein solches Beet heißt Bank. Ist eine Bank in dieser Art mit Fechsern belegt, so bedeckt man sie mit zersetztem Rindviehmist und lockerer Erde. Was nun die Fechser selbst betrifft, so versteht man darunter die von den Augen des Wurzelkopfes aus in horizontaler Richtung sich entwickelnden Wurzeln. In einem Alter von 3—6 Jahren besitzen diese ihre kräftigsten Augen und sind zur Fortpflanzung am geeignetsten. Die Zahl der Fechser an einem Süßholzstock ist verschieden, gewöhnlich findet man 3—4, zuweilen fehlen sie auch ganz. — Bis zum 3. Jahr sind sie von schmutzig-weißlicher Farbe und bitterem Geschmack, sie färben sich späterhin äußerlich bräunlich und nehmen süßen Geschmack an, was das Zeichen ihrer vollkommenen Reife ist. Man nennt sie alsdann auch „Zwergholz". Diese Fechser sind bedeutend dünner als die Pfahlwurzel und laufen oft ca. 8—9 m weit horizontal unter der Erde hin. Mittels eines scharfen Messers werden die Fechser von den übrigen Wurzelteilen so gelöst, daß kein Schlitzen stattfindet, und in Stücke von $\frac{1}{2}$—$\frac{3}{4}$ m zerschnitten, und zwar stets 1 cm vor einem Auge. Nicht alle Augen sind kräftig genug, um neue Pflanzen zu entwickeln; in der Regel bildet sich das Auge nächst der Schnittwunde zu einer neuen Pflanze aus. Beschädigte oder kranke Stellen müssen aus den Fechsern herausgeschnitten werden. Fechser mit zu viel Augen bilden selten kräftige Pflanzen, und sucht man daher durch Verkürzung der Fechser sowie durch Einschnitte, wie bei den Ablegern, dahin zu wirken, wenige, aber kräftige Augen zu erhalten. Einmal bepflanzt, braucht das Süßholzbeet wenig Abwartung. Die grünen Stengel der Pflanzen zeigen sich nach 4—5 Wochen im Frühjahr, erreichen im ersten Jahre eine Höhe von ca. ½ m und werden vor Eintritt des Winters jedes Jahr kurz über der Erde abgeschnitten. Während des Sommers behackt man die Felder 2—3 mal teils zur Beseitigung des Unkrautes, teils zur Lockerung der Erde; die Blüte darf dabei aber nicht beunruhigt werden. Jedes zweite Jahr gibt man eine oberflächliche Düngung mit Rindviehmist, den man in seichte Furchen legt und mit der zur Seite geworfenen Erde wieder bedeckt. Anderen wie Rindviehmist wendet man nicht an. Als Schutz gegen Kahlfrost bedeckt man die Süßholzstöcke leicht mit etwas strohigem Rindviehmist, der im Frühjahr wieder entfernt wird. Besonderen Schädlingen sind die Süßholzfelder nicht unterworfen. Nach 3 Jahren, vom Auslegen an gerechnet, kann mit der Ernte der Wurzeln begonnen werden.

Ernte: Das Ausgraben der Wurzeln kann sowohl im März und April als auch im September und Oktober geschehen. Mit dem Spaten wird einen Fuß rings um den Wurzelstock die Erde entfernt, um die Lage der Wurzeln zu erforschen, die alsdann vorsichtig freigelegt werden. Wo die Seitenwurzeln mit dem Wurzelkopf zusammenhängen, schneidet man mit dem Messer durch und zieht sie aus dem Boden. Die Pfahlwurzeln müssen noch tiefer untergraben werden, um ausgezogen werden zu können. Ca. 10 jährige Wurzeln sind die gehaltreichsten und wertvollsten, doch erntet man nicht alle Wurzeln zugleich, um den Wurzelkopf nicht zu sehr zu erschöpfen, besonders läßt man die Hauptpfahlwurzel etwas älter als drei Jahre werden. Die entblößten Stöcke sind bald wieder mit Erde zu bedecken. Solange überhaupt Wurzeln in der Erde bleiben, geht die Kultur gleichmäßig fort, und kann ein Feld über 20 Jahre davon eingenommen werden, worauf dann schließlich das Land gründlich zu rigolen ist. Wenn die Pflanzung immer von gleicher Ergiebigkeit sein soll, so muß jedes Frühjahr so viel Land neu angepflanzt werden, als ausgegraben wird. Mit der Ernte der Süßholzwurzeln werden gleichzeitig in demselben Felde neue Süßholzanlagen zwischen den alten Stöcken vorgenommen. Wird also die Ernte der Wurzeln jedesmal nach 3 Jahren eingehalten, so findet sie nach 6, 9, 12, 15 usw. Jahren wieder statt, wo die vor 3 Jahren gelegten Fechser und mit diesen die älteren Wurzeln geerntet werden. Die geernteten Wurzeln werden je nach ihrer Stärke sortiert und in Bunden in den Handel gebracht.

Ertrag: Nach Angabe von Dr. Löbe stellt sich die Rentabilität in Bamberg folgendermaßen:

Kapitalwert eines bayr. Morgens = ca. ½ ha . . = M 510
Bearbeitung des Feldes für eine neue Anlage ca. = ,, 50
Jährliche Bearbeitung des Bodens . . . . ca = ,, 10

Dünger jährlich . . . . = M 27
Fechser zur Neuanlage für 15 Jahre . . . . . . = ,, 11
Erntearbeiten für 3 Jahre . . . . = ,, 26

Der Ertrag nach 3 Jahren 4—5 Zentner — nach 6 Jahren 9 Zentner — nach 9 Jahren 14 Zentner, nach 12 Jahren 14 Zentner, nach 15 Jahren 14 Zentner, wozu noch die Stengel von 15 Jahren kommen.

Die Preise der Süßholzwurzel bewegen sich zwischen 15 und 20 M pro Zentner. In den Handel gelangen als spanisches Süßholz die ungeschälten, 1—3 cm dicken, bis 1 m langen, außen graubraunen, innen gelben zähen Wurzelausläufer von Gl. glabra, sie besitzen einen rein süßen, etwas schleimigen Geschmack und sinken in Wasser unter. Am geschätztesten ist das katalonische S. aus Tortosa (Wert: 100 kg = 52 M) — als minder gute Sorte gilt das S aus Alicante (Wert: 100 kg = 36 M). Spaniens Ausfuhr beträgt jährlich gegen 2,5 Millionen Kilogramm. Das russische S. (Wert: 100 kg = 56—120 M) stammt von var. glandulifera und kommt in einfachen geschälten gelben armdicken Wurzeln und bis 3 cm dicken und 30 cm langen geschälten Wurzelausläufern in den Handel. Es ist größer und lockerer als das spanische S. und schwimmt auf Wasser. Sein Geschmack ist rein süß. Hauptproduktionsgegend dafür ist das Wolgadelta. Die Produktion Italiens (über 20 Mill. Kilogramm) wird im Lande selbst auf Lakritze verarbeitet. Syrien führt nach Amerika über 10 Millionen Kilogramm aus.

Gratiola officinalis *L*.

Gnadenkraut, Gottesgnadenkraut, Gichtkraut, Purgierkraut, wilder oder weißer Aurin usw.

Scrophulariaceae.

Botanisches: Diese Pflanze ist zwar heute nicht mehr offizinell in den Apotheken, im Volke aber ein noch oft begehrtes Mittel. Das Gnadenkraut wächst in vielen Gegenden wild, besonders auf feuchten Wiesen und an Ufern; nichtsdestoweniger wäre ein Anbau zu empfehlen, weil diese Pflanze sehr häufig mit anderen Pflanzen verwechselt wird und doch auch nicht in allen Gegenden vorkommt. Die Pflanze ist charakterisiert durch einen vierkantigen kahlen Stengel, gegenständige, sitzende, lanzettliche, entfernt gesägte, 3—5 nervige, kahle, punktierte Blätter; die Blüten sind gestielt, einzeln in Blattwinkeln mit röhriger, fast lippenförmiger, rötlichweißer Blume. Der Stengel wird bis $\frac{1}{2}$ m hoch, ist einfach oder ästig; die Wurzel ist kriechend, gegliedert und hat die Dicke eines Federkiels. Die Pflanze blüht im Juni bis September. Die Wurzel und das vor dem völligen Aufblühen gesammelte Kraut sind medizinisch (Herba und Radix Gratiolae). Der Geschmack ist unangenehm bitter, brennend. Das Kraut enthält Bitterstoff, Harz, Gerbsäure und Salze. Es dient als drastisches Purgiermittel, frisch zu Extrakt. Man findet diese Pflanze auch unter den Giftpflanzen aufgeführt.

Anbau: Das Gnadenkraut läßt sich sowohl durch Samen als durch Zerteilen der Pflanzen vermehren. Es liebt als Standort feuchte Ufer und Hohlwege und kommt auch auf schlechten Wiesen und unter Bäumen fort. Man streut den Samen gleich an Ort und Stelle in eng beisammenstehende Reihen. Die Wurzeln werden im Herbst gesammelt.

Helleborus niger L.
Schwarze Nieswurz, Christwurz, Schnee- oder Weihnachtsrose usw.

Helleboraceae.

Botanisches: Diese Pflanze hat lederartige hand- oder fußförmig geteilte Blätter, deren Zipfel nur gegen die Spitze hin schwach gesägt sind. Die großen, weitgeöffneten, weißen, später purpurn anlaufenden Blüten mit ihren weißen Staubfäden und schön gelben Staubbeuteln erscheinen je nach Standort und Witterung vom Dezember oder Januar bis zum Februar, bisweilen auch noch im März. Das Rhizom erreicht einen Durchmesser von über 2 cm, ist ästig, äußerlich schwarz, innerlich weiß, mit vielen langen Fasern besetzt; aus jeder Knospe treibt ein langgestielter, blattloser, ein- oder zweiblütiger Schaft. Die Wurzel war früher als Nieswurz (Radix Hellebor. nigri) offizinell. Sie enthält einen sehr giftigen Saft, der bei Menschen und Tieren hemmend auf die Respiration und den Herzschlag wirkt und nach vorausgegangener Muskelschwäche und Darmentzündung den Tod herbeiführen kann.

Anbau: Da die Nieswurz in Deutschland ziemlich selten vorkommt und von den Kräutersammlern häufig verwechselt und gefälscht wird, wäre ein Anbau sicherlich zu empfehlen. Die Pflanzen verlangen kräftigen, etwas humosen, jedoch keineswegs nassen Boden und gedeihen auch in schattiger Lage, so daß man sie als Nebennutzung unter Bäumen recht gut ziehen kann. Die Fortpflanzung geschieht durch Aussaat oder durch Zerteilen der alten Pflanzen im Herbst. Der Abstand der einzelnen Pflanzen voneinander soll 30 cm betragen. Auf gutem Boden erreichen die Wurzeln im dritten Jahr nach der Pflanzung die brauchbare Größe, doch darf man sie nicht oft durch Umgraben und Behacken stören. Die Wurzeln werden im März gegraben.

Helleborus viridis L.
Grüne Nieswurz, Bärenfuß.

Helleboraceae

Botanisches: Der schwarzen Nieswurz ist diese grüne ganz ähnlich in bezug auf Größe, Form der Blätter und Blüten, doch sind die

Blätter weicher, schmaler und mattfarbiger. Die Blüten sind grün. Der nach oben ästige Wurzelstock ist dicht besetzt mit langen dünnen zerbrechlichen Nebenwurzeln, außen braunschwarz, innen weißlich. Geschmack ist bitter (nicht scharf). Vielfach wird kein Unterschied zwischen der grünen und schwarzen Nieswurz gemacht. Um die Wurzel der grünen Nieswurz von der der schwarzen zu unterscheiden, soll sie noch mit den fußförmigen Wurzelblättern versehen sein, deren Blättchen am ganzen Rande scharf gesägt sind, während die Blättchen von Hellebor. niger lederig und nur gegen die Spitze hin scharf gesägt sind.

Anbau: Hellebor. virid. ist leichter zu behandeln als Hellebor. niger, da sie schneller und selbst im Gebüsch wächst und sich auch leichter vermehren läßt.

Humulus Lupulus L.
Hopfen.
Urticaceae.

Botanisches: Diese meist zur Bierbereitung kultivierte Pflanze ist im nördlich temperierten Europa und Asien einheimisch, sie ist eine zweihäusige rechtswindende Schlingpflanze. Die weibliche Pflanze liefert die Hopfenähren, d. h. die Fruchtkätzchen, welche aus Deckblättern bestehen, welche kleine Nüßchen unterstützen. Sowohl letztere wie die Unterseite der Deckblätter ist mit feinen Drüschen, dem Lupulin, bedeckt, welches man durch Absieben gewinnt. Das Lupulin (Glandulae Lupuli, Hopfenmehl) stellt frisch ein grünlichgelbes, später gold- oder orangegelbes gröbliches Pulver von eigentümlich durchdringendem, angenehm aromatischem Geruch und gewürzhaft bitterem Geschmack dar. Der Aschegehalt soll weniger als 10 % und der Gehalt an ätherischen Substanzen (Harz und ätherischem Öl) nicht unter 70 % betragen. Mit der Zeit, besonders bei schlechter Aufbewahrung, nehmen Hopfendrüsen einen käseartigen Geruch an infolge Bildung von Baldriansäure aus dem im ätherischen Öl enthaltenen Valerol. Sie sind deshalb vor Licht geschützt und nicht über ein Jahr lang aufzubewahren. Sie werden bei Blasenleiden und Neuralgien gebraucht. Das Kilogramm wird mit 3—4 M gehandelt.

Ein Anbau von Hopfen im kleinen lediglich zur Lupulingewinnung dürfte nicht zu empfehlen sein. Es sei hier nur auf die Nebennutzung hingewiesen.

Hyssopus officinalis L.
Ysop, gemeiner Ysop.
Labiatae.

Botanisches: In Südeuropa auf sonnigen, steinigen Hügeln findet man diese Pflanze wildwachsend in einer Höhe von 30—60 cm, staudig-halbstrauchartig mit stiellosen oder kurzgestielten Blättern: dieselben sind lanzettförmig-schmal, ganzrandig, spitz, vertieft punktiert. Die blauen, rötlichen oder weißen Blüten stehen in langer ununterbrochener Ähre, alle nach einer Seite gerichtet. Die Pflanze ist nach oben durch kurze Härchen wie bestäubt. Blütezeit: Juni bis August. — Herba Hyssopi wird in Apotheken noch viel gebraucht zu allerlei Brustteemischungen usw. Die blühende Pflanze hat einen eigentümlichen starken Geruch.

Anbau: Der Ysop kommt zwar in jedem Boden fort, liebt aber vorzüglich trockene sonnige Plätze und leichten nicht allzu nahrhaften Boden. Man vermehrt ihn meist durch Samen; doch ist auch die Vermehrung durch Stecklinge und Stockteilung möglich. Im März oder April sät man in gewöhnliche Gartenerde in ca. 30 cm voneinander entfernten Reihen aus und verpflanzt auf ca. 30 cm Entfernung. Einmal angebaut, pflanzt sich Ysop von selbst fort. 1 a bringt ca. 50 kg im Werte von ca. 23 M.

Ernte: Das Kraut wird kurz vor der Blüte im Juni geschnitten, wozu im August noch der zweite Schnitt kommt. Das Trocknen hat im Schatten zu geschehen.

Imperatoria Ostruthium L.
Meisterwurz, Kaiserwurz, Astrenz, Magistrenz- oder Strenzwurzel.
Umbelliferae.

Botanisches: Diese Pflanze trifft man wild an in den Alpen und in der Schweiz, wie überhaupt auf den höheren Gebirgen des Südens, ab und zu auch in der Ebene. Von mehrjährigen Pflanzen wird zeitig im Frühjahr die Wurzel gesammelt (Radix Imperatoriae). Ein gestreckter fingerdicker, warziger und geringelter, etwas flach gedrückter, graubrauner, innen gelblicher Wurzelstock von fleischiger Konsistenz. — Geschmack bitterlich, brennend, Geruch stark gewürzig. — Früher war die Wurzel ein berühmtes Anregungs- und Schweißmittel, wird aber heute nur noch in der Tierheilkunde gebraucht.

Anbau: Man sät den Samen bald nach der Reife und verfährt ähnlich wie bei Angelica.

Inula Helenium L.
Alant, Helenenkraut.
Compositae.

Botanisches: Der im östlichen Mittelmeergebiet heimische Alant ist eine mannshohe Staude mit großen gelbstrahligen Köpfchen, rauhhaarigem zottigen Stengel und sehr großen lanzettförmigen, unterseits grünfilzigen Blättern. Sein Standort ist an feuchten Plätzen. Die Blütezeit ist Juli und August. In den Apotheken wird die Wurzel (Rad. Inulae — Enulae — Helenii usw.) noch viel gebraucht. Die dicke Hauptwurzel kommt der Länge nach zerschnitten nebst den dünneren walzlichen geschälten Nebenwurzeln in den Handel. Sie ist hellgrau, frisch fleischig, trocken hart und spröde, auf dem Querschnitt mit vielen glänzenden braunen Ölgängen und weißen Kristallen (Alantkampfer) durchsetzt. Geschmack ist bitter, Geruch eigentümlich gewürzig. Die Droge enthält ätherisches Öl, Alantöl und Helenin; sie soll harntreibend wirken und dient zu Extrakt.

Anbau: In der Gegend um Jena und Cölleda wird Alant in ziemlich umfangreichem Maßstabe mit Erfolg kultiviert. Die Pflanze liebt tiefen, Feuchtigkeit haltenden Lehmboden, doch soll derselbe nicht fettig oder sumpfig sein. Zur Anzucht wird der Boden tief bearbeitet, da die Pfahlwurzel tief eindringt. Die Lage kann rauh und nördlich sein. Man kann auch schlechte Waldwiesen zum Alantanbau verwenden. Die Düngung hat mit kräftigem Kompost zu erfolgen.

Die Vermehrung geschieht durch Samen und Wurzelkeime. Den Samen sät man im Frühjahr in gute Gartenerde und verpflanzt die Sämlinge noch im selben Sommer oder im folgenden Frühjahr ca. 30 cm voneinander. Die Wurzelkeime legt man im Herbst in gleichem Abstand. Frische Pflanzungen hält man durch Begießen anfangs feucht, späterhin hat man nur für Lockerung des Bodens durch Behackung zu sorgen sowie für Reinhaltung von Unkraut.

Ernte: Im 3. bis 4. Jahre wird die Wurzel im Herbste gegraben, von der anhängenden Erde gereinigt, doch nicht geschält. Während man die schwachen Wurzeln zur weiteren Fortpflanzung benutzt, werden die ca. 3 cm starken Stücke gespalten und rasch getrocknet. Der Zentner getrocknete Ware wird mit ca. 30 M gehandelt.

Ipomoca Purga *W.*
Wahre Jalappe, mexikanische Purgierwinde.

Convolvulaceae.

Botanisches: Diese windende Pflanze ist auf den Gebirgen Mexikos heimisch. Sie wächst in schattigen Wäldern und auf feuchtem Boden. Sie rankt ca. 3 m hoch und trägt schöne rote Blüten. Für den Arzneischatz liefert die Purgierwinde die Jalappenknollen (Tubera Jalappae), kugelige oder birnförmige, auch wohl walzenförmige dichte schwere Knollen, außen braun und runzelig, in den Runzeln mit dunklem Harz überkleidet, innen hellbraun mit zahlreichen konzentrischen dunkel glänzenden Harzringen durchzogen, hornartig spröde. — Der

Geschmack ist kratzend, Geruch eigentümlich schwach. Sie dienen als drastisches Abführmittel.

Anbau: Mehrfache Versuche, diese Pflanze auch in Deutschland anzubauen, waren von gutem Erfolg. Besonders hat sich um die Kultur Medizinal-Assessor und Apotheker Wild in Kassel verdient gemacht. Nach den angestellten Versuchen von Wiedemann - München soll die Knolle der bei uns kultivierten Pflanze sogar bedeutend harzreicher und wirksamer sein. Leider scheinen die mit Glück begonnenen Anbauversuche nicht fortgesetzt worden zu sein, obwohl der hohe Preis der Droge einen Gewinn versprechen ließe. Die Zufuhren sind ganz unzulänglich und bleiben oft längere Zeit gänzlich aus, so daß die Droge ganz außerordentlich starke Hausse durchmacht. Eine Änderung dieser gegenwärtigen Verhältnisse ist in absehbarer Zeit auch nicht zu erwarten.

Die Fortpflanzung geschieht durch Brutknollen, ähnlich wie bei den Kartoffeln. Im April oder Mai legt man die möglichst im Frühbeet etwas angetriebenen Knollen in guten, jedoch nicht frisch gedüngten tiefgelockerten Gartenboden, wobei ein Abstand von 40—50 cm zu beobachten ist. Man wählt eine geschützte Lage, so daß die Herbstfröste der im September und Oktober blühenden Pflanze nicht schaden können. Man behäufelt die Pflanzen und gibt ihnen Stangen ähnlich wie den Bohnen. Unter günstigen Umständen erhält man schon im ersten Jahre brauchbare Knollen, sicher aber im zweiten Jahre, nachdem man sie während des Winters etwas bedeckt hat.

Ernte: Die Knollen werden im Spätherbst vor Eintritt von Frost gegraben und über Feuer langsam getrocknet, und zwar meist an Fäden, wie man dies beim Obst zu tun pflegt.

Ipomoea Orizabensis *P.*
Haarige oder spindelförmige Purgierwinde.

Convolvulaceae.

Diese ebenfalls aus Mexiko stammende Pflanze unterscheidet sich von I. Purga durch die Behaarung des Stengels, der Blätter und Blütenstiele. Die Blüten sind dunkler gefärbt und die Blätter tief eingeschnitten herzförmig. Die Wurzeln sind faserig, spindelförmig und kommen als „Jalappenstengel" in den Handel. — Auch diese Pflanze ist zu Kulturversuchen bei uns geeignet, ja sie ist sogar noch weniger empfindlich gegen Kälte.

Iris florentina *L.*
Veilchenwurz, Florentiner Schwertel.

Iridaceae.

Botanisches: Die Florentiner Iris stellt gleich den übrigen bei uns als prächtige Zierpflanzen bekannten Schwertlilien ein krautartiges

Gewächs dar mit knolligem kriechenden Wurzelstock, schwertförmigen zweizeilig stehenden Blättern und regelmäßigen eigenartig gebauten Blüten. Dieselben sind weiß, auf den äußeren Abschnitten gelb gebartet. Die Pflanze wird besonders in Oberitalien in der Gegend um Florenz und Toskana auf Feldern gebaut wegen ihres Wurzelstockes, der vielfach Anwendung findet in der Likörfabrikation, als Bestandteil von Brustteemischungen und zu wohlriechenden Wässern, ferner zur Erleichterung des Zahnens der Kinder. Ein harter, aus knollig verdickten, rundlich glattgedrückten Jahrestrieben gegliederter Wurzelstock, durch Abschälen der gelblichen Rinde außen und innen weißlich, unterseits von den abgeschnittenen Nebenwurzeln genarbt. Geschmack bitterlich, schleimig, etwas scharf, Geruch veilchenartig. Die Veilchenwurzel enthält etwas ätherisches Öl und Harz sowie Stärkemehl.

Anbau: Die Veilchenwurzel liebt warme Lage und trockenen tiefgründigen, aber nicht sandigen Boden und kann recht wohl auch bei uns kultiviert werden. Man legt bewurzelte Stöcke des Stammes in einem Abstand von ca. 40 cm (ähnlich wie bei Kalmus) und erntet nach 3—4 Jahren, wenn die kriechenden Wurzelstöcke sich gegenseitig erreichen.

Ernte: Im Herbst gräbt man die starken Wurzeln aus, die am wertvollsten sind, die schwachen Wurzelstöcke können zur weiteren Fortpflanzung im Boden bleiben. Man schält die Stücke noch frisch möglichst dünn und trocknet sie an der Luft. Das Zerkleinern hat unter Beobachtung gewisser Vorsichtsmaßregeln zu geschehen, indem der Staub eingeatmet leicht Erbrechen und Blutspucken erzeugt.

Lappa major et tomentosa.
Klette, Klettenwurzel.

Compositae.

Botanisches: Diese Pflanze ist eigentlich zweijährig, d. h. sie blüht im zweiten Jahre, ohne jedoch ganz abzusterben. Sie hat eine spindelästige, dicke, lange, graubraune, innen weißliche Wurzel mit schwammigem lockeren Kern; der Stengel ist bis 1 m hoch, steif, zähe und gefurcht; die Blätter sind gestielt, breit herzförmig gezahnt, die untersten sind am größten, meist etwas wellig; die Blumenkrone ist purpurrot oder weißlich, selten ganz weiß. Bei L. major sind die Blumenkörbchen meist traubig gehäuft, kurz gestielt, die Blütenköpfe so groß wie eine kleine Haselnuß. — Bei L. tomentosa sind die Blumenkörbchen mittelgroß, die Blumenkrone meist dunkel gefärbt.

Anbau: Da die Klettenwurzel in großer Menge zur Darstellung des sogenannten Klettenwurzelöls (welches angeblich auf die Haarerzeugung wirken soll) verbraucht wird, verdient sie angebaut zu werden. Man sät den Samen dünn aus auf guten, aber ungedüngten Boden. Es genügt auch schuttartiger steiniger Boden, wenn derselbe nur tiefgrundig ist. Die einmal vorhandene Pflanze vermehrt sich sowohl durch Samenausfall als auch durch Wurzelausläufer, und erreichen die Wurzeln in tiefem Boden im zweiten Jahre eine große Länge. Die getrocknete Wurzel ist dem Wurmfraß sehr unterworfen.

Levisticum officinale *K*.
Liebstöckel, großer Eppich.
Umbelliferae.

Botanisches: Diese Pflanze ist die einzige Art der in den Gebirgsgegenden des mittleren Europas einheimischen Gattung Levisticum aus der Familie der Umbelliferen; eine krautartige Pflanze, bis zu 2 m hoch, mit unbehaarten, glänzenden, einfach oder doppelt gefiederten Blättern mit breiten verkehrt eiförmigen Blättchen. Der Stengel ist zartrillig, kahl, glänzend, oberwärts ästig. Der Blütenstand ist eine kleine 6—12 strahlige Dolde mit schmutziggelben Blüten. Die reifen Früchte sind bogig gekrönt. Die Wurzel ist lang, dick und ästig, außen gelbbraun, innen weiß, fleischig, schwammig. Die Rinde der Wurzel ist zerklüftet, der Querschnitt läßt kreisförmig geordnete Balsamschläuche erkennen. Offizinell ist nur die Wurzel (Radix Levistici). Dieselbe hat einen eigentümlich gewürzhaften Geruch und süßlich brennenden Geschmack. Sie enthält ätherisches Öl, Harz und Extraktivstoff und wird als harntreibendes Mittel benützt. Levisticum blüht im Juni bis August.

Anbau: Die Pflanze wird vielfach in Bauerngärten, besonders in Sachsen, angebaut; sie verlangt tiefen, frischen, etwas feuchten Boden und einen Abstand von mindestens $\frac{1}{2}$ m. Grabenränder und sonstige unbenutzte, etwas feucht gelegene Plätze eignen sich zu einer Anlage. Die Vermehrung geschieht lediglich durch Zerteilung alter Stöcke im Frühjahr oder Herbst. Die Wurzeln werden im Frühjahr gegraben. Die Behandlung ist im allgemeinen dieselbe wie bei Angelica.

Linaria vulgaris *Mill.*
Gemeines Leinkraut, gelbes Löwenmaul, Wald- oder Frauenflachs usw.
Scrophulariaceae.

Diese allenthalben auf bebautem Boden, in Steinbrüchen, an Ruinen, Waldrändern usw. wachsende Pflanze, welche lineale Blätter, dichte Blütentrauben und hellgelbe gespornte Blumen mit orangegelben

Gaumen besitzt, war früher offizinell, indem man ihre Blätter (Herba Linariae) als zerteilendes und schmerzstillendes Mittel (in Form von Breiumschlägen oder Salbe) anwendete. Sie liebt trockenen Boden und sonnigen Standort. Zum Anbau eignet sich jeder, selbst der geringste Boden; die Fortpflanzung kann sowohl durch Samen als durch Stockteilung erfolgen. Die geringen heute noch zur Verwendung gelangenden Mengen lassen sich leicht überall sammeln, so daß zurzeit ein Anbau kaum viel versprechen ließe.

Lycopodium clavatum.
Bärlapp, Kolbenbärlapp, Drudenkraut.

Lycopodiaceae.

Botanisches: Diese Pflanze bedeckt oft weite Strecken von Heide oder Moorgegenden, kommt jedoch auch häufig auf dem Boden der Nadelwälder vor; sie ist fast über die ganze Erde verbreitet. Die Stengel, welche oft bis 1 m und darüber lang sind, kriechen auf dem Boden hin. Die Sporangien stehen in Fruchtähren, die gewöhnlich zu zweien beisammen sitzen, die sporangientragenden Blättchen sind bei der Sporenreife gelblich gefärbt und etwas kleiner als die übrigen Blätter. Die Reife der Sporen tritt im Juli oder August ein. Unter dem Namen Semen Lycopodii sind die Lycopodiumsporen offizinell und sowohl in der Medizin als Streupulver als auch in der Technik zum Einstäuben von Formen noch ziemlich viel gebraucht. Lycopodium ist den Verfälschungen ausgesetzt wie nicht leicht eine zweite Droge. So findet man darunter Gips, Calciumkarbonat, Baryumsulfat, Talk, Sand, Stärke, Pollenkörner verschiedener Pinusarten, Schwefel usw. usw., oft sogar bis 20 %. Die mikroskopische Untersuchung sowie verschiedene chemische Reaktionen lassen jedoch leicht jede Verunreinigung erkennen. Lycopodium enthält ca. 50 % fettes Öl, ferner Spuren eines flüchtigen Alkaloids, Zucker und bis 4 % Aschenbestandteile; es ist ein geruch- und geschmackloses blaßgelbes, äußerst leicht bewegliches Pulver, welches auf Wasser oder Chloroform schwimmt, ohne etwas an sie abzugeben. Unter dem Mikroskop zeigt Lycopodium eine typische Struktur.

Anbau: So verbreitet auch die Pflanze selbst ist, so lassen die oben erwähnten Verfälschungen, welche die Droge im Zwischenhandel erfährt, einen künstlichen Anbau nicht überflüssig erscheinen. Wo Wald zur Verfügung steht, legt man im Juli einige Stellen frei, bringt Heideerde darauf, wenn nicht schon vorhanden, und kratzt mit einem eisernen Rechen den Boden locker. Dann bringt man fruktifizierende Stengelteile darauf, beschwert sie etwas mit Holz oder Steinen und überläßt sie der Ruhe. Man kann aber auch im zeitigen Frühjahr Pflanzen samt

Wurzeln einsetzen. Wo einmal die Pflanze Wurzeln geschlagen hat, geht die Verbreitung bald von selbst vor sich.

Ernte: Man sammelt die Sporen in Deutschland, Rußland und der Schweiz in der Weise, daß die Ähren kurz vor der Reife im Juli und August geschnitten und zum Nachreifen und Trocknen in Glasgefäßen der Sonne ausgesetzt werden; dann klopft man dieselben aus und siebt. Für den Preis von Lycopodium ist hauptsächlich bestimmend die Sammlung in Rußland. Meist kostet das Kilogramm gegen 4 M.

Marubium vulgare L.
Weißer Andorn, Lungenkraut, Gottvergessen usw.

Botanisches: Dieses aromatische Kraut findet man auf trockenen Feld- und Wegrändern sowie auf Schutt ab und zu, doch immerhin selten. Die Blätter sind runzelig filzig, Blütenquirle reichblütig kugelig mit weißen Blüten. Der Saft galt früher als Heilmittel gegen Katarrh und Schwindsucht; ebenso waren die frischen Blätter, die nach Moschus riechen, offizinell als Herba Marubii alb. Man benützt das zur Blütezeit gesammelte Kraut samt den Blumenspitzen auch heute noch viel als Hausmittel.

Anbau: Man vermehrt Marubium am besten durch Teilung des Wurzelstockes, welche Arbeit im Oktober, nachdem die Stengel abgeschnitten sind, vorgenommen wird. Die geteilten Pflanzen setzt man auf Beete mit 30 cm Entfernung oder als Einfassung auf Rabatten und andere bebaute Beete. Marubium verlangt einen mehr trockenen als feuchten Boden und ist höchst genügsam. Von 12 qm erntet man durchschnittlich 1 kg trockene Ware im Preise von 50—60 Pf.

Melissa officinalis L.
Garten- oder Zitronenmelisse.

Labiatae.

Botanisches: Die in Südfrankreich und der Schweiz wildwachsende etwa ¾ m hohe Pflanze treibt ästige, vierkantige Stengel, mit kurzen weichen Drüsenhaaren besetzt und nach oben etwas zottig. Die Blätter sind lang gestielt, dünn, herzeiförmig mit kerbig gesägtem Rande und kleinen Öldrüsen auf der Fläche; sie sind nur an den Nerven etwas behaart, grün, unterseits blässer. — Geschmack ist bitterlich, Geruch gewürzig, zumal beim Zerreiben. Die Blätter enthalten ätherisches Öl und Gerbsäure. Die Blüten stehen in 2—5 blütigen Afterdöldchen; die Blumenkrone ist klein, weiß oder schwach rötlich, vor der Entfaltung gelblich; Blütezeit: Juni bis September. Offizinell sind die Blätter (Folia Melissae). Man benützt sie zur Destillation von Aqua und

Spiritus Melissae cpt. sowie zur Bereitung eines mild anregenden auf die Unterleibsorgane beruhigend wirkenden Tees.

Anbau: Die Melisse gedeiht zwar überall, doch läßt sich leicht beobachten, daß sie in einem fetten, trockenen, sonnig gelegenen Lande einen stärkeren aromatischen Geruch annimmt als in feuchtem und schattig gelegenem Boden. Die wichtigsten Kulturorte für diese Pflanze sind zurzeit Aken a. E., Heiligenstadt (Thür.), Gotha, Jenalöbnitz, Saarunion (Els.), Heldrungen (Hemleben, Gorsleben), Cölleda, Ringleben, Haßleben, Wernigerode, Sonderburg (Alsen), Söflingen b. Ulm, Heznach (Württemberg). Ferner in Baden und im Schwarzwald und in zahlreichen sog. Apothekergärten.

Man kann die Melisse durch Samen vermehren, indem man denselben im April oder Anfang Mai auf gutes nahrhaftes, sonnig gelegenes Land sät und ihn ziemlich tief unterharkt. Wo die Pflanze zu dicht aufgegangen, hebt man sie aus und versetzt sie auf ein anderes Beet so, daß ein Abstand von ca. 50 cm bleibt. Vor der Vermehrung durch Samen gibt man aber der durch Zerteilung alter Pflanzen den Vorzug. Man erhält auf diese Weise viel früher starke Pflanzen, und bedürfen diese weniger Pflege. Die alten Stöcke müssen alle 4 Jahre durch Wurzelsprosse verjüngt werden, weil sie sonst leicht auswintern. Das Zerteilen der alten Stöcke nimmt man im Herbst vor.

Ernte: Zu Johanni, wenn eben ein Blütenansatz zu beobachten ist, macht man den ersten Schnitt, dem dann bis zum September gewöhnlich noch ein zweiter, eventuell unter günstigen Bedingungen auch noch ein dritter Schnitt folgt. Von den abgeschnittenen Stengeln streift oder pflückt man die Blätter ab und trocknet diese schnell an der Luft im Schatten, am vorteilhaftesten auf einem luftigen Dachboden. Man rechnet auf 1 a einen Ernteertrag von 20 kg trockene Ware mit einem Nettoreingewinn von 15 M.

Mentha crispa.
Krauseminze.
Labiatae.

Botanisches: Die Krauseminze wächst in Südeuropa wild. Der aufrechte oben ästige Stengel entspringt einem kriechenden Wurzelstock. Die Blätter sind fast sitzend, herzeiförmig, wollig, wellenförmig, fast blasig, eingeschnitten, gesägt. Die Pflanze erreicht eine Höhe von über $\frac{1}{2}$ m und treibt rötlichviolette Blüten in Quirlen an der Stengelspitze im Juli und August. Der Blütenkopf überragt die Nebenblätter. Offizinell sind die Blätter, welche einen brennenden (nicht kühlenden) Geschmack und stark gewürzigen Geruch besitzen. Sie enthalten ein ätherisches Öl und Gerbsäure und werden ähnlich der Pfefferminze gebraucht.

Als Stammpflanzen für die in Apotheken gebrauchten Fol. Menth. crisp. werden auch noch andere Menthaarten genannt, wie z. B. Menth. silvestr. crispa, eine Spielart der Roßminze oder Waldminze, Mentha sativa L., die auch den Namen Herzminze, Gartenminze führt, sowie M. crispata. Überhaupt entstehen durch Kreuzung der Arten mancherlei oft schwer zu unterscheidende Mittelformen; auch variieren die meisten Arten in betreff der Behaarung oder Kahlheit der Oberfläche sowie mit kleiner oder großer Blumenkrone und langen oder kurzen Staubgefäßen.

Anbau: Die Krauseminze gedeiht am besten in einem guten feuchten Boden in etwas schattiger Lage und kann kräftige Düngung wohl vertragen. Die Pflanze verträgt selbst harte Fröste, nur passiert es bei alten Stöcken ab und zu, daß sie auswintern, weshalb ein Umpflanzen alle 4 Jahre geboten erscheint. Fleißiges Jäten und Behacken ist dem Gedeihen der Krauseminze sehr förderlich. Die Vermehrung geschieht im Herbst oder Frühjahr durch Zerteilen alter Stöcke oder durch Absenker im Herbst, die man in einer Entfernung von ca. 20 cm steckt und anfangs feucht hält.

Ernte: Kurz vor der Blüte wird das Kraut bei trockenem Wetter zum ersten Male geschnitten, was man späterhin noch einmal, eventuell auch noch zweimal wiederholen kann. Von den geschnittenen Stengeln streift man die Blätter ab und trocknet diese im Schatten auf luftigen Böden. Zwischen den einzelnen Ernten nimmt man vorteilhaft eine flüssige Düngung vor, indem man etwas Schlamm aus Teichen oder Schleusen mit Stalldünger mischt und mit Wasser zu einer Brühe verdünnt, die über die Pflanzen hinweggegossen wird. Kurz vor Eintritt des Winters bestreut man die abgeschnittenen Stöcke mit frischer Erde, damit die Wurzel im folgenden Jahre besser treibt.

Den Ertrag von 1 a berechnet man auf 22 kg bei einem Netto reingewinn von 17 M.

Mentha piperita L.
Gemeine Pfefferminze.

Labiatae.

Zu denjenigen Kulturen, welche am meisten Aussicht auf Rentabilität haben, gehört die der Pfefferminze. Ob Mentha pipt. als eine eigene Art zu bezeichnen ist oder als ein Bastard zwischen verschiedenen Menthaarten, bes. Menth. aquat. und M. viridis, darüber ist man noch im Zweifel. Man begegnet der Anschauung, daß verschiedene Varietäten von Mentha unter besonderen Umständen in die mentholreiche Kulturform M. piperita überzugehen vermögen, zumal der Habitus dieser Pflanze in den verschiedenen Kulturen sich oft deutlich verändert.

Botanisches: Mentha pipt. hat einen 1—3 Fuß hohen vierkantigen ästigen, rötlich angelaufenen Stengel, gegenständige gestielte eirunde und gesägte Blätter, die oberseits kahl und dunkelgrün, unterseits an den Nerven mit kleinen steifen Haaren besetzt und überall mit gelben glänzenden Drüschen bedeckt sind. Die Blütenstiele stehen zu 10—16 an der Spitze des Stengels beisammen; die lippenförmigen Blüten sind rötlich oder dunkellila. — Blütezeit: August und September.

Anbau: Die Pfefferminze kommt zwar in jedem Boden fort, gedeiht aber am besten in einem leichten, lockeren, nicht lehmigen Boden in halbschattiger feucht-warmer Lage. Freihalten von Unkraut und Anharken des krustig gewordenen Bodens ist erforderlich. Bei neuen Anlagen wird der Boden mit Kompost oder verrottetem Mist gedüngt. Vorzüglich eignet sich dazu fetter Schlamm aus Teichen, Senkgruben oder Schleusengräben, also ein Unrat, wofür sonst gewöhnlich keine Verwendung ist. Die Pfefferminze verlangt Bodenwechsel, meist steht sie in Fruchtwechsel mit Gerste. In England, wo man die Pflanze hauptsächlich zu dem Zwecke der Öldestillation anbaut, hat man die Erfahrung gemacht, daß sich bei keiner anderen Pflanze der Einfluß des Bodens mehr bemerklich macht als bei der Pfefferminze, was den Gehalt derselben an äther. Öl betrifft. Es kommt vor, daß das Kraut zweier nebeneinander gelegenen Felder einen bemerklichen Unterschied hinsichtlich des Ölgehaltes zeigt; ja man hat sogar schon beobachtet, daß junge, in Mitscham gezogene und dann in das benachbarte Kirchspiel Carshalton versetzte Pflanzen bei der Destillation Öl lieferten, welches nicht allein von dem der in Mitscham verbliebenen Pflanzen in der Quantität, sondern sogar im Geruch abwich. Gleiches hat man auch in Deutschland beobachtet.

Die Pfefferminze wie überhaupt alle Minzen verbreiten sich durch Wurzelsprosse oder Ausläufer nach allen Seiten. Diese bilden neue Pflanzen, während die alten bald absterben und große Lücken in den Beeten hinterlassen. Aus diesem Grunde müssen die Minzenanlagen alle zwei Jahre umgepflanzt werden. Mancherorts erspart man sich die Mühe des Umpflanzens, indem man die Felder umgräbt oder behackt, eggt und hinterher walzt. Hierdurch entsteht eine Art von Verpflanzen durch Wechseln des Platzes. Andere graben oder hacken nur die kahlen Stellen nach dem letzten Schnitt im September um und bepflanzen sie mit daneben ausgestochenen Pflanzen; doch sind alle diese Verpflanzungsarten nur sehr unvollkommen und können das reguläre Umpflanzen auf einen anderen Platz schon darum nicht ersetzen, weil die Felder bald mit Unkraut überzogen würden. Bei Neuanlagen pflanzt man die Senker Ende April in einer Entfernung von 15—20 cm (auf den Quadratmeter rechnet man 25 Stück). Will man die Pfefferminze im Großen anbauen, so legt man die zerteilten Pflanzen im Frühjahr während des Pflügens in die Furchen und tritt sie hinterher an. — Die Vermehrung geschieht fast ausschließlich nur durch Wurzeln, nicht durch Samen. Über Winter ist eine leichte Bedeckung mit Stallmist oder Komposterde sehr vorteilhaft, teils zum Schutze gegen den Frost, teils um dem Boden die erforderliche Pflanzennahrung zuzuführen.

Ernte: Pfefferminze wird zweimal geschnitten; der erste Schnitt — es ist eigentlich kein solcher, denn die Blätter werden abgestreift — findet zwischen Mitte und Ende Juli kurz vor der Blüte statt, der zweite Mitte September. Der erstere ist der beste, er liefert nur Blätter, die eigentliche Apothekerware; der letztere liefert auch Sprosse, die vorwiegend zur Öldestillation verwandt werden. Das Schneiden des Krautes geschieht mittels einer Schere (Schafschere, Buchsbaumschere), im großen mit Sicheln und Sensen ca. 6—8 cm über dem Erdboden. — Es ist zweckmäßig, die Blätter frisch von den Stengeln zu pflücken, um Raum beim Trocknen zu ersparen, auch weil bei dem Entblättern trockener Ware die Blätter leicht brechen. Das Trocknen gelingt am besten im Schatten auf luftigem Dachboden.

Es ist zweckmäßig und erhöht den Ertrag sehr, wenn man nach dem ersten und zweiten Schnitt eine leichte Kompostdüngung anwendet, indem man Düngererde oder alten Dünger über das Beet streut, so daß die Düngung ungefähr 2 cm hoch liegt. Besonders hierzu geeignet ist alter fetter Teichschlamm oder Schlamm aus Schleusengräben, vermischt mit etwas Mistjauche. Ich verfahre nach folgender Weise: Ein großes Faß wird zur Hälfte mit solchem Schlamm gefüllt und dazu einige Schaufeln voll Pferdedünger gebracht, dann mit Wasser aufgefüllt und tüchtig umgerührt. Diese Brühe lasse ich mittels eines Schöpfeimers über das Menthabeet weggießen. Diese Prozedur führt man am erfolgreichsten kurz vor eintretendem Regen aus. Bei anhaltender Trockenheit ist auch Bewässerung nötig, da sonst die Blätter gelb werden und leicht von Erdflöhen befallen werden.

Das Erträgnis beläuft sich bei sachgemäßer Behandlung auf 20 bis 30 kg trockener Blätter pro Ar. Es empfiehlt sich, als Nebennutzung auf der Menthakultur gleichzeitig hochstämmige Beerensträucher oder kleine Obstbäumchen zu ziehen. Die meiste Pfefferminze wird in

Thüringen gebaut, und wird eine Sekundäreisenbahn, die Saale-Unstrutbahn, spottweise die Pfefferminzbahn genannt. Der Haupthandelsplatz ist das preußische Städtchen Cölleda, wo ca. 200 Morgen unter Pfefferminzkultur stehen. An eine Überproduktion ist durchaus noch nicht zu denken, zumal die Öldestillation sehr in Blüte steht. Schimmel-Miltitz allein verarbeitet jährlich gegen 300 000 kg frischen Krautes.

Pfefferminzblätter schmecken und riechen kräftig nach dem darin zu 1 bis 1,2% enthaltenen äther. Öl. Dieses besteht aus Menthol und Menthon. Die Blätter finden in Teeaufgüssen als Magenmittel Verwendung und dienen zur Bereitung von Ol Menth. pipt., Aq. Menth. pipt. und Sirup Menth. pipt.

Da die Pfefferminzblätter ausschließlich aus Kulturen gewonnen werden, so kommt eine Verfälschung der Handelsware kaum vor, auch wäre eine solche leicht am Geruch zu erkennen. Die sonst ähnlichen Blätter von Mentha virid. sind ungestielt, die von Mentha crispa wellenförmig, mit gekräuseltem Rande.

Leider wird Mentha pipt. nicht selten von einer Krankheit befallen. Puccinia graminis (Getreiderost) macht sich kurz vor der Blüte bemerkbar, indem die gelbrotgefärbten Äcidien auf kleinen Gewebepolstern der Blätter und jungen Zweige erscheinen, die sich rasch über die ganze Kultur verbreiten. Im weiteren Verlauf der Entwicklung wird die Epidermis der befallenen Blätter von den Teleutosporenhäufchen durchbrochen. — Um die Verbreitung dieses Pilzes zu beschränken, ist in erster Linie die möglichst gänzliche Entfernung der Pflanzen nötig; am besten werden sie verbrannt. Bei nicht allzugroßen Flächen genügt es, die Pflanzen bis kurz über der Erde abzuschneiden und eine Bestäubung mit Schwefelblüte vorzunehmen, welche man in einen weitmaschigen Sack füllt und auf den Boden aufklopft. Vielfach trägt die Schuld an dem Auftreten dieser Krankheit unrichtige oder übermäßige Düngung oder Mangel an freier Luft.

Menyanthes trifoliata L.
Bitterklee, Fiebertee usw.

Gentianaceae.

Botanisches: Diese krautartige Pflanze wächst auf sumpfigen Wiesen und Torfmooren in Mittel- und Nordeuropa, dem nördlichen Asien und in Amerika, eine schön blühende Pflanze mit kriechendem Wurzelstock. Der Stengel ist fingerdick, fleischig, weitkriechend, gegliedert, seine Enden ganz von häutigen, trockenen Scheiden bedeckt, daselbst zwei Blätter und einen Schaft tragend. Die Blätter sind dreizählig mit saftigen fast lederigen eirunden Blättchen. Der Blütenschaft tritt unmittelbar unter den diesjährigen Blättern aus der Achsel einer Stengelscheide hervor und trägt eine hübsche Blütentraube von 10—20 weißen oder blaßrosenroten Blüten mit weißem Bart und zurückgezogenen Zipfeln. Die Staubbeutel sind erst mennigrot, dann violett. Die Pflanze blüht im Mai und Juni. Die Blüte gleicht fast einer Hyazinthe. — Die geruchlosen sehr bitteren Blätter sind als Fol. Trifol. fibrini, das daraus bereitete bittere Extrakt (Bitterklee-, Fieberklee-Extrakt), welches gegen Trägheit der Verdauungswerkzeuge und Unterleibskrankheiten angewandt wird, als Extr. Trifolii fibrini offizinell. Das Kraut enthält einen eigentümlichen, nicht kristallisierbaren Bitterstoff von hellgelber Farbe, das Menyanthin.

Anbau: Wassergräben, Teiche oder Sümpfe eignen sich vorzüglich zum Anbau von Bitterklee. Bei dem nicht allzu häufigen Vorkommen der Pflanze in der freien Natur und der nicht unbedeutenden Nachfrage dürfte sich eine Kultur recht wohl empfehlen, zumal eine solche höchst einfach ist. Man verfährt ganz ähnlich wie beim Kalmus, indem man Wurzelstücke in den Boden wirft, dieselben in den Schlamm andrückt und mit etwas Erde bedeckt. Das Kilogramm trockener Blattware wird mit 50—60 Pf. bezahlt.

Monarda didyma *L.*

Rote Monarde.

Labiatae.

Botanisches: Die rote Monarde aus Kanada mit ihren langröhrigen, in Köpfchen stehenden purpurroten Blüten ist eine sehr verbreitete Zierpflanze; sie wird 1 m hoch. Die gezahnten Blätter werden in manchen Gegenden als Suppenwürze benützt. Hier und da vertreten sie auch die Stelle des grünen Tees und sollen sehr wohlschmeckend und zuträglich sein.

Anbau: Die Pflanzen verlangen gute Gartenerde und lassen sich durch Zerteilung der Stöcke leicht vermehren, was alle drei Jahre zu geschehen hat. Man beobachtet einen Abstand von ca. 50 cm.

Myrrhis odorata *Scop.*

Scandix Cerefolium L. Syn. Anthriscus Cerefolium Hoffm.

Ausdauernder Kerbel, spanischer oder Aniskerbel.

Umbelliferae.

Botanisches: Der Kerbel kommt wie der Fenchel im südlichen Europa wild vor, wird 60—70 cm hoch, treibt ästige Stengel und dreifach gefiederte Blätter. Die weißen Blüten stehen in Dolden; der Same ist glänzend und von pfriemenförmiger Gestalt. Man gebraucht den Kerbel als Suppenwürze, aber auch zu Frühlingskräuterkuren, besonders den ausgepreßten Saft. Die getrockneten Kräuter werden als Tabak zu rauchen gegen Engbrüstigkeit empfohlen.

Anbau: Der Kerbel liebt trockenen Boden und warme Lage. Man sät ihn in kleinen Mengen an schattigen Stellen aus und wiederholt die Aussaat vom März bis August (15 g auf 1 a) mehrmals, um auf diese Weise stets junge Blätter zu haben. In trockenen Bodenarten schießt er besonders im Spätsommer leicht in Samen. Eine Abart, Anthriscus crispa, besitzt krause Blätter. — Ferner unterscheidet man den großen spanischen oder wohlriechenden Kerbel (Anthriscus odorata L.), welcher in der Schweiz und in Frankreich wild wächst. Die Wurzel desselben ist dick, fleischig und süßlich riechend. Der Stengel ist rauhhaarig; die Blätter sind größer als diejenigen des Gartenkerbels. Diese Art wird im Herbst ausgesät und im Frühjahr in einer Entfernung von etwa 40 cm in feuchten kräftigen Boden gepflanzt.

Orchis mascula *L.* Männliches Knabenkraut.
Orchis Morio *L.* Knabenkraut, Kuckucksblume, kleine Ragwurzel.
Orchis militaris *D.* Helmartiges Knabenkraut.
Orchis fusca *Jacq.* Braunes Knabenkraut.

Orchideae.

Botanisches: Alle diese Arten von Knabenkraut besitzen zwei fleischige eiförmige Knollen am Grunde des Stengels, woraus Salep gewonnen wird. Die auf feuchten Waldwiesen nicht selten vorkommenden Pflanzen sind ca. 30 cm hoch. Die Blätter sind lanzettförmig, dunkelgrün; die Blüten stehen in lockerer Ähre, sind schön purpurn gefärbt und durch eine gespornte dreizipflige Lippe charakterisiert. Sie blühen im Mai und Juni. Offizinell sind die Knollen (Tubera Salep). Durch das dem Trocknen vorausgegangene Abbrühen werden diese durchscheinend und hornartig fest, innen und außen schmutig weiß. — Der Geschmack ist schleimig fade, Geruch fehlt. Der Salep enthält viel Schleim (bis 48 %) und Stärkemehl. Er wird gegen Diarrhöe in Form von Mucilago Salep gebraucht.

Anbau: Das Knabenkraut gedeiht am besten in feuchtem humusreichen, aber nicht frisch gedüngten Land. Vorzüglich eignen sich hierzu feuchte, wenn auch schlechte Wiesen, die man nach der Grummeternte umpflügt und klar eggt. Man legt alsdann im Herbst die Knollen ca. 10 cm tief in 15 cm voneinander entfernten Reihen und läßt sie 2 Jahre ruhig in der Erde liegen, während welcher Zeit man Gras auf dieser Fläche ansäen und ernten kann.

Ernte: Im Herbste des zweiten Jahres werden die Knollen gegraben. Man findet stets an jeder Pflanze zwei Knollen, von denen die eine, weiche, runzelige (Mutterknolle), die blühende Pflanze trägt, während die andere, glatte, prall gefüllte (Tochterknolle) für die nächste Vegetationsperiode bestimmt ist; diese allein kommt in Betracht für die Salepgewinnung. Man reinigt sie, überbrüht sie mit kochendem Wasser und trocknet sie entweder auf Horden oder praktischer noch, indem man sie auf Fäden zieht. Es unterliegt keinem Zweifel, daß mit der Zeit der Salepbau sich zu einem wichtigen Kulturzweig gestalten wird; der Verbrauch steigert sich von Jahr zu Jahr. Die Hauptzufuhren kommen aus der Levante, doch genügen diese dem laufenden Bedarf nicht annähernd. Weil die Orchisknollen sehr tief unter der Erde zu finden sind, lassen sie sich nicht ausgraben, ohne die Wiesen zu beschädigen, so daß die Wiesenbesitzer sich dies wohl kaum gefallen lassen. Es kann also mit gutem Gewissen der Anbau dieser wichtigen Arzneipflanzen empfohlen werden.

Es gibt außerdem noch eine Reihe von saepliefernden Orchideen, deren Knollen nicht rund, sondern handförmig gestaltet sind, wie z. B. O. maculata, Platanthera bifoliata usw. Dieser sogenannte Händchensalep wird nicht angebaut, wohl aber in der Natur gesammelt, besonders im Spessart.

Das Kilogramm Salep wird durchschnittlich mit 6 M gehandelt.

Origanum vulgare L.

Wilder Majoran, gemeiner Dost, Wohlgemut.

Botanisches: Wir finden diese Pflanze ziemlich häufig an steinigen trockenen Orten, besonders an den Abhängen von Kalkbergen und in lichten Wäldern. Sie wird bis $1/2$ m hoch; die Blätter sind eiförmig, mehr oder weniger spitz, der Kelch drüsig, kurzhaarig mit purpurnem Saum. Sie blüht von Juli bis Oktober und trägt kegelige Köpfchen, braune Kelche und rosen- oder fleischrote Blumen. Das ätherische Öl (Ol. Origan. vulgar.), spanisches Hopfen- oder Dostenöl, dient als beruhigendes Mittel bei Zahnschmerzen. Außerdem wird das Kraut (Herba-Origan.) in Apotheken noch viel verlangt.

Anbau: Man sät den Samen im Frühjahr auf trockene warme Plätze mit leichtem Boden möglichst in Reihen und erntet kurz vor der Blüte.

Das Kilogramm wird durchschnittlich mit 40 Pf. gehandelt.

Paeonia officinalis *L.*
Gichtrose, Pfingstrose, Klatschrose usw.

Ranunculaceae.

Botanisches: Man findet diese oft sehr umfangreiche Büsche bildende Pflanze mit ihren leuchtend roten Blüten häufig in Gärten. Die ausdauernde Wurzel treibt mehrere Stengel mit abstehenden Ästen. Die Blätter sind doppelt dreizählig, die unteren langgestielt, die oberen kleiner mit kürzeren Stielen. Die Kelchblätter überdauern die Blumenblätter. Die purpurne Blüte ist meist ganz gefüllt, selten kommen fleischfarbige oder bunte Blüten vor. Die Staubfäden sind rot, die Staubbeutel gelb. In früheren Zeiten galten Wurzelstock und Samen als heilkräftig. Die Wurzel diente früher in Pulverform (sogen. Markgrafenpulver) gegen Epilepsie und stand schon im Altertum als Mittel gegen Gicht und einige andere Krankheiten in hohem Ansehen. Die auf Schnüre gereihten Samen werden zuweilen heute noch den Kindern zur Erleichterung des Zahnens um den Hals gehängt (Zahnkorallen). Die Blumenblätter werden der Farbe wegen dem Räucherpulver oder gewissen Teemischungen zur Verschönerung zugesetzt, doch sind dieselben zu diesem Zweck fast gänzlich zu entbehren, da Flor. Rhoeados und eventuell auch rot gefärbte Iriswurzel oder Pomeranzenmark einen sehr preiswerten und guten Ersatz bieten.

Anbau: Die Gichtrose wächst in jedem Boden, der eher trocken als feucht sein soll, auch im Schatten. Die Fortpflanzung erfolgt durch Wurzelteilung. Man gibt den Pflanzen ca. $3/4$ m Abstand. Im allgemeinen dürfte bei der allgemeinen Verbreitung dieser beliebten Gartenpflanze ein Anbau nicht lohnen. Man sammelt die Blumenblätter, wenn sie eben abfallen wollen, an trockenen Tagen und trocknet sie im Schatten, da die Sonne die Farbe bleichen würde. Von den Wurzeln gräbt man nur die stärksten Stücke im Herbst aus.

Pimpinella saxifraga und P. magna.
Gemeine weiße Pimpinelle, Steinpeterlein, Bibernell.

Umbelliferae.

Botanisches: Diese beiden über ganz Europa und Vorderasien verbreiteten Pflanzen liefern uns die Pimpinellwurzel, die seit dem frühen Mittelalter vielfach als Heilmittel gebraucht wurde und auch noch heute als Volksmittel gegen Heiserkeit sehr gangbar ist. Während P. saxifraga mehr auf steinigen Grasplätzen zu finden ist, bevorzugt P. m. nasse Wiesen. Beide Pflanzen haben einfach gefiederte Blätter. Die vor dem Aufblühen überhängenden Dolden tragen weiße Blüten. Die Wurzel der erstgenannten Art ist über federkieldick, meist einköpfig und einfach, die der zweiten öfters verzweigt, oben stets mehrköpfig. Beide sind schwach geringelt, der Quere nach warzig, außen braun, innen weiß. Geruch eigentümlich bocksartig, Geschmack süßlich, hinterher scharfbeißend. Die Bibernellwurzel enthält ätherisches Öl, Harz, Zucker usw. Sie dient zu Tinctura Pimpinellae (auch Extrakt).

Anbau: Diese Pflanzen verlangen keinen besonders guten Boden. Man sät den Samen im Frühjahr dünn in Reihen aus, behackt das Land und gräbt die Wurzeln im 3. Jahre.

Polygala vulgar. L.
Gemeine Kreuzblume, Kreuzwurzel.
Polygaleae.

Botanisches: Dieses kleine auf Wiesen und Triften häufig vorkommende Kraut zeigt aufsteigenden Stengel, alle Blätter stehen abwechselnd, die Blütentrauben stehen endständig. Die Blüten sind intensiv blau oder rot, selten weiß gefärbt. Im Gegensatz zu der folgenden Polygalaart besitzt P. vulgar. keinen bitteren Geschmack, doch wird das Kraut als Magenmittel noch ab und zu gebraucht.

Der Anbau dieser Pflanze dürfte kaum lohnen.

Polygala amara L.
Bittere Kreuzblume.
Polygaleae.

Botanisches: Diese der vorigen P. v. ganz ähnliche Pflanze findet man nicht selten auf trockenen Wiesen. Die dünne gelbliche Wurzel treibt fingerlange Stengel sowie eine Rosette eirunder oder spatelförmiger, ziemlich großer, grundständiger Blätter. Die Stengel sind mit kleinen lanzettlichen Blättern besetzt und tragen in endständigen Trauben kleine blaue oder weiße Blüten mit je zwei blumenblattartigen Kelchblättern (sogen. Flügel). Geschmack ist stark bitter, Geruch schwach. Man benutzt die ganze Pflanze in der Blüte samt Wurzel (Herba cum Radice Polygal. amar.).

Auch diese Pflanze dürfte kaum mit großem Nutzen zu kultivieren sein.

Polygala Senega L.
Senega- oder Klapperschlangenwurzel.
Polygaleae.

Botanisches: Diese in Nordamerika auf trockenen Hügeln wachsende Pflanze ist wegen ihrer Wurzel sehr geschätzt. Die federkieldicke, mehrköpfige, häufig gewundene Wurzel ist auf der Außenseite höckerig, von gelber Farbe und hat spröde Konsistenz. Geschmack ist kratzend, Geruch schwach; die Abkochung schäumt beim Schütteln, bedingt durch das mit dem Saponin identische Senegin. Außerdem enthält die Wurzel Harz, Gummi, Gerbstoff, Virginsäure, doch ist sie ohne Stärkemehl. Sie dient zu Decoctum, Extractum und Syrupus Senegae gegen Husten.

Anbau: Mit großer Wahrscheinlichkeit ließe sich Senega in geeigneten Gegenden Deutschlands kultivieren. Jedenfalls ist ein Versuch schon vom wissenschaftlichen Standpunkte aus anzuraten. Leider ist es schwer, keimfähigen Samen zu erhalten. So sind wir bekanntlich selbst über die physiologische Bedeutung des anatomischen Baues der Wurzel nur auf Wahrscheinlichkeitsgründe angewiesen; denn trotzdem Arthur Meyer schon vor Jahrzehnten den Wunsch nach lebenden Pflanzen aussprach, sind solche bei uns noch nicht einmal in den botanischen Gärten vertreten. Es würde eine Großdrogenfirma wie Gehe, Brückner, Lampe, Caesar & Loretz oder andere sich ein großes Verdienst erwerben, wenn sie lebende Rhizome dieser Pflanze einführen würde. Das Experiment ist doch mit Hydrastis canad. ganz vorzüglich gelungen.

Der Verbrauch von Rad. Seneg. ist ein gewaltiger[1]). 1900 wurde in einem reichen Erntejahr der Gesamtertrag auf 300 000 Pfund (engl.) angegeben, 1903 (Mittelernte) auf 200 000 Pfund. Die Senegaernte ist nicht ausschließlich von dem Gedeihen der Pflanzen abhängig. Beim Freiwerden von Arbeitskräften durch geringe Getreide- oder Baumwollernte und durch schlechten Geschäftsgang steigt der Ernteertrag, ebenso bei frühzeitigem Schluß der Getreideernte. Starke Fröste im Spätherbst hemmen die Ernte. Durch diese Verhältnisse werden große Preisdifferenzen bedingt, und ist die Droge ein Spekulationsobjekt. Ein New Yorker Maximalpreis war 1903 mit 1 S 15 c per 1 Pfund (engl.), ein niedriger Preis 1901 mit 30 Cents für das gleiche Quantum. In Hamburg waren niedrige Preise 1898—1899 mit 291 M pro 100 kg, hohe Preise 1904 und 1905 mit 489 M.

Die Einfuhr in Hamburg wird durch folgende Zahlen belegt:

Einfuhr:
1898	24 100 kg
1899	31 200 ,,
1900	60 400 ,,
1901	42 800 ,,
1902	41 100 ,,

---

[1]) Beitrag zur Handelsgeographie der Drogen von O. Tunmann in Bern.

Einfuhr:

1903	62 400 kg
1904	38 800 ,,
1905	47 800 ,,
1906	48 800 ,,
1907	45 400 ,,
1908	52 200 ,,

$2/3$—$3/4$ der Zufuhren kommen aus den Vereinigten Staaten (New York), der Rest direkt aus Kanada oder über England. Allerdings führt Hamburg auch Senega wieder aus. Jedenfalls ist die Senegawurzel eine Droge, die trotz aller modernen chemischen Erzeugnisse im Gebrauch nicht zurückgegangen ist. Sicherlich würde die Anwendung noch mehr zunehmen, wenn die Droge billiger würde. Es wäre nur zu wünschen, daß es bald gelänge, Kulturen in Deutschland anzulegen.

Polygonum Bistorta *L.*

Schlangenkraut, Natterknöterich.

Polygoneae.

Botanisches: Auf nassen Wiesen, besonders im Gebirge, trifft man diese Pflanze ziemlich häufig an. Die Blätter sind unten blaugrün, die oberen mit herzförmiger Basis ansitzend. Der Wurzelstock ist doppelt gekrümmt, Blüten rosenrot. Die Wurzel (Radix Bistortae) war früher offizinell.

Anbau: Bei der beschränkten Anwendung der Wurzel dürfte heute kaum ein Anbau lohnen. Derselbe hätte ähnlich, wie bei Arnica angegeben, zu geschehen.

Ptarmica moschata *Dar.*

Achillea moschata *Wolf.*

Honigkraut.

Compositae.

Botanisches: Ein kahles, schwach nach Moschus riechendes Pflänzchen der Alpen (namentlich Schweizer Alpen) mit stark zerteilten Blättern und kleinen trugdoldenartig angeordneten Blütenköpfchen, welches nebst zwei anderen Alpenpflanzen, der A. atrata L. und der weißwolligen A. nana L., das echte Genippi (Genipi, Genepi) der Schweizer bildet und auch in der Pharmazie als Herba Ivae oder Genippi veri als stärkendes Mittel bei Magenschwäche, Diarrhöe usw. verwendet wird. Sie ist ein Bestandteil des Schweizer Tees und wird namentlich zur Bereitung des Ivalikörs benutzt, welcher nebst anderen ihrer Präparate viel exportiert wird.

Anbau: Auf etwas feuchtem Boden in höherer Lage läßt sich die Pflanze genau wie Arnica recht gut kultivieren. Man sollte sich wirklich dafür interessieren, denn die Nachfrage steigt fortwährend, und dürfte die Pflanze noch einmal eine Hauptrolle im Arzneischatz spielen.

Pulmonaria officinalis *L.*
Lungenkraut.
Boragineae.

Botanisches: Diese krautartige Pflanze, welche uns eine der ersten Frühlingsblumen bringt, findet sich in Deutschland allerwärts in Laubgehölzen, Wäldern, an Bächen wild mit erst hellroten, dann violetten, zuletzt dunkelblauen Blüten. Dieselben haben einen glockig-fünfkantigen Kelch, eine trichterförmige Blumenkrone, fünf Staubgefäße und vier getrennte Fruchtknoten, die sich zu vier einsamigen Nüßchen entwickeln. Das saftige Kraut wie die Wurzel war als Herba et. rad Pulmonariae maculosae als Mittel gegen Blutspeien, Heiserkeit und Halsentzündung früher offizinell und erfreut sich auch heute noch immer lebhafter Nachfrage in Apotheken.

Anbau: Pulmonaria erfordert Kalkboden, ist sonst aber wenig anspruchsvoll und gedeiht auch im Halbschatten. Die Vermehrung geschieht durch Samen, den man im Herbst aussät. Späterhin pflanzt sich P. von selbst fort, und kann man sie verwildern lassen.

Pyrethrum (Chrysanthemum) roseum *Bieb.*
Pyrethrum (Chrysanthemum) cinerariaefolium *Trev.*
Persische Kamille.
Compositae.

Botanisches: Die Stammpflanze des echten persischen oder kaukasischen Insektenpulvers ist die in den Gebirgsgegenden Kleinasiens wachsende persische Kamille (Pyr. roseum Bieb.); die gleiche Wirkung besitzt eine in Montenegro und Dalmatien einheimische und dort kultivierte Art: P. cinerariaefolium Trevii; es werden außerdem noch genannt: P. caucasic., carneum usw. die aber meist unwesentliche Spielarten sind. Wie alle Chrysanthemumarten sind auch diese beiden prächtigen Zierpflanzen. Es sind ausdauernde Stauden von 30—40 cm Höhe mit zierlichen tief eingeschnittenen Blättern und einzeln stehenden großen hellroten Blüten. P. roseum hat etwas dunklere Blüten, P. cinerariaefol. hat graugrüne breitere Blätter.

Anbau: Die große Nachfrage nach Insektenpulver hat schon längst zu ausgedehnten Kulturen dieser Pflanze allerorts Veranlassung gegeben, und hat man besonders guten Erfolg auf den in Blankenburg bei Berlin gelegenen Rieselfeldern zu verzeichnen. Die Kultur macht absolut keine Schwierigkeit und weicht nicht ab von der anderer mehrjähriger Pflanzen. Es sind zwar ausdauernde Stauden, doch empfiehlt es sich, dieselben öfter neu aus Samen zu ziehen, weil alte Pflanzen schlecht werden. Stockteilung liefert keine so kräftige Pflanzen. Sie gedeihen auf jedem Boden in trockener sonniger Lage. Um gutes Insektenpulver daraus zu gewinnen, darf man sie nur in magerem Boden ziehen. Kalk- und Mergelboden eignet sich besonders dazu. Man sät den feinen Samen, der heute ohne Schwierigkeiten aus größeren Samenhandlungen zu beschaffen ist, im April oder Mai auf guten Gartenboden dünn aus und bedeckt ihn schwach. Wo die Pflänzchen zu dicht stehen, verzieht man und bringt die ausgezogenen Pflanzen auf ein anderes Beet in einem Abstand von 10—15 cm. Man lege die Beete nur ganz schmal an, damit das tägliche Abpflücken der Blüten nicht erschwert und der Boden zwischen den Pflanzen nicht so fest dabei getreten wird. Das Behacken der Beete ist jährlich nur einmal nötig vor der Blüte, auch reinigt man die Pflanzen von trockenen Blättern. Im Winter gibt man den Pflanzen einen leichten Schutz. Frische Düngung ist den Pflanzen nicht zuträglich, und ist auch eine neue Anlage nur auf ein solches Stück Land zu bringen, das im Jahre vorher stark gedüngt wurde.

Ernte: Die vollkommen aufgeblühten Blumen werden möglichst alle Tage zu ganz trockener Zeit ohne Stiel gepflückt. Besondere Sorgfalt ist auf das Trocknen der Blüten zu verwenden. Im allgemeinen ist das Trocknen im Schatten auf luftigen Böden vorzuziehen, doch geschieht es auch in der Sonne; öfteres Wenden empfiehlt sich, weil sonst leicht Moder entsteht; auch dürfen nur vollständig ausgetrocknete Blüten eingepackt werden. Der Trockenverlust wurde auf $2/3$ des Gewichtes berechnet.

Ursprünglich verstand man unter dem Namen Insektenpulver nur das persische oder kaukasische I., welches aus den gemahlenen Blütenköpfchen von Pyrethrum oder Chrysanthemum roseum, P. carneum oder caucasic. besteht. Später ist das Dalmatiner Insektenpulver mehr in Aufnahme gekommen, welches durch Mahlen der Blütenköpfe von P. cinerariaefol. gewonnen wird. Beide Sorten Insektenpulver sind mit bloßem Auge nicht zu unterscheiden und bilden ein graugelbes Pulver, das in frischem Zustande sich durch eine etwas lebhaftere Färbung auszeichnet. Die Wirksamkeit beider Pulver ist bedingt durch die Sorgfalt, welche beim Sammeln, Trocknen und Vermahlen der Blütenköpfe angewendet worden ist, sowie durch die möglichst frische Beschaffenheit. Die wirksamen Bestandteile der Pyrethrumblüten sind mit Sicherheit noch nicht ermittelt, ebensowenig die Art der Wirkung auf die Insekten.

Mit einiger Wahrscheinlichkeit schreibt man den Inhaltsstoffen der an den Fruchtknoten der Pyrethrumblüten sitzenden Harzdrüse (äther. Öl und eine flüchtige Säure) eine für Insekten tödliche Wirkung zu. Außerdem soll das Insektenpulver die Atmungsorgane der Insekten verstopfen. Das Insektenpulver muß fein zerteilt und möglichst durch einen Zerstäuber in der Luft aufgewirbelt angewendet werden. Einige Importeure von Insektenpulver bringen ihre Ware unter einer ihrer Firma geschützten Marke in den Handel, wie z. B. Zacherl, Turmalin usw.

Rheum L.
Rhabarber.

Botanisches: Diese zur Familie der Polygoneae gehörige ist eine dem Ampfer nahestehende Pflanzengattung, die sich von dem letzteren durch ein aus 6 gleich großen Abschnitten bestehendes Perigon, 9 Staubgefäße, 3 kopf-schildförmige Narben und eine dreiflügelige Schließfrucht unterscheidet. Sämtliche Arten der Gattung Rheum sind sehr stattliche Kräuter Mittelasiens mit einem starken ästigen, fast fleischigen Wurzelstock. Der Stengel ist aufrecht, erreicht die Stärke eines Armes, ebenso die Äste. Die Knospe ist von einer großen häutigen Scheide umhüllt. Die Blätter sind sehr groß, ganz oder gelappt. Der mächtige rispenförmige Blütenstand ist aus kleinen weißlichen oder roten Blüten zusammengesetzt.

Von großer Bedeutung ist Rhabarber wegen des Wurzelstockes. Bis zum heutigen Tage sind die Gelehrten und Drogenkundigen über die verschiedenen Arten des Rhabarbers noch sehr im dunklen. Die Radix Rhei des Deutschen Arzneibuches kommt vornehmlich aus den chinesischen Provinzen Jün-nan und Sze-tschuan sowie aus Tibet und stammt wahrscheinlich von Rheum palmatum L. — (Daneben werden als Stammpflanzen genannt: Rheum australe, Rh. Ernodi, Rh. compactum usw.) Der Verbreitungsbezirk der Rheumpflanzen liegt auf dem großen Plateau von Mittelasien in einer Höhe von 11 000 Fuß über der Meeresfläche zwischen dem 22. und 40.^{0} nördlicher Breite. Die Pflanzen wachsen dort ohne jede Kultur, und zwar in einem sandig-lehmigen trockenen Boden, der von Maulwürfen und anderen Nagetieren durchwühlt und locker gehalten wird. Man hat beobachtet, daß der bessere Rhabarber in einem tiefgrundigen sand- und kalkreichen Lehm wächst, welcher nie anhaltend feucht ist, aber aus der Tiefe immer etwas Feuchtigkeit an sich ziehen kann. Da man das vorzügliche Gedeihen der Rhabarberpflanzen auf wenig nahrhaftem Gipsboden beobachtet hat, liegt der Gedanke nahe, daß Gipsboden sowie Gips- und Kalidünger vorteilhaft auf die Beschaffenheit der Wurzeln einzuwirken vermögen.

Die Rhabarberwurzel bildet gelbe, dicke, verschieden gestaltete, mehr oder minder von der äußeren Schicht befreite, durch Bestreuen mit Rhabarberpulver gelb erscheinende abfärbende Stücke; häufig sind sie mit einem Bohrloche versehen. Sie enthält sehr viele Stoffe, worunter Chrysophan- und Cathartinsäure die Wirkung des Arzneimittels bedingen. Während kleinere Gaben von Rhabarber als magenstärkendes, tonisch adstringierendes Mittel gebraucht werden, wirkt Rhabarber in größeren Gaben als gelindes Abführmittel. Offizinelle Rhabarberpräparate sind außerdem: Rhabarberextrakt (Extractum Rhei), alkoholische und wäßrige Rhabarbertinktur, ein zusammengesetztes Rhabarberextrakt (Extr. Rhei compt.), Rhabarbersaft usw. usw. Die Bezeichnung: „russischer Rhabarber" rührt davon her, daß der Rhabarber früher auf dem Karawanenweg über Kiachta nach Petersburg und Moskau kam und von dort in den europäischen Handel gelangte. Dieser Handelsweg ist heute aufgegeben worden. Die Kennzeichen des guten echten Rhabarbers sind rötlichgelbe Farbe des Bruches mit weißlichrötlicher Marmorierung, Knirschen zwischen den Zähnen beim Kauen, schweres Gewicht, feste Struktur, aromatisch-bitterliches, wenig adstringierender nicht schleimiger Geschmack. Hauptausfuhrhäfen für Rhabarber sind Schanghai (jährlich gegen 420 000 kg) und Tientsin (ca. 90 000 kg).

Anbau: Der hohe Preis des chinesischen Rhabarbers und der kolossale Bedarf an dieser Droge hat schon längst zum Nachanbau dieser wichtigen Arzneipflanze auch in Europa geführt. In den verschiedensten Gegenden, besonders in Ungarn, Mähren und Frankreich, hat man mehrfache Versuche gemacht, aus chinesischen Samen die Rhabarberwurzel zu bauen. Namentlich ermunterte dazu das einst vom niederösterreichischen Gewerbeverein in Wien erlassene Preisausschreiben. Leider sind die Erfolge bis jetzt hinter den Erwartungen zurückgeblieben. Die in Europa gezogenen Wurzeln sind meist ziemlich arm an wirksamen Bestandteilen befunden worden. Immerhin hat man in Europa schon hier und da auch vorzügliche Wurzeln gebaut, die manchem chinesischen Rhabarber nicht nachstanden. Die Möglichkeit hierzu ist somit erwiesen. Den relativ besten Erfolg hat man wohl bis jetzt in Mähren zu verzeichnen, wo man in der Gegend um Brünn Pflanzungen in größerem Stil seit Jahren betreibt und jährlich über 4000 Zentner schöne Wurzeln in den Handel bringt. Es scheint sonach, daß das mährische Hochland ein besonders für den Rhabarber geeignetes Klima hat.

Interessant sind die Versuche, welche Fürst Schwarzenberg in der Obersteiermark auf verschiedenen Bodenarten angestellt hat. Er konstatierte folgendes:

Auf humusreichem Boden gedeihen die Rhabarberpflanzen zwar üppig, die Blätter erreichen bedeutende Größe, doch bildet sich keine möhrenartige Pfahlwurzel, sondern eine große Zahl langer verzweigter Wurzelfasern. Außerdem sind die Wurzeln schwammig, meist hohl und wenig aromatisch.

Auf verwittertem Tonschiefer gingen die Pflanzen bald an Trockenheit zugrunde. Gut gedeihen die Pflanzen in Holzschlägen neben alten Baumklötzen auf sandig-lehmigem Untergrund (Gneis und teilweise Granit).

Am besten aber gedeihen die Pflanzen auf lettenartigem Tonboden der Alluvialformation, wo auch eine glatte freie Wurzel zur Bildung kam.

Die auf Gütern des Fürsten Schwarzenberg in Velde in einer Höhe von 3200 Fuß betriebenen Rhabarberpflanzungen gaben vorzügliche Erträge.

Was die Vermehrung der Pflanzen betrifft, so geschieht das meistens und auch am besten aus Samen, der bei uns vollständige Keimfähigkeit erlangt. Man gibt der Herbstsaat vor der Frühjahrssaat den Vorzug. Meist im Oktober, bald nach der Reife sät man in lockere, etwas sandige Erde in Reihen aus. Wird der Same zu tief gelegt, so geht er nicht auf, er verlangt eine Bedeckung von höchstens 1 cm Erde. Bei einer Temperatur von ca. 20° und zureichender Feuchtigkeit keimt der Same schon in 14 Tagen. Bei der Kultur im Freien geht der Same in 30—40 Tagen bei der Frühjahrssaat und in 30 Tagen bei der Herbstsaat auf. Zu dicht stehende Pflänzchen zieht man aus und versetzt sie im zweiten Jahre an den bestimmten Platz, wobei man einen Abstand von ca. $\frac{3}{4}$ m beobachtet. Das zu bepflanzende Land muß gut vorbereitet werden, es muß vor allem möglichst tief, mindestens $\frac{1}{2}$ m tief, rigolt werden, wobei halb verrotteter oder langsam wirkender Dünger, in sehr magerem Boden auch etwas Schafdünger untergegraben werden kann. Der Boden rings um jede Pflanze wird in jedem Frühjahr mit Spaten und Hacke etwas gelockert. Im ersten Jahre bildet die Pflanze nur höchstens 6 Blätter, welche bis zum Wintereintritt ganz welken. Mitte April des zweiten Jahres erscheinen die roten Spitzen der Rhabarberpflanze, die sich bis zu 10 Blättern ausbilden, und zwar bedeutend größer als im ersten Jahre. Im dritten Jahre treiben die Pflanzen auch Stengel und Blüten (gewöhnlich Mitte Juni). Der Same erlangt ca. 5—6 Wochen vom Zeitpunkt der Blüte an gerechnet vollkommene Reife. Manche Pflanze trägt über 200 Samen.

Es läßt sich recht gut das Land zu einer Nebennutzung verwenden, da die Pflanzen schon Ende Juli absterben. Sowohl Gemüse wie auch Kamillen oder dergl. können auf dem Land gezogen werden. Beobachtet man ein kümmerliches Wachstum der Rhabarberpflanze aus Mangel an Nährstoffen, so kann ab und zu mit einer leichten Düngung mit Gips,

Kainit oder etwas Schafsmist nachgeholfen werden; letzterer trägt vornehmlich zur Warmhaltung des Bodens bei. Für die Rhabarber bauende Bevölkerung Asiens dürfte auch nur diese Art von Dünger in Frage kommen. In nahrhaftem Boden erreichen die Wurzeln ihre nötige Stärke; besser aber ist es, dieselben bis zum 7. oder sogar bis zum 10. Jahre im Boden zu belassen, da die wertvollen Eigenschaften, besonders auch die rötliche Färbung, den Wurzeln erst in diesem höheren Alter zukommen.

Ernte: Das Ausgraben der Wurzeln erfolgt zweckmäßiger im Herbst als im Frühjahr, möglichst schon im Spätsommer, wenn die Pflanzen eben abgestorben sind. Später hinaus beginnt sich schon wieder Triebkraft in den Pflanzen zu regen. Zunächst werden die Wurzeln gereinigt, nicht aber gewaschen, dann zieht man die äußere Haut ab, wobei aber das darunter liegende Gewebe nicht verletzt werden darf, schneidet in Stücke und zieht diese auf Fäden, um sie zu trocknen. Dabei werden alle schwammigen und schadhaften Stücke ausgeschieden, um eine gleichmäßige Ware von schön rötlichgelbem Bruch zu erhalten. Die wertvollsten Stücke sind die oberen dicken Teile. Der Trockenprozeß muß schnell vor sich gehen, und dürfte wohl bei uns in allen Fällen eine künstliche Wärme von ca. 30° vorzuziehen sein. Es sei an dieser Stelle nochmals besonders aufmerksam gemacht auf die Eingangs des Buches besprochenen Mayfarthschen Trockenapparate.

Man hat vom preußischen Morgen auf einer 8—9 jährigen Anlage ca. 30 Zentner Wurzeln geerntet. Rad. Rhei Austriaca (d. h. der in Mähren erbaute Rhabarber) wird durchschnittlich mit 70 M pro Zentner gehandelt.

Rubia tinctorum *L.*
Krapp.
Stellatae.

Botanisches: Diese Pflanze wird wegen der Färbekraft ihrer Wurzel, die auch als Rad. Rubiae tinctor. in Apotheken geführt wird, angebaut, und zwar besonders in Frankreich, Syrien, Kleinasien, der Insel Cypern und Griechenland, in Holland, in einigen Gegenden Deutschlands (Elsaß, Baden und in der bayr. Pfalz). Seit Entdeckung des künstlichen Alizarins hat die Verwendung des Krappfarbstoffes bedeutend nachgelassen. Der Hauptsitz der färbenden Materie ist die Mittelschicht der Unterrinde nebst dem Holz, weshalb man bei den besseren Handelssorten die oberen Teile nebst den Faserwurzeln möglichst zu entfernen sucht und letztere als Abfallprodukte unter der Bezeichnung „Mullkrapp" in den Handel bringt. Der Krapp enthält den färbenden Stoff nicht fertig gebildet, sondern in Form einer eigentümlichen Säure, der Ruberythrinsäure, die erst durch Einwirkung von Fermenten, Säuren oder Alkalien die beiden Farbstoffe: Alizarin und Purpurin liefert.

Anbau: Der Anbau erfordert vor allem tiefen, lockeren Boden und eine warme Lage ähnlich wie der Wein. Die Fortpflanzung geschieht durch Samen, den man in Reihen aussät, um dann entweder zu verziehen oder zu verpflanzen. Im Winter bedürfen die Pflanzen Schutz gegen die Kälte.

Ruta graveolens *L.*
Gartenraute, Weinraute.
Rutaceae.

Botanisches: Die Raute ist ein kleines, duftendes, fast strauchartiges Kraut des südlichen Europas mit gelben 8- resp. 10 männigen Blüten in Trugdolden. Die Blätter sind dreifach fiederteilig mit spatelförmigen Endzipfeln, kahl, graugrün. Alle grünen Teile sind mit Drüsen besetzt, in denen ein stark riechendes ätherisches Öl enthalten ist. Die Frucht ist eine glatte drüsige Kapsel, deren Fächer an der Spitze voneinander entfernt stehen und bei der Reife nach innen aufspringen. Der Geruch ist sehr aromatisch, Geschmack unangenehm bitterlich. Die Blätter werden als anregendes Mittel gebraucht, allerdings bedeutend weniger als früher; auch zur Würze von Brühen finden sie Verwendung.

Anbau: Die Pflanze verlangt einen warmen, lockeren, trockenen Boden von guter Beschaffenheit. Man sät den Samen im zeitigen Frühjahr flach aus und pflanzt später in einer Entfernung von 30 cm auf Beete. Öfteres Lockern des Bodens durch Behacken sowie Reinhalten von Unkraut ist von wesentlicher Bedeutung. Einmal angepflanzt, sät sich die Raute leicht von selbst aus, wenn man den Samen reifen läßt. Auch durch Stecklinge und Teilung älterer Stöcke läßt sich die Raute vermehren.

Ernte: Man erntet das Kraut, bevor es zu blühen beginnt, und trocknet es im Schatten unter fleißigem Wenden so schnell als möglich.

1 a brachte 21 kg trockene Ware bei einem Reingewinn von 16 M.

Salvia officinalis *L.*
Salbei.
Labiatae.

Botanisches: Der Salbei ist ein in Südeuropa heimischer Halbstrauch; er hat einen bis 50 cm hohen am Grunde ästigen Stengel und eilängliche oder lanzettförmige, fein gekerbte, runzelige, weißgraue Blätter. Die Blüten sind lackmusblau-violett, drüsig punktiert, innen bärtig mit 2 ausgebildeten Staubgefäßen und stehen in genäherten Knäueln, die eine Traube bilden. Die ganze Pflanze riecht sehr stark aromatisch. Die Blätter werden vor dem Aufblühen (Mai) gesammelt; sie enthalten ein ätherisches Öl, Gerbsäure und etwas Bitterstoff und sind als Folia Salviae offizinell. Ihr Aufguß dient als zusammenziehendes und mild anregendes Mittel, innerlich in Form von Tee, äußerlich als Mund- und Gurgelwasser. Außerdem werden die Blätter als Würze zu allerlei Speisen verwendet.

Anbau: Der Salbei wächst fast in jedem Boden, besonders gehaltreich wird er in magerem Land an sonnigen Bergabhängen. Die Vermehrung geschieht am einfachsten durch Zerteilung alter Stöcke, welche man im zeitigen Frühjahr pflanzt, oder durch Stecklinge von den abgeschnittenen Zweigen. Will man Salbei im großen anbauen, so sät man im zeitigen Frühjahr den Samen in ein Mistbeet aus und setzt die jungen Pflanzen im April ins Land, ca. 30—40 cm voneinander entfernt. Meist stirbt der Strauch im Herbst ab, schlägt aber im Frühjahr wieder aus. Nur wenn die Pflanzen zu alt werden, wintern sie aus, weshalb für Nachzucht zu sorgen ist. Übrigens sät sich Salbei auch leicht von selbst aus.

Hauptkulturorte für Salbei sind Aken, Jenalöbnitz, Cölleda, Heldrungen, Saarunion (Els.), Söflingen bei Ulm, Hegnach (Württemberg) und vor allem auch die Rieselfelder bei Berlin. Immerhin dürfte der geschätzten und anspruchslosen Pflanze noch mehr Interesse geschenkt werden. Besonders ist Salbei bei den Chinesen beliebt, die ihn gerne gegen ihren besten Tee eintauschen. Aus Südengland gehen alljährlich Schiffsladungen von Salvia nach China.

Bei Berlin brachte 1 a = 41,25 kg und ließ einen Reinertrag von 18,5 M.

Sambucus Ebulus *L.*
Attich, Zwergflieder.
Caprifoliaceae.

Botanisches: Man trifft Attich hin und wieder in feuchten Gebüschen an. Die 1½ m hohe Staude hat eine starke kriechende ästige Wurzel, welche mehrere aufrechte krautartige Stengel treibt. Die Blätter sind groß, einfach gefiedert mit ziemlich großen Nebenblättern. Der Blütenstand ist groß und schirmartig mit rötlichweißen Blüten. Die Blütenstiele sind glatt, gefurcht, anfangs weiß, bei der Reife rot, die Früchte sind schwarze Beeren mit violettem Safte und dreieckigen Samen. Der Attich war früher eine sehr geschätzte Heilpflanze. Manche Bücher führen ihn unter den Giftpflanzen auf. Sowohl die Wurzel als die Blätter, besonders aber die Beeren wurden zu blutreinigenden Mitteln verarbeitet. Der eingedickte Saft figuriert heute noch in den

Apotheken unter dem Namen: Succus Sambuci Ebuli, und die Wurzel wurde durch Pfarrer Kneipp wieder zu Ehren gebracht. Außerdem findet der ausgepreßte Saft Verwendung zum Nachfärben von Rotwein.

Anbau: Wegen seines Ausläufer treibenden Wurzelstockes ist der Attich nicht überall in den Gärten verwendbar, eignet sich aber vorzüglich zur Verdichtung des Unterholzes in Parkanlagen. In Hohlwegen, an Grabenrändern, zwischen Steingeröllen und auf anderen ähnlichen Plätzen kann er recht wohl angebaut werden; im allgemeinen liebt er guten, tiefen, etwas feuchten Boden. Die Vermehrung geschieht durch Zerteilung der Stöcke; man gibt den Pflanzen einen Abstand von mindestens $\frac{1}{2}$ m.

Saponaria officinalis L.
Seifenkraut, Speichelwurz.

Sileneae.

Botanisches: Das Seifenkraut wächst wild an steinigen Orten zwischen Geröllen und an kiesigen Flußufern; es ist ein ausdauerndes Kraut mit kriechendem vielköpfigen Wurzelstock, 30—60 cm hohen Stengel, lanzettförmigen dreinervigen Blättern und großen zu einem endständigen aus kleinen Trugdolden bestehenden Strauß gruppierten Blüten mit purpurn angehauchtem Kelch und weißen oder rötlichen Blumenblättern. Der Wurzelstock (Seifenwurzel) war als Rad. Saponariae offizinell und wird jetzt noch zum Waschen von Seiden- und Wollstoffen benutzt. Das seifenartige Schäumen des wäßrigen Wurzelaufgusses beruht auf dem Vorhandensein von Saponin.

Anbau: Um Seifenwurzel im großen anzubauen, sät man entweder den Samen im Herbst gleich an Ort und Stelle und walzt die Erde etwas, ohne vorher zu eggen, oder man legt Wurzelstöcke.

Ernte: Das Graben der Wurzel findet im Herbst statt, und zwar unter günstigen Umständen schon nach dem ersten Jahre. Man fahndet besonders nach den feinen Wurzeln, welche am meisten geschätzt sind, aber allerdings etwas tief in den Boden eindringen. Die Wurzeln werden gewaschen und nach dem Trocknen in Bündel gebunden in den Handel gebracht.

Scilla maritima L. (Urginea Scilla St.).
Gemeine oder echte Meerzwiebel.

Liliifloren.

Botanisches: Heimisch ist diese Pflanze an den sandigen Küsten des Mittelländischen und Atlantischen Meeres. Der etwa 1 m hohe stielrunde Schaft mit seiner reichen Traube weißlicher Blüten entwickelt sich im Herbst nach dem Vertrocknen der im Frühjahr hervorgesprossenen

Blätter. Die Zwiebel ist schuppig, erreicht die Größe eines Kinderkopfes und das Gewicht von 2 kg. Als ,,Bulbus Scillae" sind die mittleren Schalen (Blätter) der Zwiebel gebräuchlich. Der widerliche bittere Geruch der Meerzwiebel rührt von den Bitterstoffen Scillipikrin und Scillitoxin her, welche in der Hauptsache den wirksamen Bestandteil der Droge bilden; außerdem sind Scillin, das giftige Glykosid Scillain, Schleim und ein dextrinartiger Stoff, ,,Sinistrin" genannt, darin enthalten; das in der frischen Meerzwiebel enthaltene senfölartig riechende ätherische Öl geht beim Trocknen verloren. Meerzwiebel wirkt harntreibend und wird zur Darstellung von Acetum Scillae, Extractum Scillae, Tinctura Scillae und Oxymel Scillae verwendet. Die ganzen Meerzwiebeln dienen auch frisch zur Rattenvertilgung.

Anbau: Obgleich die Meerzwiebel als keine besonders schöne Pflanze anzusprechen ist, findet man sie allerorts in Töpfen bei armen Leuten in Fenstern stehen; es dürfte, wo die Bedingungen gegeben sind, eine Kultur in größerem Maßstabe sicherlich auf Nutzen zu rechnen haben. Die Kultur ist die gleiche wie bei den meisten zwiebelartigen Gewächsen. Man legt im Mai, wenn die Fröste vorbei sind, kleine Zwiebeln in sehr sandige Erde und nimmt sie im Herbst heraus. Die Fortpflanzung erfolgt durch Brutzwiebeln.

Ernte: Nach dem Abblühen der Pflanze, aber noch vor dem Austreiben der Blätter im Herbst werden aus der frischen Zwiebel die mittleren Schalen herausgeschält, indem man die äußeren rotbraunen und häutigen, vertrockneten, ebenso die innersten noch schleimigen und weichen Schalen unbenutzt läßt. Sie kommen in Streifen geschnitten und an der Sonne getrocknet in den Handel. Die Handelsware ist von gelblichweißer Farbe, hornartig, hart und durchscheinend; die einzelnen Stücke sind durchschnittlich 3 mm dick und bis 5 cm lang, oft stark gekrümmt; sie brechen fast glasig. Die Droge zieht leicht Feuchtigkeit aus der Luft an und ist daher sorgfältig trocken aufzubewahren, besonders das Pulver.

Symphytum officinale *L.*
Schwarzwurzel, Beinwell.

Boragineae.

Botanisches: An Bachufern und auf feuchten Wiesen ist dieses Kraut heimisch und überall zu finden. Es ist charakterisiert durch einen ästigen Stengel, herablaufende große Blätter und eine spindelförmige Wurzel. Die röhrig-glockigen Blüten sind violettrot, hellrot oder weiß. Die Wurzel wurde früher viel in der Tierheilkunde gebraucht als Radix Consolidis major. Die Blätter dienen nicht selten als Verfälschung der

Digitalisblätter. Neuerdings scheint man dieser alten Arzneipflanze wieder etwas mehr Beachtung zu schenken.

Zum Anbau könnte man höchstens aus dem Grunde veranlaßt werden, weil durch das Ausgraben der Wurzeln die Wiesen stark beschädigt werden. Das Ausgraben geschieht im Frühjahr zeitig. Bei der Kultur hätte man ähnlich wie bei Althaea offic. zu verfahren.

Tanacetum vulgare L.
Rainfarn, Wurmfarn, falscher Wurmsamen.

Compositae.

Botanisches: Der gemeine Rainfarn ist an Feldrainen und auf Dämmen, auf verlassenen Kies- und Tongruben sowie auf Schutthalden häufig zu finden. Es kann somit behauptet werden, daß diese Pflanze sich mit dem schlechtesten Boden begnügt. Sie wird ca. 1 m hoch, hat starre, steif aufrechte, am Grunde meist purpurrötliche Stengel und doppelfiederspaltige Blätter. Der Blütenstand ist eine Scheindolde. Die Köpfchen sind dicht-ebensträußig, goldgelb, sowohl Randblüten wie Scheibenblüten röhrenförmig mit nacktem Blütenboden. Blütezeit: Juli bis September. Die ganze Pflanze riecht eigentümlich stark aromatisch und schmeckt sehr bitter. Man benutzt Kraut, Blüten und Samen sowohl innerlich als äußerlich.

Anbau: Wenn auch vielleicht heute noch keine Veranlassung zum Anbau dieser Pflanze in größerem Maßstabe vorliegt, so kann doch mit dem Verschwinden der Feldraine und der von der Pflanze bevorzugten brachliegenden Flächen bald ein Bedürfnis hierzu sich herausstellen. Man kann den Rainfarn sowohl aussäen als auch durch Stockteilung vermehren. Er wird nicht leicht durch andere Nachbarpflanzen unterdrückt, leidet nicht durch Hitze oder Dürre infolge seiner tiefgehenden Wurzeln und dauert viele Jahre aus. Man kann geringen sandigen Boden kaum besser ausnützen als durch Anbau mit Rainfarn. Die Pflanze erfordert nicht die geringste Pflege. Man gibt den Pflanzen einen Abstand von ca. ¾ m. Die Aussaat macht man breitwürfig und eggt unter.

Ernte: Das Kraut wird von der blühenden Pflanze geerntet und ebenso wie die Blüten im Schatten getrocknet. Als Kulturort wurde bis jetzt nur Neudorf (Bruchsal) bekannt. Blüten werden von Vegetabilien-Großhandlungen mit 0,50 M, das Kraut mit 0,60 M pro Kilo offeriert.

Taraxacum officinale *Wigg*.
Leontodon Taraxacum.
Löwenzahn, Hundeblume.
Compositae.

Botanisches: Diese auf fast allen Bodenarten (Moor- und Dünensandboden ausgenommen) vorkommende Pflanze beginnt im April zu blühen und ziert im Mai Wiesen, Baumgärten, Grasplätze und Äcker mit großen goldgelben Blüten. Sie hat einen walzig-spindelförmigen dicken milchenden Wurzelstock, der samt dem Kraute unter dem Namen Rad. Taraxaci cum herba offizinell ist. Man bereitet aus ihm durch Ausziehen mit Wasser und Alkoholzusatz das braune offizinelle Löwenzahnextrakt (Extr. Taraxaci), das als mild lösendes Mittel bei Stockungen der Unterleibsorgane angewandt wird. Der Wurzelstock treibt einen Büschel schrotsägeförmiger Blätter sowie nackte hohle rötliche Blütenschäfte, welche je ein Blütenkörbchen tragen. Die Blätter werden im ersten Frühjahr auch als Gemüse und Salat benutzt, zu letzterem auch hier und da die zarten Blütenröhren. Auf Äckern und besonders auf Grasplätzen ist der Löwenzahn ein lästiges, sich vermittelst seiner fallschirmartigen Flugsamen weithin verbreitendes, schwer ausrottbares Unkraut.

Anbau: Da die Wiesenwurzeln schwach und das Ausstechen ohne Beschädigung der Wiesen nicht möglich ist, so ist bei dem großen Verbrauch der Anbau doch zu empfehlen und sicherlich auch lohnend. Nur in gut gedüngtem, gelockertem, durchlässigem, möglichst etwas kieshaltigem Boden erreichen die Wurzeln eine ansehnliche Größe. Man sät den Samen in Reihen aus, verdünnt die Pflanzen auf ca. 10 cm und behackt ab und zu den Boden zwischen den Pflanzen. Man läßt den Samen nicht reifen, sondern pflückt stets die Blüten ab, damit nicht die ganze Umgebung übersät wird.

Ernte: Die Wurzeln werden im Herbst des zweiten Jahres gegraben, wo sie gewöhnlich einen Durchmesser von 1,5 cm erreicht haben. Dieselben werden abgewaschen und samt den Blättern getrocknet, soweit sie nicht in frischem Zustand Verwendung finden.

Die Droge enthält den Bitterstoff Taraxacin sowie Taraxacerin, Inulin und Zuckerarten. Festzuhalten ist, daß die Bestandteile je nach der Jahreszeit in sehr wechselnder Menge in der Droge enthalten sind. Diese schmeckt bald mehr süßlich, bald mehr rein bitter (dies ist bei der vom Arzneibuch geforderten Zeit des Einsammelns das Normale) und ist geruchlos.

Als Salat können die Blätter nur gebleicht genossen werden, da grüne hart und bitter schmecken. Das Bleichen geschieht in der Weise, daß man die Pflanzen mit einer ca. 10 cm hohen Schicht Sand, lockerer Erde oder Sägespäne bedeckt und so die Ausbildung des grünen Chlorophyllfarbstoffes verhindert.

Tormentilla erecta *L.*
Tormentill, Blutwurz, Ruhrwurz.
Rosaceae.

Botanisches: Diese Pflanze ist weit verbreitet und in Deutschland häufig zu finden, besonders auf Triften und in trockenen Wäldern. Tormentill ist ein aufrechtes, 15—20 cm hohes Kraut mit dreizähligen sitzenden oder kurzgestielten Blättern mit großen Nebenblättern und langgestielten einzeln stehenden gelben Blüten. Medzinisch ist die Wurzel. Dieselbe bildet zylindrische oder unregelmäßig knollige, häufig gekrümmte, sehr harte, bis fingerdicke Stücke, welche außen rotbraun und mit vertieften Wurzelnarben versehen sind. Der Bruch ist braunrot oder dunkelrot. Der Geschmack ist stark zusammenziehend, von einem beträchtlichen Gerbstoffgehalt herrührend, weshalb auch die Droge adstringierend wirkt; sie enthält einen in Alkohol und Äther löslichen roten Farbstoff, sog. Tormentillrot, und wird vielfach in Branntwein ausgezogen als magenstärkendes Hausmittel und gegen Durchfall verwendet, vor allen Dingen in der Veterinärpraxis.

Anbau: Die Pflanze verlangt wenig feuchten Boden und sonnige Lage; frisch gedüngter Boden eignet sich nicht dazu. Die Vermehrung kann durch Zerteilung alter Wurzelstöcke geschehen, besser aber wohl durch Samen, den man im Frühjahr aussät und, ohne mit Erde zu bedecken, nur einwalzt. Die Wurzel wird im Herbst gegraben. Vegetabilien-Großhandlungen offerieren das Kilo mit 1 M.

Triticum repens *L.* (Agropyrum repens *Gärtn.*)
Quecke.
Gramineae.

Botanisches: Sie ist wegen ihres weit umherkriechenden, vielfach verzweigten, den Boden in allen Richtungen durchziehenden Rhizoms, dessen kleinste im Boden verbleibende Stücke neue Pflanzen zu entwickeln vermögen, ein sehr schwer auszurottendes Unkraut; doch gewähren die Quecken auch einigen Nutzen als gesundes Futter und als Düngemittel. Die süß schmeckenden Wurzelsprosse der Quecken waren früher als Rhizoma Graminis nebst dem daraus bereiteten Extractum Graminis offizinell. Die Wurzelstöcke sind sehr lang, ästig, stielrund, von strohgelber Farbe und bilden lange, innen hohle glatte Glieder, welche durch geschlossene, mit häutigen weißen Scheiden und dünneren Wurzeln versehene Knoten getrennt sind. Bestandteile der Droge sind Zucker, Schleim und eine gummiartige Substanz, „Triticin" genannt. Ein Vorteil der Quecken besteht außerdem noch darin, daß sie in Küstengegenden den Flugsand schnell befestigen, mit der Zeit verbessern und dann eine gesunde Weide gewähren.

Der Anbau ließe sich durch Legen von Rhizomstücken sowohl als auch durch Saat wie bei Wiesen vermehren. Der Same ist durch alle größeren Samenhandlungen zu beziehen.

Ernte: Man sammelt die Wurzel im Herbst oder zeitigen Frühjahr, wo sie am zuckerreichsten ist. Die Aufbewahrung hat trocken und luftig zu geschehen, da sie leicht Feuchtigkeit aus der Luft anzieht und der Schimmelbildung unterworfen ist.

Valeriana officinalis L.
Gemeiner wilder Baldrian, Katzenkraut.

Valerianeae.

Botanisches: Der Baldrian, welcher fast über ganz Europa und das gemäßigte Asien verbreitet ist, stellt eine stattliche, bis 1,5 m hohe Pflanze mit hellroten Blütendolden und gefiederten Blättern dar. Der Stengel ist nach unten vierkantig, oben rund und gefurcht. Je nach der Blattform unterscheidet man drei Varietäten: den hohen (exalta) mit breiten, eirunden und eilanzettförmigen gezähnten oder eingeschnitten sägigen Blattfetzen, den mittleren (intermedia) mit lanzettförmig-sägigen Blattfetzen (die gewöhnlichste Form) und den schmalblättrigen (angustifolia) mit schmalen, oft fast ganzrandigen Blattfetzen. Das Rhizom wird 4—5 cm lang und 2—3 cm dick, nach unten zugespitzt, innen oft schwach gekammert, oben mit Stengelknospen und seitlich mit zahlreichen bis 2 mm dicken, über 20 cm langen bräunlichen Wurzeln besetzt. Die Farbe wechselt je nach dem Standort und Produktionsort. Baldrianwurzel besitzt einen eigenartig kräftigen Geruch und einen gewürzhaften süßlichen und zugleich schwach bitteren Geschmack. Sie enthält 1 % ätherisches Öl, welches aus Estern der Baldriansäure, Ameisensäure, Essigsäure und einem Terpen besteht. Man stellt daraus die Baldriantinktur her; außerdem benutzt man den durch Aufguß auf die zerschnittene Wurzel gewonnenen Baldriantee vielfach als krampfstillendes und nervenberuhigendes Mittel. Erwähnt sei auch die Vorliebe der Katzen für den Geruch des Baldrians. Von wildwachsenden Pflanzen werden fast nur im Harz beschränkte Mengen der Wurzel gesammelt, welche im Handel besonders geschätzt sind. Die Hauptmenge (für Deutschland) geht aus den Kulturen von Cölleda, Jena, Gebesee, Ringleben, Neuhausen, Frohndorf, Orlishausen, Büchel,

Schneeberg, Jenalöbnitz, Aschersleben, Pansfelde, Schweinfurt usw. hervor. Verwechslungen mit den Wurzeln anderer Valerianaarten wie V. phu und V. dioica kommen, seitdem die Droge fast nur von kultivierten Exemplaren gewonnen wird, kaum mehr vor; auch die Wurzeln von Asclepias vincetoxicum und Veratrum fehlten früher nicht unter der in den Handel gebrachten Ware. Der Baldrian wächst an feuchten Orten sowie auch auf steinigen Bergabhängen und blüht im Juni und Juli.

Anbau: Der Anbau dieser wichtigen Arzneipflanze kann nicht genug empfohlen werden. Die Nachfrage ist in den letzten Jahren sehr gestiegen, und dürfte dies auch weiterhin so bleiben, wie mir auf meine spezielle Anfrage bei mehreren Großvegetabilienhandlungen beschieden wurde. Es bedarf zu einer Kultur durchaus keines besonderen Bodens, vielmehr lassen sich schlechte Felder recht gut dazu verwerten; jeder trockene steinige Bergabhang oder Hohlweg eignet sich zum Anbau von Baldrian. Die Pflanze liebt zwar feuchten Boden, doch ist die Wurzel am besten und geschätztesten, wo die Pflanze im trockenen leichten Höhenboden angebaut wird. Die Vermehrung kann sowohl durch Samen als durch Wurzelteilung bzw. durch die beim Ausgraben als zu schwach befundenen ausschlagfähigen Wurzeln erfolgen. Am zweckmäßigsten wählt man die Aussaat. Der Same wird im Frühjahr auf das flach geackerte oder behackte Feld gestreut und, ohne untergeeggt zu werden, nur festgewalzt. Man säe nicht zu dicht; die Reihensaat ist wie in den meisten Fällen auch hier vorzuziehen. Das Feld wird von Unkraut reingehalten, doch nicht behackt. Einmal angebaut, pflanzt sich der Baldrian leicht von selbst fort an geeignetem Standort; doch damit die Sorte echt bleibt, empfiehlt es sich, die Kultur ab und zu durch Samen von wilden Pflanzen aufzufrischen, um so einer Entartung vorzubeugen. Man sät ihn auch im Herbst in Mistbeetkästen an, bringt die Pflänzchen im Frühjahr auf das Beet und erntet das Rhizom im September des zweiten Jahres.

Ernte: Die Wurzeln werden gewöhnlich im zweiten, manchmal aber schon im ersten Jahre (wie dies bei den Kulturen von Cölleda der Fall ist) gegraben, und zwar meist im Herbst. Man wäscht sie, befreit sie mittels eiserner Kämme von den feinen Wurzelzweigen und breitet sie alsdann auf abgemähten Wiesen zum Trocknen aus. Mancherorts werden sie auch auf Fäden gereiht zum Trocknen gebracht. Erst beim Trocknen entsteht das charakteristische Baldrianaroma, welches der frischen Pflanze vollständig fehlt. Will man Samen ernten, so muß man wegen der ungleichen Reife die Stengel abschneiden, sobald die ersten reifen Samen sich zeigen, und an der Sonne auf Horden nachreifen lassen.

Baldrianwurzel wird im Durchschnitt pro Kilo mit 1,20 M von den Groß-Vegetabilienhandlungen offeriert.

Veratrum album L.
Weiße Nießwurz, Weißer Germer.
Colchiaceae.

Botanisches: Diese Pflanze kommt auf hochgelegenen Wiesen der Alpen und des Riesengebirges vor. Es ist eine stattliche, schöne Staude mit dickem Rhizom und hohem reichblühenden Stengel. Die Wurzelblätter sowie die am unteren Teil des Stengels stehenden sind breit und stark gefaltet, die in der Blütenregion befindlichen schuppenartig. Die große, traubige Blütenrispe trägt grünlichweiße kurz gestielte Blüten. Medizinisch ist der kegelige, fast fingerlange, oben 2—3 cm dicke, nicht selten mehrköpfige und oberwärts verzweigte Wurzelstock. Derselbe hat kräftige Nebenwurzeln und ist innen weißlich und hart. Früher gebrauchte man den Wurzelstock ohne die Nebenwurzeln, doch schreibt die Pharmacopoea Germanica jetzt die ganze Wurzel vor. Die Droge schmeckt anhaltend scharf und bitter; sie enthält eine Anzahl Alkaloide (Jervin, Pseudojervin, Rubijervin, Veratralbin, Veratroidin, Protoveratrin, Protoveratridin). Der bittere Geschmack ist auf das Glykosid Veratramin zurückzuführen; ferner findet sich darin Chelopinsäure. Veratrin ist in der Rhizoma Veratri nicht enthalten, obwohl man dem Namen nach es darin vermuten könnte.

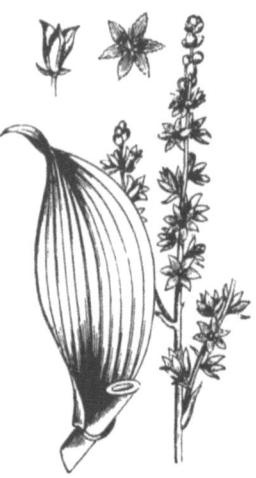

Fig. 19. Veratrum album.

Die gepulverte Wurzel wirkt niesenerregend und findet Anwendung in der Tierheilkunde, weniger innerlich als äußerlich zu Salben gegen Krätze und Abkochungen zu Waschwässern. Offizinell ist die alkoholische Tinctura Veratri.

Wegen ihres Gehaltes an giftigen Alkaloiden ist Rad. Veratri vorsichtig aufzubewahren.

Anbau: Obwohl die Pflanze recht wohl sich in höher gelegenen Orten kultivieren ließe, hat man noch wenig Versuche damit gemacht. Der Anbau erfolgt ganz ähnlich wie beim gelben Enzian und erfordert auch die gleichen Bodenbedingungen. Die Vermehrung durch Stockteilung ist der aus Samen entschieden vorzuziehen.

Ernte: Die Wurzelstöcke werden im Herbst ausgegraben, von den Blättern und Stengeln, teilweise auch von den Wurzeln befreit und in ganzem Zustand oder zerschnitten getrocknet.

Das Kilo wird mit durchschnittlich 60 Pf. gehandelt.

Dritte Abteilung.
Holzartige medizinische Pflanzen.

Aesculus Hippocastanum L.
Roßkastanie, gemeine Kastanie.

Hippocastaneae.

Nach Europa, und zwar nach Wien, brachte die ersten Roßkastanienpflanzen oder Früchte der Gesandte des Kaisers Maximilian II. in Tibet von Ungarn 1576. Seitdem hat sich dieser beliebte Baum fast über ganz Europa verbreitet, angepflanzt namentlich in Gärten und Alleen, jedoch auch in Tiergärten, da die stärkereichen Samen eine gute Äsung für Rot-, Damwild und Wildschweine abgeben. In der Türkei füttert man sogar die Pferde damit, woher wohl auch der Name **Roß**-**kastanie** stammt. Die jungen Laubblätter werden abgekocht und zu einem Extrakt verarbeitet, das gegen Keuchhusten der Kinder sich bewährt hat. Die Rinde von 3—5jährigem Holze kann wegen ihres reichen Gerbstoffgehaltes ähnlich wie die Chinarinde als Fiebermittel und gegen Schwäche der Verdauungsorgane sowie in der Gerberei benutzt werden. Man hat auch wiederholt schon Versuche gemacht, die stärkereichen Kastanienfrüchte ähnlich den Kartoffeln zur Branntweinbrennerei zu verwerten, leider aber noch ohne Erfolg. Sollte es einst **gelingen**, dieses Problem zu lösen, so würden diese Pflanzen sehr wertvoll **werden**. Vorläufig kann natürlich nur von einer gelegentlichen Nebennutzung die Rede sein.

Amygdalus communis.
Gemeine Mandel.

Amygdaleae.

Der Mandelbaum ist ein Kulturgewächs, welches wahrscheinlich im subtropischen China einheimisch ist, jetzt in den warmen gemäßigten Zonen überall gedeiht und namentlich im Mittelmeergebiet zur Samengewinnung kultiviert wird. Er unterscheidet sich vom Pfirsichbaum in der Hauptsache nur durch die trockenen, lederartigen, meist aufspringenden Früchte. Ohne Blüte und Frucht sind beide mit Sicherheit nicht zu unterscheiden. In Deutschland gedeiht der Mandelbaum nur in sehr geschützten Lagen. Die Frucht ist eine einen oder selten zwei ausgebildete Samen enthaltende Steinfrucht. Die Samen (Mandeln) kommen von der Fruchthülle befreit in den Handel. Der Mandelbaum ist noch lange nicht so verbreitet, wie die Einträglichbeit es veranlassen sollte.

Amygdalae amarae, bittere Mandeln, und Amygdalae dulces, süße Mandeln, sind die Samen von Kulturformen eines und desselben Baumes. Prunus Amygdalus *Stokel* (= Amygdalus commun. *L.*).

Die Mandeln sind geruchlos; ihr Geschmack soll nicht ranzig sein, was bei zerbrochenen Stücken meist der Fall ist. Die Bestandteile beider Arten, d. h. sowohl der süßen als der bitteren Mandeln, sind Eiweiß, Zucker und fettes Öl. Bittere Mandeln enthalten außerdem das Glykosid Amygdalin, welches bei Zutritt von Wasser durch das Ferment Emulsin in Blausäure, Benzaldehyd und Traubenzucker gespalten wird.

Süße Mandeln dienen zur Herstellung von Ol. Amygdalarum und Mandelmilch, bittere zur Herstellung von Aqu. amygd. amar.; beide außerdem zu Sirup. Amygdalar.

Artemisia Abrotanum *L.*
Eberreis, Eberraute usw.

Compositae.

Botanisches: Diese Pflanze wurde aus Kleinasien und Südeuropa zu uns eingeführt und ist heute eine bekannte Gartenpflanze, besonders auf den Dörfern. Ein kleiner, kaum 50 cm hoher Strauch mit doppelt gefiederten schmalen graugrünlichen Blättchen. Der Blütenstand ist eine einseitige Traube mit zahlreichen winzigen gelben Blütenkörbchen. Blütezeit: August und September. Das Kraut kommt in Wirksamkeit dem Wermut sehr nahe.

Anbau: Dieser Strauch liebt einen sonnigen Standort und mehr trockenen Boden. Die Vermehrung geschieht durch Zerteilung alter Pflanzen. Nicht selten erfriert die Pflanze, schlägt aber aus der Wurzel wieder aus.

Gesammelt wird das Kraut samt Blüten.

Artemisia vulgar.
Beifuß.

Compositae.

Botanisches: Die Pflanze stammt aus dem Orient, kommt aber häufig wild bei uns vor, besonders an Ufern und in Hecken, an Wegen und auf Schutthaufen. Der Beifuß hat einen krautartigen, 1—1½ m hohen, am Grunde holzartigen Stengel, oben ästig und in einer langen pyramidalen Rispe endigend. Die eirunden Blätter sind fiederspaltig mit länglichen, zugespitzten, meist eingeschnittenen oder gesägten Zipfeln, oberseits dunkelgrün, kahl, unterseits weißlich, filzig. Die Scheibenblüten sind rötlich, die weiblichen gelblich. Blütezeit Juli bis September.

Anbau: Man vermehrt den Beifuß durch Teilung alter Pflanzen oder durch Aussaat von Samen wild wachsender Pflanzen. Die Sämlinge pflanzt man im Garten an Mauern oder unbenutzten Stellen ½ m voneinander entfernt aus, wo sie sich bald zu starken Pflanzen entwickeln und ausdauern. Der Beifuß begnügt sich mit dem schlechtesten Boden. Im August und September schneidet man die blühenden Stengelspitzen ab und trocknet sie im Schatten. Das Kraut wird außer in der Apotheke auch in der Speiseküche zur Fleischwürze gebraucht.

Citrus aurantium *Risc.*

Orangenbaum, Apfelsine, Pomeranze, Zitrone.

Auranteaceae.

Die verschiedenen Citrusarten sind im tropischen Asien, namentlich Ostindien, sowie in Japan und China heimisch, wurden aber durch die Jahrtausende alte Kultur über alle wärmeren Gegenden der Erde verbreitet (Italien, Südfrankreich, Portugal usw.). In Deutschland freilich lassen sich die Citrusbäume nur in Orangerien ziehen. Wo dies der Fall ist, sei auf ihre Nutzung aufmerksam gemacht. Blätter, Blüten, die unreifen Früchte und die Schalen der reifen Früchte lassen sich in den Apotheken gut verwerten.

Die Pomeranzenblätter sind mit dem geflügelten Blattstiel auffälligerweise durch ein Gelenk verbunden, sind eiförmig, ganzrandig oder entfernt gekerbt, steif und punktiert. Sie enthalten ätherisches Öl und dienen als aromatisches Bittermittel. Die weißen wohlriechenden **Blüten** enthalten ölreiche Drüsen in Menge und werden zu Tee und **Darstellung** von Aqua florum aurantii verwendet. Die vor der Reife **meist** von selbst abfallenden Früchte sind nahezu kugelig von dunkel**graugrüner** bis bräunlicher Farbe; ihre Oberfläche ist durch die beim **Trocknen** eingesunkenen Sekretbehälter vertieft punktiert. Die sehr harten Früchte lassen auf dem Durchschnitt mehrere kreisförmig gruppierte Samen erkennen. Sie riechen und schmecken eigentümlich aromatisch, die äußere Schicht ist bitter. Unreife Pomeranzen sind ein kräftiges Magenmittel und bilden einen Bestandteil der Tinctura amara. Die Fruchtschalen der ausgewachsenen reifen Früchte sind außen gelbrot bis bräunlich, warzig, runzelig und grubig vertieft, die innere weiße Fläche grobrunzelig, von gelben Gefäßsträngen durchsetzt. Sie sind von kräftig aromatischem Geruch und stark bitterem Geschmack und finden Anwendung als Cortex aurant. fruct. als aromatisches, appetitanregendes und verdauungsbeförderndes Mittel zu Elixir aurant. cpt., Sirup. aurant. cort., Tinctura aurant., Tinct. amar., Tinct. chin. cpt. u. a. m.

Cydonia vulgar. *Person* — Pirus Cydon. *L.*
Quitte.
Pomaceae.

Botanisches: Der gemeine Quittenbaum ist im südlichen Europa heimisch und wird in Deutschland überall unter Kultur genommen. Man zieht ihn durch Veredelung auf Birne. Von der ihr zunächst stehenden Gattung der Apfel- und Birnbäume unterscheidet sich die Gattung Cydonia durch die blattartigen, nach der Blütezeit sich vergrößernden und die Frucht krönenden Kelchzipfel, durch die vielsamigen Fächer der Frucht, durch die knorpelig holzige Beschaffenheit des das Kerngehäuse umgebenden Fleisches und die aus schleimhaltigen Zellen bestehende Schale der Samen. Die Blüten sind groß und stehen einzeln. Die Früchte des gemeinen Quittenbaumes sind entweder apfelförmig (Apfelquitten) oder birnförmig (Birnquitten), zitronengelb, mit einem graulichen lockeren abfallenden Filze bekleidet und haben einen herben und zusammenziehenden süßlichen oder säuerlichen Geschmack und einen angenehmen, etwas an Ananas erinnernden Geruch. Aus den frischen Früchten bereitet man in den Apotheken einen vielbegehrten Saft, die getrockneten dünnen Quittenscheiben werden als Tee verkauft, und die Samen (Quittenkerne), welche in ihrer Schale eine große Menge wasserlöslichen Schleim (sog. Bassorin) enthalten, finden Anwendung bei Augenkrankheiten, besonders in der Tierheilkunde. Zum Küchengebrauch ist die Birnquitte, welche einen milderen Geschmack hat, vorzuziehen, zum med. Gebrauch dagegen die Apfelquitte. Die Quittenbäume lieben einen warmen Standort und guten, etwas feuchten Boden.

Die Anzucht von Quittenbäumen und das Sammeln der Quittenfrüchte kann als gewinnbringend aufs beste empfohlen werden.

Von 50 Kilogramm frischer Früchte erhält man rund 10 kg trockener Schnitten. Die 50 kg kauft man für 9 M auf und bekommt für die getrocknete Ware 20 M von jeder Vegetabilienhandlung, wobei noch ca. 250 g Kerne im Werte von ca. 80 Pf. übrig bleiben.

Daphne Mezereum L.
Seidelbast, Kellerhals.
Thymeleae.

Botanisches: Ein in ganz Europa wachsender kleiner Strauch, ziert mit seinen duftenden rosaroten Blüten schon Ende März unsere Bergwälder, bevor noch die Blätter erscheinen. Die Blüten erscheinen an den Seiten des Stengels und der Äste vor den Blättern. Die scharlachroten einsamigen Beeren enthalten einen brennenden scharfen Saft wie auch die Rinde, welche wegen dieser Eigenschaft als Cortex Mezerei früher offizinell war und heute noch zur Darstellung des Drouotschen Pflasters dient.

Anbau: Wo die Pflanze in der Wildnis nicht vorkommt, wird man nicht unzweckmäßig für die Verbreitung derselben Sorge tragen, doch nur da, wo ein feuchter schattiger Laubwald zur Verfügung steht, denn zu einer Feld- oder Gartenkultur eignet sich Seidelbast nicht. Die Vermehrung bezweckt man durch Samen, den man bald nach der Reife in flache humusreiche Gräben zwischen Gebüsch legt, nicht allzutief, ganz ähnlich wie man Samen von Bohnen oder Erbsen zu legen pflegt. Bemerkt man die jungen Pflänzchen, so sorgt man dafür, daß dieselben nicht von Unkraut überwuchert werden, und verzieht die Pflanzen, wo sie zu dicht stehen, so daß mindestens 30 cm Abstand bleibt. Das Wachstum geht langsam vor sich; vor dem 6. Jahre ist an eine Ernte kaum zu denken. Die Zeit zum Ernten ist der Winter, bevor die roten Blüten sich entfalten; alsdann steht das Holz in Saft, und läßt sich die Rinde gut abziehen. Die Pflanze verträgt nicht gut das Abschneiden der Äste und schlägt nur schwer wieder aus, was damit zusammenhängt, daß die Augen meist nur an den oberen Zweigspitzen sich befinden. Meist bleiben die Stengel kahl, und erfolgt das Ausschlagen am Wurzelstock. Die in langen Streifen abgezogene Rinde wird, bevor sie ganz trocken ist, in Knäuel gewickelt und kommt so in den Handel. Das Kilogramm wird durchschnittlich mit 1 M bezahlt.

Eucalyptus globulus L.
Blauer Gummibaum, Eisen-, Veilchenbaum.
Myrtaceae.

Botanisches: Dieser Baum Australiens ist berühmt geworden wegen seiner außerordentlichen Raschwüchsigkeit und seines sehr harten und dauerhaften Holzes, und weil er durch seine rasche Entwicklung zur Entwässerung und somit zur Reinigung der Luft sumpfiger Gegenden beiträgt. In Deutschland hält dieser graugrün belaubte, ziemlich stark aromatisch duftende Baum im Freien nicht aus, doch gedeiht er gut in Italien, Spanien und Frankreich. Er wächst so rasch, daß er binnen 7 Jahren eine Höhe von 20 m und einen Stammumfang von 120 cm am Grunde erreichen kann. Für unseren Arzneischatz von Bedeutung sind die länglichen spitzen kahlen bläulichgrünen drüsig punktierten Blätter von dünn lederartiger Konsistenz, mit dem geflügelten Blattstiel durch ein Gelenk verbunden. Während die Blätter ausgewachsener Bäume sichelförmig sind, haben die jungen Bäume eine eiförmige, am Grunde herzförmige Gestalt. Die Blätter enthalten äther. Öl, Gerbstoff und Harz und sollen ein Mittel gegen Wechselfieber sein, ähnlich Chinin. Man bereitet daraus die Tinctura Eucalypti.

Anbau: Eucalyptus globulus ist leicht zu ziehen, und zwar aus Samen, den man in allen größeren Samenhandlungen erhält, denn abgesehen von seinem medizinischen Wert ist Eucalyptus eine beliebte Zierpflanze unserer Gärten geworden. Man sät den feinen Samen im März in ein Frühbeet und pflanzt Ende Mai, wenn keine Fröste mehr zu erwarten sind, die jungen Pflanzen in das freie Land, sorgt für Feuchtigkeit und gibt ihnen sandige moorhaltige Erde. Im Herbst (Anfang Oktober) muß man die sich schon im ersten Jahre zu stattlichen, ca. 10 m hohen Pflanzen entwickelnden Exemplare in einen hellen frostfreien Raum bringen, am besten in ein sogenanntes Kalthaus mit einer Minimaltemperatur von ca. 3^0 C, obschon sie $3—4^0$ Kälte vertragen können, ohne zugrunde zu gehen. Im Frühjahr kann man die Bäume alsdann wieder ins Freie bringen. Nach 3—4 Jahren haben dieselben dann eine Höhe erreicht, daß man sie nicht mehr behandeln kann. Die Blätter schneidet man im Herbst vor dem Einwintern ab.

Juglans regia.
Walnußbaum.

Juglandeae.

Botanisches: Der Nußbaum ist heimisch im südlichen Europa, in den Gegenden um das Kaspische Meer, in Japan und China und wird vorzüglich in der südlichen Hälfte Europas kultiviert, in milden geschützten Lagen auch in Norddeutschland, Norwegen, Schweden usw. Seine Höhengrenze liegt in Südtirol erst bei 1300 m, auf der Südseite der Alpen schon bei 950—1150 m, auf der Nordseite bei 800—1000 m, in den Vogesen bei 650 m. In Siebenbürgen und manchen Gegenden Ungarns findet man Nußbäume verwildert, kleine Wälder bildend.

Der Nußbaum ist ein so prächtiger und zugleich vorzüglicher Nutzbaum, daß er verdiente, viel mehr angepflanzt zu werden, als dies tatsächlich geschieht, und scheint man in letzter Zeit von seiten der Forstverwaltung dem Bedarf an Nußbaumholz endlich mehr Rechnung zu tragen. Seine Früchte (Walnüsse oder welsche Nüsse) werden unreif in Zucker eingemacht gegessen. Die Samen (Kerne) sind wohlschmeckend und enthalten reichlich fettes Öl (Nußöl). Die getrockneten Walnußblätter sind ein altes Volksheilmittel und noch heute offizinell als Fol. Juglandis, sie haben frisch einen starken aromatischen Geruch, der sich beim Trocknen teilweise verliert, schmecken etwas kratzend und enthalten ein leicht veränderliches Alkaloid „Juglandin", Inosit und Spuren ätherischen Öles, ferner 5 % Mineralbestandteile. Die grüne fleischige Schale der Früchte war früher als Cort. fruct. Jugland. offizinell, gibt eine sehr dauerhafte schwarzbraune Farbe, und wird das daraus hergestellte Extrakt vielfach als Haarfärbemittel benutzt. Der Stamm des Baumes liefert ein schönes hartes, dunkelbraunes Holz, das zu den besten europäischen Tischlerhölzern zählt.

Man vermehrt den Nußbaum durch Aussaat der Nüsse und veredelt die erhaltenen Wildlinge später durch Okulieren. Die Art variiert sehr in Form der Früchte und Blätter. Die Abarten mit ungefiederten (var. monophylla) und geschlitzten Blättern (var. caciniata) sind am auffallendsten. Hinsichtlich der Form der Früchte unterscheidet man die Riesen- oder Pferdenuß mit sehr großen, dafür weniger schmackhaften Früchten, die Meisennuß mit sehr dünner, die Kriebelnuß mit sehr harter Schale, die Schlägelnuß mit langgestreckten Früchten.

Die für die Apotheke die meiste Bedeutung besitzenden Blätter sammelt man vor dem völligen Ausgewachsensein im Juni und trocknet sie rasch, um ihnen die grüne Farbe zu erhalten. Durch unachtsames Trocknen braun gewordene Walnußblätter sollen pharmazeutische Verwendung nicht finden.

Juniperus communis.
Gemeiner Wacholder. — Kranawittstrauch.

Coniferae (Cupressineae).

Botanisches: Der in ganz Europa und Nordasien vorkommende Wacholder wird nur unter günstigen Verhältnissen zu einem 5—7, höchstens 10 m hohen Baume; meist bleibt er ein 1—2 m hoher Strauch mit linealen stechenden Blättern, welche zu je 3 in Wirteln an den dreikantigen Ästen stehen. Der Wacholder ist zweihäusig und gebraucht 2 Jahre zum Reifen der Früchte. Dieselben stellen kugelige, erbsengroße, an der Spitze dreihöckerige (herrührend von den drei verwachsenen Karpellblättern), schwarzblau bereifte Beeren (richtiger Beerenzapfen) dar mit 3 harten, dreikantigen, mit Öldrüsen besetzten

Samen. Der Geschmack ist süßlich, bitterlich; Geruch gewürzhaft. Die Früchte sind als Fructus Juniperi offizinell, sie enthalten 0,5—1,2 % ätherisches Öl, aus Terpenen und Pinen bestehend, ferner bis gegen 40 % Traubenzucker und 5 % Eiweißstoffe; ihre Wirkung ist harntreibend, sie bilden auch einen Bestandteil der Species diureticae. — Viel gebraucht wird auch der aus den Früchten ausgepreßte und eingedickte Saft, „Succus Juniper. inspissat.", und das ätherische Öl sowohl vom Holz als auch von den Früchten. Zum Räuchern benutzt man die trockenen Zweige, Wurzeln und Beeren. Das gelbrötliche, im Kern bläuliche, harte und wohlriechende Holz wird zum Auslegen feiner Arbeiten gebraucht. Aus knorrigen Wurzeln und Stämmen verfertigt man Gartenmöbel und Stöcke.

Anbau: Unter der fortschreitenden land- und forstwirtschaftlichen Kultur wird der typische Wacholderstrauch immer seltener; am häufigsten findet er sich wohl noch in Ostpreußen und in der Lüneburger Heide, woher auch der Bedarf dieser wichtigen Droge zum Teil gedeckt wird. Weitaus die größten Mengen kommen aber aus Ungarn, Italien und Südfrankreich, und darum sollte man bei uns diesem anspruchslosen und nützlichen Strauch mehr Aufmerksamkeit schenken. Der Wacholder gedeiht in jedem Boden. Sowohl in Gärten wie auf Triften und auf dürren Bergabhängen lassen sich mit Erfolg Anpflanzungen machen. Die Lage muß warm, vor kalten Winden geschützt sein, der Boden darf keine stockende Nässe enthalten. Die Vermehrung nimmt man durch Samen vor, wie es in der Forstkultur mit den übrigen Koniferen geschieht.

Ernte: Die Beeren werden im Herbste des zweiten Jahres ihrer Entwicklung gesammelt und in der Sonne getrocknet. Die noch unreifen, grünen, beim Trocknen grau oder rot werdenden Früchte sind zu verwerfen. Für Apothekenzwecke ist nur „handgelesene" Ware zu verwenden. Gute Qualitäten sind sehr gesucht und meist nur in ungenügender Menge zu beschaffen, so daß oft nicht unbedeutende Preissteigerungen zu verzeichnen sind. Der Durchschnittspreis für handgelesene Ware ist 0,70 M pro Kilogramm.

Juniperus Sabina A.
Sadebaum, Sevenbaum.
Coniferae.

Botanisches: Der Sadebaum wächst auf den Bergen und in den Tälern der südlichen Alpen und Pyrenäen, der Gebirge Spaniens und im Orient als ein 1—3 m hoher sehr ausgebreiteter sparriger Strauch, wächst aber auch baumartig heran. Er hat eine bräunlich-rötlichgraue Rinde, schmalpfriemenförmige, stachelspitze, gekreuzt gegenständige oder auch schuppenförmige, vierreihig-dachziegelartig knapp anliegende Blätter. Auf ihrer Rückseite ist stets ein·deutlicher lang verlaufender Ölgang wahrzunehmen. An den Enden der Zweige finden sich (an derselben Pflanze!) männliche und weibliche Blüten. Die Frucht ist ein fast kugeliger schwärzlicher ins Rotbraune übergehender bläulich bereifter Beerenzapfen. — Blütezeit fällt in April und Mai. Die grünen Ästchen des Sadebaumes sind als Sadebaumzweige (Summitates Sabinae) in der Medizin gebräuchlich als ein heftig wirkendes Diuretikum und Abortivmittel. Sie sind nur mit größter Vorsicht anzuwenden, da sie leicht den Tod herbeiführen können. Der Geruch ist eigenartig aromatisch, der Geschmack widerlich. Sie enthalten bis 4 % ätherisches Öl von brennendem Geschmack und starker Giftwirkung.

Anbau: Der Sadebaum eignet sich recht gut zum Anbau in Gärten, an Wegen, auf Triften, dürren Bergen usw. Er liebt warme geschützte Lage und begnügt sich mit jedem Boden, sofern derselbe nicht an stockender Nässe leidet. Die Fortpflanzung kann sowohl durch Samen als durch Ableger bewirkt werden.

Lavandula vera *Dec.*
Wahre oder französische Lavendel, Spieke, deutsche Narde.

Labiatae.

Botanisches: Dieser 1—2 Fuß hohe ästige Strauch ist auf steinigen Bergen und Hügeln Südeuropas heimisch. Er wird zum Zwecke der Blütengewinnung in Mitteleuropa in Gärten kultiviert, hauptsächlich in Südfrankreich, während man dieselbe Pflanze in England vorzugsweise zur Gewinnung des ätherischen Öles anbaut. Die Rutenäste sind krautig, buschig, von dichtgestellten Sternhärchen graugrün; die Blätter schmal lanzettförmig, ganzrandig, am Rande umgerollt, oberseits grün, unterseits gräulich. Die zu einem ährenförmigen Blütenstand vereinigten kurz gestielten Blüten besitzen einen etwa 5 mm langen, walzig-glockigen oder röhrenförmigen Kelch von stahlblauer bis bräunlicher Farbe; er ist durch weiße oder bláue Haare filzig. Die Blumenkrone ist von bläulicher bis tiefblauer Farbe und zweilippig. Die Oberlippe ist groß und zweilappig, die Unterlippe bedeutend kleiner und dreilappig. Die Blumenkronenröhre schließt zwei längere und zwei kürzere Staubgefäße sowie den Griffel ein. Lavendelblüten besitzen einen eigentümlichen angenehm gewürzhaften Geruch und schmecken bitter. Ihr hauptsächlichster Bestandteil ist äther. Öl (bis 3 %). Sie bilden einen Bestandteil der Species aromatic. und dienen zur Bereitung von Spiritus Lavandul. Die Blüten der einigermaßen mit Lavendelblüten zu verwechselnden Lavandula spica zeichnen sich durch eine kleinere und hellere Blumenkrone aus.

Anbau: Der Lavendel gedeiht in jedem Boden, doch bevorzugt er leichtes Erdreich. Besonders eignen sich gegen Süden gelegene Bergabhänge und Weinberge zu einer größeren Kultur. Die Fortpflanzung geschieht weniger durch Samen als vielmehr durch Stockteilung, und zwar im August und September und durch Stecklinge im März. Will man die Anzucht durch Samen vornehmen, so bedient man sich eines Mistbeetes und sät im zeitigen Frühjahr dünn aus. Die erstarkten Pflanzen werden, wenn keine Nachtfröste mehr zu befürchten sind, ins freie Land gebracht, und zwar macht man die Pflanzung möglichst in Reihen unter Beobachtung eines Abstandes von 30 bis 40 cm. Man tut gut, den Boden vorher tief zu rigolen und sorgt auch immer durch Behackung der Erde für Lockerung des Bodens und Fernhalten des Unkrautes. Jedes Jahr muß der Lavendel beschnitten werden, und zwar nicht später wie anfangs August, da sonst die Pflanzen vor Winter nicht hinlänglich treiben und leicht vom Froste leiden. Eine Lavendelanlage dauert meist viele Jahre ohne besondere Pflege. Kommt es vor, daß nach 5—6 Jahren die Pflanzen schlecht werden, so müssen sie durch Zurückschneiden bis nahe an den Boden verjüngt werden. Mancherseits wird Versetzen der Pflanzen alle 3 Jahre empfohlen, doch kann durch geeignete Düngung im Herbste viel nachgeholfen werden. Eine solche Düngung hätte in halbverwestem Mist, Knochenmehl und Komposterde zu bestehen. —

Ernte: Die Blütenköpfchen werden vor völliger Entfaltung gesammelt und im Schatten getrocknet. Von Stengelresten und Blättern soll die zur arzneilichen Anwendung gelangende Droge frei sein. Sofern die Lavendelblüten zur Öldestillation verwendet werden sollen, hat die Erfahrung gelehrt, daß die zweijährige Ware die gehaltreichste ist. Die Nachfrage ist immer noch eine sehr rege, so daß zu einem Anbau recht wohl geraten werden kann. Das Kilogramm getrockneter Blüten wird mit 1,20 M bis 1,40 M gehandelt.

Ononis spinosa *L.*

Dorniger oder gemeiner Hauhechel, Weiberkrieg, Ochsenbrech.

Papilionaceae.

Botanisches: Wir finden diesen kleinen dornigen Halbstrauch nicht selten an Wegrändern, Rainen und auf Triften. Der Stengel ist aufsteigend oder aufrecht, 1- oder 2 reihig behaart, mit zahlreichen, oft verzweigten Dornästen. Die Blättchen sind ziemlich kahl, eiförmiglänglich, gezähnelt. Die rötlichweißen Blüten stehen meist einzeln in den Blattachseln und zeigen schmetterlingsartigen Bau. Die Frucht ist eine Hülse. Von medizinischer Bedeutung ist die Wurzel. Dieselbe ist sehr lang, tief längsfurchig, kantig und oft gedreht, vielköpfig und von holziger Konsistenz, von großer Zähigkeit, außen graubraun, innen weiß mit fächerartig gestrahltem Querschnitt. Der Geschmack der Hauhechelwurzel ist kratzend, etwas herb uud zugleich süßlich, der Geruch schwach an Süßholz erinnernd. Sie enthält ein Glykosid: Ononin, einen dem Glycyrrhizin ähnlichen Körper: Ononid und einen kristallisierbaren Körper: Onocerin oder Onocol. Seit Mitte des 16. Jahrhunderts ist die Droge in Deutschland gebräuchlich und auch heute noch als Radix ononidis offizinell. Sie wirkt harntreibend und bildet einen Bestandteil des Species diuretica.

Anbau: Bei der zunehmenden Verbesserung der landwirtschaftlichen Bodenverhältnisse nimmt der Ertrag der früher in unkultivierten Landparzellen massenhaft vorkommenden Hauhechelwurzel von Jahr zu Jahr ab, und man ist jetzt zur Befriedigung des Bedarfes fast nur noch auf das Ausland angewiesen, aber auch von dorther ist der Artikel nur noch mit wesentlich höheren Preisanlagen zu beschaffen, weshalb dringend die Kultur dieser Pflanze empfohlen wird. Es eignet sich jeder sonnig gelegene Bergabhang zu einer Anlage, besonders wo letten- oder schieferhaltiger Untergrund vorherrscht. Die Vermehrung kann sowohl durch Samen als durch Stockteilung geschehen. Außer einmaligem Behacken und Säuberung vom gröbsten Unkraut dürfte eine solche Anlage keine besondere Pflege erfordern.

Ernte: Man gräbt im Herbst die Wurzeln von meist vieljährigen Exemplaren aus, wäscht sie und trocknet an der Luft.

Die als Verwechslung dienenden Wurzeln von Ononis repens L. und Ononis arvensis L. sind bedeutend dünner und nicht gefurcht.

Das Kilogramm getrockneter Ware wird mit durchschnittlich 1,00 M gehandelt. Im letzten Jahresbericht der Firma Caesar & Loretz lesen wir folgendes über diesen Artikel: „Rad. Ononidis spinosa bedarf schon seit einigen Jahren höherer Preisanlagen, da sich zu den früheren billigen Preisen niemand mehr recht mit der Einsammlung dieser nicht mehr so reichlich wie früher vorkommenden Wurzeln befassen will."

Pogostemon Patchouly *Endl.*
Patschulipflanze.

Labiatae.

Botanisches: Die uns die bekannten Patschuliblätter liefernde Pflanze ist eine im indisch-malaiischen Gebiet heimische Staude und wird dort sowie auch in anderen Tropengebieten (bes. Westindien) vielfach kultiviert. Es wäre durchaus kein allzu verwegenes Unternehmen, diese immer mehr an Bedeutung gewinnende Pflanze auch bei uns zu kultivieren, wenn es sich auch freilich nur um eine beschränkte Anzahl von Pflanzen handeln könnte, denn eine Freilandkultur ist insofern ausgeschlossen, weil die Pflanze unsere rauhen Winter nicht ohne Schutz überstehen wird, wohl aber können wir sie nach Art unserer Lorbeer- oder Pomeranzenbäume als Kalthauspflanze kultivieren. Die Blätter sind lang gestielt, eiförmig, scharf zugespitzt, am Rande grob gesägt, 8—11 cm lang, 5—7 cm breit und reichlich mit Drüsenhaaren besetzt. Die Patschuliblätter sind durch einen eigenartig lange anhaftenden Geruch ausgezeichnet, enthalten bis 4 % ätherisches Öl und sind im Orient zu Parfümeriezwecken viel in Gebrauch. In dieser Beziehung spielt die Pflanze auch bei uns eine recht bedeutende Rolle und wird besonders als Mottenschutzmittel angewandt.

Anbau: Die Patschulipflanze, die wohl in allen größeren Handelsgärtnereien Erfurts zu haben ist, läßt sich durch Stecklinge leicht vermehren, die man im Frühling oder Sommer in feuchten Sand steckt und unter Glas sich bewurzeln läßt. Sie wächst als Topfpflanze leicht und hoch heran und muß fortwährend durch Zurückschneiden verjüngt werden. Während der Sommermonate kann man wohl den Pflanzen im Garten einen sonnigen Standort geben, muß sie aber im Herbst in ein Kalthaus zur Überwinterung bringen.

Prunus Laurocerasus.

Kirschlorbeer.

Amygdaleae.

Botanisches: Obwohl aus Asien stammend, ist der Kirschlorbeer doch jetzt im ganzen südlichen Europa verwildert und hält auch im südlichen Deutschland und in Tirol im Freien aus. Weiter nördlich allerdings, wo er oft als Zierstauch in Gärten kultiviert wird, muß er im Winter mit einer schützenden Bedeckung versehen werden. Er wird bald strauch-, bald baumartig angetroffen in einer Höhe bis zu 7 m mit abstehenden grauschwarzen Ästen. Er hat etwas Ähnlichkeit mit dem Orangenbaum und kann wie dieser in Kugel- und Pyramidenform gezogen werden. Die immergrünen Blätter sind kurz gestielt, lederartig, bis 20 cm lang und 8 cm breit, an der Basis abgerundet, oben kurz zugespitzt, am Rande schwach gesägt. In der Nähe der Basis finden sich auf der Unterseite mehrere (3—7) deutliche Drüsenflecken. Sie entwickeln in frischem Zustande beim Zerreiben mit Wasser Blausäure und Benzaldehyd und dienen zur Bereitung des dem Bittermandelwasser gleichwertigen Kirschlorbeerwassers, Aqua Laurocerasi. Der Blütenstand ist eine kleine aufrechte Blütentraube mit weißen Blüten; die Früchte sind großen Kirschen ähnlich, aber eiförmig und schwarz.

Anbau: Die Fortpflanzung geschieht durch Stecklinge, welche an einem schattigen Orte leicht Wurzeln schlagen, und zwar steckt man am vorteilhaftesten kleine Zweige vom vorjährigen oder letzten Triebe im Frühling vor dem Treiben in ein schattiges Mistbeet und hält sie gut feucht, bis sie bewurzelt sind. Die bewurzelten Pflanzen kommen in jedem Boden, auch in schattiger Lage gut fort, doch empfiehlt es sich, vorher gut zu rigolen. In Reihen gepflanzt, ca. 1 m voneinander entfernt, bilden sie eine prächtige Hecke. Vor Eintritt des Winters bedeckt man die Wurzeln mit Laub handhoch, beugt die Sträucher nieder und bedeckt sie leicht mit Tannenreisig. Strohbedeckung ist deshalb zu vermeiden, weil es den die Rinde abnagenden Mäusen leicht als Schlupfwinkel dient. Sonst verlangt der Kirschlorbeer keine besondere Pflege.

Ernte: Die Blätter können jederzeit zum Teil abgeschnitten werden, soweit sie vollkommen ausgebildet und hart sind. Bei der Haupternte im Herbst schneidet man die Zweige bis auf einige Augen zurück. Zur Destillation lassen sich auch die zarten Spitzen verwenden, man blättert somit die abgeschnittenen Zweige nicht ab. Nach mehreren Jahren ist entweder das Versetzen der Sträucher in frischen nahrhafteren Boden oder eine wiederholte Düngung mit verdünnter Mistjauche von großem Nutzen.

Rhamnus Frangula *L.*
Faulbaum, Pulverholz.
Rhamneae.

Botanisches: Der Faulbaum ist ein Strauch, der in ganz Europa auf feuchtem und moorigem Boden, in Gebüschen und Wäldern wild wächst mit rutenförmigen Zweigen, abwechselnden, abfallenden, länglichen, ganzrandigen Blättern und weißlichgrünen Zwitterblüten, aus denen sich Beeren entwickeln, welche erst grün, dann rot, zuletzt schwarz sind. Der Strauch wurde früher häufig angebaut, weil die aus seinem Holze bereitete Kohle zur Fabrikation des schwarzen Schießpulvers Verwendung findet. Von medizinischer Bedeutung ist die Rinde (Cortex Frangulae). Sie war schon im Mittelalter, wenigstens in Italien, als Heilmittel bekannt, fand die gebührende Beachtung in Deutschland jedoch erst im Laufe des 19. Jahrhunderts. Faulbaumrinde ist getrocknet fast geruchlos und von schleimigem, etwas süßlichem und bitterlichem Geschmack. Wirksame Bestandteile sind die Frangulasäure und das Pseudofrangulin, ferner Frangulin, als Glykosid an Gerbsäure gebunden, Emodin und Chrysophan. Im frischen Zustande wirkt die Rinde brechenerregend; nach mindestens einjährigem Lagern ist die brechenerregende Wirkung verschwunden; sie wirkt alsdann nur abführend und findet Anwendung bei Leber- und Hämorrhoidalleiden (im

Aufguß), zu Teegemischen und zu dem offizinellen dunkelgelbbraunroten Faulbaumrindenextrakt (Extr. Fragul. fluid.) Die offizinelle Cortex Frangulae soll also stets ein oder besser 2 Jahre lang gelagert haben.

Anbau: Der Faulbaum läßt sich leicht durch Stockteilung vermehren. Ufer oder überhaupt feuchte Plätze eignen sich recht gut zu einer Anpflanzung. Er verursacht absolut keine Pflege. Nach dem Abhauen des Holzes schlagen die Stöcke stets von neuem wieder aus.

Ernte: Im Frühjahr wird das ältere Holz abgehauen und sogleich die Rinde von Stamm und Ästen abgeschält, was wegen der schrägen Verzweigung des Strauches leicht geht. Das Trocknen findet in der Sonne statt. Die Rinde kommt in 30 cm langen, 1—2 mm dicken Röhren in den Handel. Das Kilogramm trockene Ware wird mit ca. 40 Pf. gehandelt.

Rhamnus cathartica L.
Kreuzdorn, Purgierwegedorn.
Rhamneae.

Botanisches: Er ist ein Großstrauch oder kleiner Baum in Manneshöhe, in einem großen Teil Europas an sonnigen felsigen Hügeln, an Waldrändern und in Hecken vorkommend. Die Zweige sind spitzig, die Blätter gegenständig mit abgerundeter oder eiförmiger Basis und fein gesägt. Die Blüten in der Vierzahl sind grünlich gefärbt. Von medizinischem Wert sind die fast schwarzen, annähernd kugeligen, runzeligen Früchte von etwas über Erbsengröße. Am Grunde haftet die Kelchscheibe mit dem Stiel fest an, an der Spitze befindet sich die Narbe des Griffels. Die Frucht ist durch 4 Fachwände in 4 regelmäßige Fächer mit je einem Samen geteilt. Kreuzdornbeeren schmecken süßlich und später widerlich bitter; neben dem wirksamen Bestandteil, dem Rhamno-Emodin, sind verschiedene gelbe Farbstoffe darin enthalten sowie etwa 3 % Mineralbestandteile. Sie sind als Fruct. Rhamn. cathart. offizinell, bilden ein drastisches Abführmittel und werden zu dem gleichfalls offizinellen, abführend wirkenden, violettroten Kreuzdornbeerensirup (Sirup. Rhamn. cathart) benutzt. Derselbe wird jedoch nicht aus getrockneten, sondern aus frischen Früchten, und zwar im großen hauptsächlich in der Provinz Sachsen und in der Rheinprovinz gewonnen. Auch der eingedickte Saft (Succ. Spin. Cervin.) wird in vielen Apotheken gefordert.

Aus den unreifen Beeren werden zwei als Malerfarben beliebte Farbstoffe, das Saftgrün und Schüttgelb, bereitet. Das braunrote Kernholz (Kreuzdorn- oder Kreuzholz von stärkeren Kreuzdornstämmen ist von Tischlern sehr gesucht) erhält durch Politur eine prächtige Farbe.

Das Kreuzdornreisig eignet sich wegen seiner sparrigen Verästelung vorzüglich zu Gradierhäusern.

Anbau: Die Vermehrung läßt sich durch Samen leicht vornehmen, den man im Herbst bald nach der Reife in gutes Gartenland aussät. Im Frühjahr, nachdem die Pflanzen unter Fernhalten von Unkraut kräftig herangewachsen sind, verpflanzt man sie an irgend welche zur Verfügung stehende Plätze in Reihen, wo sie bald ohne weitere Pflege eine prächtige Hecke bilden. In bezug auf die Bodenart ist der Kreuzdorn nicht wählerisch, selbst auf sonnigen, steinigen Bergen gedeiht er gut.

Rhus Toxicodendron *Michaux*.
Giftsumach.
Terebinthinaceae.

Botanisches: Der Giftsumach ist ein in ganz Nordamerika einheimischer kletternder oder auf dem Boden liegender Strauch. Man muß ihn unter die stärksten Giftpflanzen rechnen, denn selbst die Berührung der Blätter mit bloßen Händen verursacht heftige Entzündung viel mehr noch der austräufelnde Milchsaft. Selbst die Ausdünstung der Pflanze wirkt schädlich auf die Gesundheit.

Er spielt eine Rolle in der Homöopathie, indem man aus den frischen Blättern einen alkoholischen Auszug darstellt.

Anbau: Die Vermehrung läßt sich leicht durch Samen bewirken, die man an Ort und Stelle dünn aussät. Jeder Boden in sonniger Lage eignet sich dazu, selbst Steinhaufen. Mit Vorliebe rankt er an Mauern: wo die Pflanze einmal eingewurzelt ist, verwildert sie bald, und läßt sich nur schwer wieder ausrotten. Wegen der Giftigkeit erfordert natürlich der Anbau große Vorsicht, und empfiehlt es sich, durch einen Zaun Kinder und

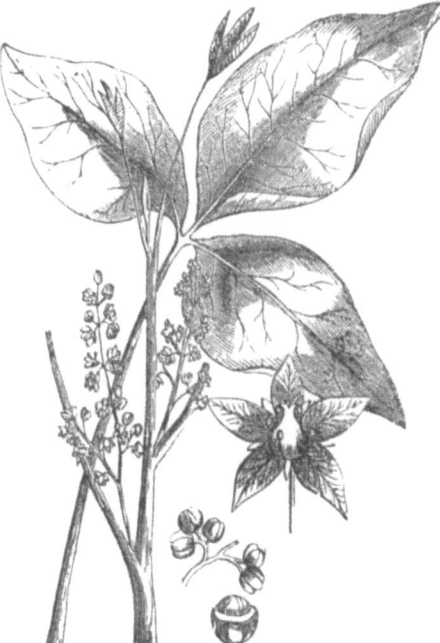

Fig. 20. Rhus Toxicodendron.

Unberufene fernzuhalten. Vorsicht bedarf auch das Einsammeln der Blätter und das Trocknen. Meist werden übrigens die Blätter in frischem Zustand zu Extrakt verarbeitet.

Ribes nigrum L.
Schwarze Johannisbeere, Wanzenbeere.
Grossulariae.

Wo die schwarze Johannisbeere in größerer Menge kultiviert wird, sei hier darauf aufmerksam gemacht, daß nicht nur die Früchte, sondern auch die Blätter in letzterer Zeit immer größere Bedeutung für die Pharmazie gewonnen haben. Die Blätter werden zu Teeaufguß verwendet, der ausgepreßte Saft der reifen Beeren wird mit Zucker zu einem Saft verarbeitet, der speziell gegen Keuchhusten viel gebraucht und in Apotheken unter der Bezeichnung Sirup. Rib. nigr. geführt wird.

Rosa Centifolia.
Gartencentifolie.
Rosaceae.

Botanisches: Die blaßrötlichen bis dunkelroten wohlriechenden Blumenblätter dieser in Gärten allenthalben gezogenen Zierpflanze finden schon seit alters her Verwendung zu medizinischen Zwecken. Wenn auch der Bedarf hierin vielleicht nicht so bedeutend ist, daß sich lediglich zu diesem Zweck eine Kultur dieser Pflanze lohnen würde, so sollte doch, wo dieselbe in größerer Menge vorhanden ist, die Nebennutzung nicht außer acht gelassen werden.

Man sammelt die Blumenblätter im Juni vor der völligen Entfaltung der Blüten und trocknet sie vorsichtig im Schatten. Das Sammeln hat täglich zu geschehen, wenn der Tau abgetrocknet ist. Sie sind als Flor. Rosae offizinell und dienen zur Herstellung des Rosenhonigs, eines mild adstringierenden Mittels gegen die Schwämmchen der Säuglinge, gewöhnlich mit Zusatz von Borax. Getrocknete Rosenblätter enthalten kaum mehr Spuren von ätherischem Öl und verdanken ihre Anwendung zur Bereitung von Mel rosatum wesentlich einem geringen Gehalt an Gerbstoff.

Rosa damascena.
Damaszener Rose.
Rosaceae.

Botanisches: Die Damascener Rose kam schon im grauen Altertum aus Syrien nach Unteritalien, von wo sie sich später nordwärts ausbreitete. Sie wird ganz besonders in Bulgarien südlich vom Schipkapaß gepflegt, am Südabhang des Balkans, in der Umgegend von Kazanlik in Ostrumelien, und zwar zum Zwecke der Gewinnung von Rosenöl. Diese Rose ähnelt der Centifolie sehr und zeichnet sich durch einen sehr intensiven Geruch aus.

Anbau: Es hat lange gedauert, bis man bei uns in Deutschland sich daran wagte, die im Balkan getriebene Rosenkultur und die damit verbundene Ölgewinnung nachzuahmen. Wer Gelegenheit hatte, die ausgedehnten, viele Hektar umfassenden Rosenfelder der Firma Schimmel & Co. in Miltitz bei Leipzig zu besuchen, wird die Bedeutung begreifen, welche man der Rosenölgewinnung beimißt. Werden doch in dieser Fabrik ca. 250 000 kg Rosenblüten alljährlich verarbeitet. Wenn auch die Rosenölgewinnung erst seit Anfang der 80er Jahre in Deutschland betrieben wird, so hat die oben genannte Firma sie durch rastlose Forschung doch schon zu einer staunenswerten Vollkommenheit gebracht. Es unterliegt keinem Zweifel, daß heute das deutsche Rosenöl dem türkischen weit überlegen ist, und zwar aus dem Grunde, weil letzteres selten in reiner Form, sondern meist mit indischem Geraniumöl oder Rosenholzöl verfälscht in den Handel kommt. Die frühere Ansicht, daß nur das Klima des Orients geeignet sei, der Rose genügenden Duft zu verleihen, um technisch verwertbar zu sein, hat sich als irrig erwiesen. Daß dagegen die Pflanze besondere Boden- und Düngungsverhältnisse erfordert, dürfte wahrscheinlicher sein, doch hat die Firma Schimmel hierüber noch nichts verlauten lassen. Jedenfalls wurde mir im Gegensatz hierzu von einem süddeutschen Kgl. Hofgärtner berichtet, daß seine Versuche, die bulgarische Rose zu kultivieren, von ungleich geringerem Erfolg begleitet waren.

In den Miltitzer Fluren finden wir die Rose auf flach geackertem Felde. Die Pflanzen haben Buschform und die Höhe von ca. 1½ m. Die Rosenbüsche sind in langen Reihen gepflanzt, zwischen 2 Reihen ist je ein ca. 2 m breiter Weg freigelassen für die sammelnden Frauen, hauptsächlich auch, um die gegenseitige Beschattung zu vermeiden. Die Behandlung der Rosen ist im allgemeinen dieselbe wie die der übrigen Zierrosen; sie müssen, um eine reiche Blüte zu geben, sachgemäß im Frühjahr beschnitten werden, verlangen auch Schutz vor Kälte usw. Die Blütezeit ist in der Hauptsache der Juni. Selbstverständlich ist die Witterung von größtem Einfluß auf den Ertrag und die Qualität der Blüten.

Die eben voll entfalteten Blüten werden von Frauen mittels einer Schere kurz unter dem Kelch abgeschnitten und sofort in Körben in die Fabrik geschafft, wo der interessante, ziemlich komplizierte Extraktions- und Destillationsprozeß beginnt. Zunächst werden die Rosenblüten mittels Petroleumäther extrahiert, wobei eine braune klebrige

Flüssigkeit resultiert, welche alsdann noch verschiedene Rektifikationsprozesse durchmachen muß, bis schließlich das bekannte prächtig duftende Rosenöl zustande kommt, eine blaßgelbliche Flüssigkeit, die schon bei 19—23,5⁰ C kristallinisch erstarrt und aus einem fast geruchlosen Stearopten, gelöst in dem stark und angenehm riechenden flüssigen Anteil (Phenyläthylalkohol, Geraniol, Rhodinol), und anderen Verbindungen mehr besteht. — Es ist wohl leicht einzusehen, daß der hohe Preis des natürlichen echten Rosenöls (das Kilogramm kostet 1200 bis 1500 M) vielfache Anregung gibt, unabhängig von der natürlichen Rose einen künstlichen Rosenriechstoff auf chemischem Wege herzustellen, zumal ja das Rosenöl auch meist zu Parfümeriezwecken Verwendung findet. Auch diese Aufgabe hat die Firma Schimmel & Co. in Miltitz meisterhaft gelöst, indem sie in jüngster Zeit unter Zugrundelegung eines nach besonderem Verfahren in den Miltitzer Kulturen gewonnenen natürlichen Rosenproduktes einen Rosenriechstoff geschaffen hat, der den Geruch der frischen Rose naturgetreu und vollkommen wiedergibt. Inwieweit diese epochemachende Neuheit mit der Zeit die Kultur der Rose überflüssig macht, bleibt abzuwarten.

Rosa pomifera *Herm.*
Feld- oder Hagebuttenrose.
Rosaceae.

Botanisches: Diese Rose hat ihre Heimat in Mitteleuropa und findet sich verwildert in Hecken und an Wegen. Die langen hellroten Früchte werden nicht nur zu einem beliebten Kompott, dem Hagebuttenmark, verwendet, sie spielen auch eine nicht zu unterschätzende Rolle in unserem Arzneischatz. Sowohl die getrockneten entkernten Früchte als auch die Kerne für sich geben im Aufguß einen wassertreibenden Tee. Die Abkochung der Hagebuttenkörner besitzt starken Vanillegeschmack, so daß es nicht überraschen dürfte, wenn einstmals die Chemie diese vanilleähnliche Substanz daraus isolieren und als Ersatz für die ausländische Vanille in den Handel bringen würde. Außerdem läßt sich aus den Hagebuttenfrüchten durch Vergärung mit Zucker nach Art der Obstweinfabrikation ein Wein herstellen, der sowohl in Farbe als Geschmack dem Madeira sehr nahe kommt.

Anbau: Wo unfruchtbare, sonst nutzlose Berge zur Verfügung stehen, kann die Anpflanzung der Hagebuttenrose empfohlen werden. Die Vermehrung kann sowohl durch Stockteilung als durch Aussäen geschehen, und bedarf eine solche Anlage nicht der geringsten Pflege.

Das Kilogramm getrocknete Hagebuttenfrüchte wird mit ca. 2 M, die Kerne mit ca. 1,50 M gehandelt.

Rosmarinus officinalis *L.*
Rosmarin.

Labiatae.

Botanisches: Dieser immergrüne ästige Halbstrauch von 1½ bis 2 m Höhe mit brauner oder aschgrauer Rinde ist in den Mittelmeerländern heimisch, wo er im dürrsten, der heißen Sonne ausgesetzten, fast alles andere Pflanzenleben ausschließenden Boden vorkommt und oft schon im zeitigsten Frühjahr (März bis Mai) seine blaßblauen Blüten hervorbringt. Da er in Deutschland nicht mehr winterhart ist, wird er hier in Töpfen gehalten oder muß wenigstens im Herbst aus dem Lande herauskommen und zur Überwinterung in einen frostfreien, trockenen und hellen Raum gebracht werden. Die Blätter sind 2—3 cm lang, ungestielt, lineal, am Rande stark umgerollt, an der oberen Fläche gewölbt, steif und oberseits glänzend graugrün, unterseits weiß- oder graufilzig. Ihr Geruch ist aromatisch, etwas kampferartig, ihr Geschmack schwach bitter und herb. Sie enthalten ätherisches Öl und Gerbstoffe und sind ein beliebtes Volksheilmittel. Man unterscheidet von diesem Strauche zwei Spielarten, eine mit gold- und einen mit silberbunten Blättern.

Anbau: Der Rosmarin verlangt einen gut gemischten, humusreichen Boden und eine hohe luftige Lage. Man bereitet den Boden in der Weise vor, daß man denselben schon im Oktober tief umgräbt und mit verrottetem Rindviehmist bedeckt den Winter über liegen läßt. Im Mai pflanzt man alsdann die vom Mutterstock abgetrennten ca. 10 cm langen Stecklinge in Reihen an, wobei ein Abstand von 10 cm genügt, und sorgt anfangs für Feuchtigkeit durch tägliches Begießen mit lauem Wasser. Weniger üblich, doch nicht unmöglich ist die Vermehrung durch Samen. Derselbe wird im Frühjahr gesät, ca. 2 cm hoch mit Erde bedeckt und anfangs gut feucht gehalten. Die jungen Beete sind von Unkraut rein zu halten und öfters zu begießen. Vom September ab kann man die jungen Pflanzen versetzen. Man sorgt anfangs für Schattierung, gießt erst seltener, später öfters, lockert den Boden und gibt während des Winters gute Bedeckung. Höhere Exemplare bindet man an Stäbe. Rosmarin verträgt ziemlich starke Düngung, ohne von seinem Geruch einzubüßen.

Das Trocknen der Blätter geschieht an der Luft im Schatten.

Das Kilogramm wird mit 30 bis 40 Pf. gehandelt.

Rubus Idaeus L.
Himbeere.
Rosaceae.

Botanisches: Die Himbeerpflanze ist ein Halbstrauch. Derselbe findet sich über Europa und das nördliche und mittlere Asien verbreitet, meist am Rande oder in Lichtungen der Wälder, und wird auch vielfach in zahlreichen Varietäten kultiviert. Die Stengel sterben im zweiten Jahre ab, nachdem sie geblüht und Früchte getragen haben, um jungem Nachwuchs aus der ausdauernden Wurzel Platz zu machen. Die Frucht ist ihrer morphologischen Natur nach eine Scheinfrucht. Die Blüte besitzt innerhalb der Kelch-, Blumen- und Staubblätter eine kegelförmige Blütenachse, welche mit zahlreichen (20—30) freien Fruchtknoten besetzt ist. Nach erfolgter Befruchtung wächst der Blütenboden allmählich zu einem spitzkegelförmigen Gebilde heran; er ist vollständig bedeckt von den einsamigen, in ihrem untersten Teil miteinander verwachsenen, fein behaarten Steinfrüchtchen, welche sich bei der Reife leicht in ihrer Gesamtheit als ein fleischiger Körper von der schwammigen Blütenachse loslösen lassen. Die Steinfrüchtchen besitzen ein hartes Endokarp und ein dickes, fleischiges Exokarp; die Zellen des letzteren wie die Härchen der Oberhaut führen bei der Reife einen intensiv roten Zellsaft. Die Farbe variiert übrigens in den Kulturformen in gelblichweiß und fast schwarzrot. Himbeeren besitzen einen sehr angenehmen Geruch und Geschmack, sie geben 70—80 % Saft, welcher Zucker, Zitronensäure und Apfelsäure enthält. Seit dem 16. Jahrhundert werden die Himbeeren in Deutschland medizinisch verwendet, und ist der Sirupus Rubi Idaei noch heute offizinell. Er dient als Geschmackscorrigens schlecht schmeckender Arzneien. Außerdem bereitet man aus den Himbeeren auch Himbeeressig und Himbeerwein. In Amerika sollen auch die Blätter des Himbeerstrauches in Gebrauch sein, und zwar bereitet man daraus einen Tee, wirksam gegen Durchfall und Menstruationsbeschwerden der Frauen.

Anbau: Bei dem umfangreichen Gebrauch der Himbeeren, der nicht zum mindesten auf den infolge der Antialkoholbestrebungen sich steigernden Genuß von Himbeerlimonaden zurückzuführen ist, muß es verwundern, daß diese einträgliche, wenig Arbeit und Aufwand verursachende Pflanze nicht noch häufiger angebaut wird. Die Waldhimbeeren decken nur einen minimalen Bruchteil des Bedarfes, auch ist man zur Überzeugung gelangt, daß die kultivierte Gartenhimbeere voll und ganz der wildwachsenden Waldhimbeere ebenbürtig ist, ja sie ist noch ertragsreicher und saftreicher, weil man ihr mehr Sonne zuteil werden lassen kann. Unter den Kulturformen gibt es auch solche, die im Herbst oder Spätsommer an den Spitzen der jungen Triebe blühen und Früchte tragen, während sich die darunter befindlichen Knospen erst im folgenden Frühjahr zu Blütentrieben entwickeln; dadurch entstehen die sogenannten remontierenden oder zweimal tragenden Himbeeren. Somit hat man zu unterscheiden zwischen einerseits einmal tragenden roten, gelben, fleischfarbigen und dunkelroten, andrerseits zweimal tragenden roten, gelben, fleischfarbigen und dunkelroten. Die besten Sorten sind: 1. einmal tragende Fastolff, von Türks rote, gelbe Antwerpner, 2. zweimal tragende; neue oder surpasse Fastolff Hornet (rot), neue gelbe Merveille. — Die Vermehrung der Himbeeren erfolgt durch Teilung alter Stöcke. Man pflanzt sie vorteilhaft in Reihen spalierartig an und läßt zwischen den Reihen 2 m breite Gänge, damit das Pflücken leicht möglich ist und man dazwischen durchpflügen kann. Von den Jahrestrieben, die Frucht tragen sollen, läßt man nur die besten 6—8 Stück stehen; sie werden nicht eingekürzt, nur die Stengel der remontierenden werden auf frisches Holz verschnitten. Die Pflanzen lieben halbschattigen Stand und leichte frische Bodenart. Die Tragfähigkeit wird wesentlich gefördert durch alljährliche Düngung mit verrottetem Stalldünger sowie auch durch flüssiges Nachdüngen. Nach 6 Jahren ist gewöhnlich das Land himbeermüde und ein Fruchtwechsel mit Kartoffeln oder Getreide geboten.

Ein lästiger Schädling der Himbeere ist der Himbeerkäfer (Byturus) und der Himbeerstecher (Anthonomus Rubi), ein seine Eier in die Blüten legender 2 mm langer Rüsselkäfer.

Rubus fructicosus *L.*
Brombeere.
Rosaceae.

Botanisches: Die Brombeerpflanze ist ein Strauch, der auf steinigen Waldhängen und in lichten Wäldern vorkommt. Die Brombeerpflanze unterscheidet sich von der Himbeere durch den mehrjährigen Stengel; die Sammelfrucht löst sich nicht von dem kugelförmigen Blütenboden ab, wie es bei der Himbeere der Fall ist, und ihre Früchte sind schwarz. Die Frucht wird als frisches Obst und zur Bereitung von Saft und Brombeerwein verwendet. Die Herstellung des letzteren gleicht der der übrigen Beerenweine. Brombeerwein kommt dem Bordeauxwein sehr nahe im Geschmack. Ferner werden die grünen Blätter des Strauches in den Apotheken viel gefordert.

Anbau: Weniger die Waldbrombeeren als vielmehr die verschiedenen durch Kreuzung mit anderen Arten entstandenen Mischlingsformen lassen sich mit Gewinn kultivieren. Die am meisten empfohlenen Sorten sind: Lawton (New Rochelle), Dorchester, Hittatiny, Missouri-Mammut, Wilsons-Early und einige andere. Der Strauch kommt in jedem guten Gartenboden fort, verlangt aber einen warmen Standort. Man zieht die Brombeere in Reihen von ca. 1,5 m Entfernung an Spalieren. Die jungen Triebe werden sorgfältig aufgebunden, das älteste Holz in jedem Jahre ausgeschnitten. Die Vermehrung der Brombeere erfolgt durch Niederlegen der krautigen Triebspitzen in frischen Boden oder durch Wurzelstecklinge unter Glas.

Sambucus nigra L.
Holunder, Holderstrauch, Flieder.

Caprifoliaceae.

Botanisches: Der Holunder ist ein Strauch, kann aber auch als Baum erzogen werden. Er ist über ganz Europa und Mittelasien verbreitet und war als heilwirkende Pflanze schon den Alten bekannt. Seine Blüten und Früchte gehörten ständig zum Arzneischatz der europäischen Völker. Er ist sehr dauerhaft, hält den strengsten Winter aus und kommt selbst bis zu einer bedeutenden Höhe in den Gebirgen fort. Die Blüten sind als Flores Sambuci (Hollundefliederblüten, Fliedertee) offizinell und eines der wichtigsten schweißtreibenden Mittel. Sie besitzen einen eigentümlihen Geruch und einen schleimigen, süßlichen, später etwas kratzenden Geschmack; sie enthalten Spuren eines ätherischen Öles sowie etwas Gerbstoff und Schleim. Sie bilden einen Bestandteil der Species laxant. St. Germain. Auch die schwarzen Beeren werden vielfach als Hausmittel verwendet bzw. das daraus gekochte Mus. Succus Sambuci wird auch in manchen Apotheken noch viel gefordert. Wegen ihres Farbstoffes dienen die Beeren auch zum Färben von Speisen und Wein; auch eine beliebte Suppe läßt sich daraus bereiten. Das Mark der Stämme, bekannt unter dem Namen Holundermark oder Fliedermark, wird zur Herstellung von Kügelchen, allerlei Figuren und elektrischen Experimenten gebraucht, ferner von Uhrmachern und in der mikroskopischen Technik zum Einklemmen und Festhalten kleiner Gegenstände.

Anbau: Der Holunder kommt fast in jedem Boden, in sonniger und schattiger Lage fort, am besten gedeiht er wohl in einem guten, lockeren, nicht zu trockenen Boden, wenigstens trägt er unter diesen Verhältnissen die größten und besten Früchte. Die Fortpflanzung geschieht durch Zerteilung alter Stöcke, durch Schnittlinge und Samen. Zu Stecklingen wählt man im Herbst schöne kräftige Sprosse und steckt diese ca. 20 cm tief in die Erde. Zur Erziehung aus Samen läßt man die Beeren gut ausreifen, drückt den Saft aus und wäscht die Kerne, alsdann sät man dieselben in lockeren Boden und harkt flach ein. Im nächsten Jahr verpflanzt man alsdann die Pflänzchen an ihren Standort. Die beiden ersten Arten der Fortpflanzung führen am sichersten zum Ziel.

Ernte: Die Blüten müssen bei ganz trockener Witterung gepflückt werden, bevor einzelne Blüten abfallen. Die kleinen Döldchen werden von dem gemeinsamen Stiel befreit und schnell im Schatten getrocknet. Durch langes Lagern oder durch unzweckmäßiges Trocknen braun gewordene Blüten sollen nicht pharmazeutisch verwendet werden. Die Beeren dürfen nicht zu lange am Strauche bleiben, weil sie zahlreichen Vögeln zur Nahrung dienen. Das Kilogramm getrockneter Blüten wird mit 2,00 M bis 2,50 M gehandelt.

Solanum Dulcamara L.
Bittersüß, rankender Nachtschatten, Waldnachtschatten, Mäuseholz, Alpranke, Teufelszwirn.

Solanaceae.

Botanisches: Bittersüß ist eine im ganzen gemäßigten Europa und Asien einheimische kletternde Pflanze. Man findet sie wild an schattigen Ufern in Erlensümpfen, an Waldrändern, Hecken und feuchten Felsen. Die Stengel verholzen mit der Zeit und bilden fingerdicke Stämmchen, rund oder undeutlich fünfkantig, längsrunzelig mit zerstreuten Blatt- und Zweignarben. Die Bittersüßstengel geben beim Zerbrechen einen widerlichen Geruch von sich. Sie schmecken beim Kauen erst bitter, dann süß und waren als ,,Stipites Dulcamar." offizinell, werden auch noch viel in den Apotheken gebraucht. Sie enthalten geringe Mengen von dem giftigen Alkaloid Solanin sowie einen Bitterstoff: Dulcamarin. Die Blätter sind eiförmig und herzeiförmig, zugespitzt, die oberen spießförmig geöhrt. Die Blüten stehen in Afterdolden. Die Blumenkrone ist tief fünfspaltig, violett, selten weiß, die Beere eiförmig, scharlachrot, an der Spitze mit einem Punkt bezeichnet. Die Beeren sind giftig, wirken heftig brechenerregend und purgierend. Die Blütezeit erstreckt sich vom Juni bis September.

Anbau: Da die Pflanze durchaus nicht allzuhäufig in der Natur vorkommt, verspricht ein Anbau derselben in größerem Maßstabe guten Nutzen. Am vorteilhaftesten würde man damit Uferdämme bepflanzen, wobei gleichzeitig die tiefgehenden Wurzeln zur Befestigung der Ufer und Dämme beitragen. Die Fortpflanzung geschieht durch Stecklinge oder Samen. Man kann gleich die ganzen Beeren an den bestimmten Standort säen. Eine weitere Pflege erfordern die Pflanzen nicht.

Ernte: Man schneidet im Frühling oder im Herbst die versetzten einjährigen Triebe ohne Blätter und trocknet sie an der Luft oder in künstlicher Wärme.

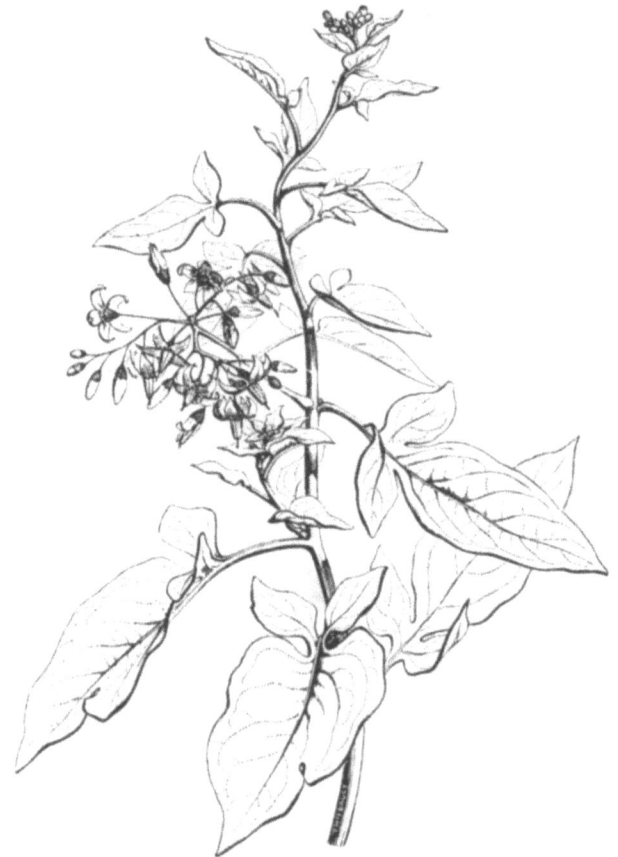

Fig. 21. Solanum Dulcamara.

Das Kilogramm trockener Ware wird mit durchschnittlich 40 Pf. gehandelt.

Spiraea Ulmaria *L.*
Süß-Spier, Mädelsüß, Krampf- oder Wurmkraut.
Rosaceae.

Botanisches: Diese Pflanze ist in Deutschland zu Hause und auf feuchten Wiesen nicht selten. Sie wird bis 1½ m hoch, hat unterbrochen fiederteilige, unten weißfilzige Blätter und weiße, zu unregelmäßigen Doldentrauben vereinigte Blüten. Sie ist hauptsächlich durch Pfarrer Kneipp ein beliebtes Volksmittel geworden. Zahlreiche Varietäten zieren unsere Gärten.

Anbau: Die Spierstaude vermehrt sich in geeignetem Boden von selbst durch Samenausfall, sie verlangt entweder einen frischen sandigen Tonboden oder Heide-, Moor- und andere Humuserde, dabei einen etwas feuchten Standort.

Taxus baccata L.
Eibe, gemeiner Taxus.

Gymnospermae.

Botanisches: Dieser bis 12 m hoch werdende Strauchbaum ist fast in ganz Europa heimisch sowie in Algerien und Armenien. Er erreicht ein Alter von mehr als 1000 Jahren, ist jedoch eine im Aussterben begriffene Holzart. Die Eibe hat zweizeilig stehende nadelförmige wintergrüne Blätter, die oben glänzend dunkelgrün, unten matt hellgrün sind und den Tannennadeln ähneln. Sie ist ein zweihäusiger Baum; die männlichen Blüten stehen an der unteren Seite vorjähriger Triebe in Kätzchen, die kleinen weiblichen Blüten stehen vereinzelt ebenfalls an der Unterseite vorjähriger Triebe und wachsen zu roten Beerenfrüchten aus. Seine narkotisch wirkenden Blätter dienten ehedem zu Extrakt. Die Eibe besitzt große Lebenszähigkeit, verträgt gut den Schnitt und wurde deshalb in den Gärten altfranzösischen Stils viel zu Hecken und Baumfiguren verwendet. Das rötliche Holz ist arm an Harz, dafür aber schwer, sehr dauerhaft und zäh. Im Altertum (schon zu Homers Zeiten) fertigte man aus Eibenholz Bogen an; in neuerer Zeit wird es zu allerlei Schnitz- und Drechslerarbeiten verwandt, so besonders in der Schweiz.

Der Taxus wächst in jedem Boden, liebt jedoch schweren Boden und gedeiht am besten im Schatten.

Teucrium Marum L.
Marum verum, Katzengamander, Amberkraut, Katzenkraut.

Labiatae.

Botanisches: Diese Pflanze wächst in Südeuropa wild und hat in allen Teilen einen starken Kampfergeruch. Sie war früher als Herba Mari veri offizinell. Das getrocknete Kraut wirkt niesenerregend und bildet deshalb gewöhnlich einen Bestandteil des gegen Kopfschmerz empfohlenen Nies-Schnupfpulvers. Innerlich gebraucht man das Kraut als Pulver oder Tee. Der Geruch lockt die Katzen an. Das Katzenkraut gedeiht in jedem Boden, es verlangt viel Sonne und nicht zu viel Feuchtigkeit.

Thuja occidentalis *L.*
Lebensbaum.
Coniferae.

Botanisches: Der Lebensbaum ist in Nordamerika und im östlichen Kleinasien heimisch; er wird bei uns in Deutschland seit langer Zeit in Gärten kultiviert und ist besonders auf den Friedhöfen zu finden, wo er die Stelle der empfindlicheren Cypressen vertritt. Er wird in Deutschland oft 12—15 m hoch und hält im Freien sehr gut aus. Die schuppenartig vierteilig gestellten Blätter sind den Zweigen dicht angedrückt. Da diese fast alle in einer Ebene liegen, und die Verzweigung zweiteilig ist, so erscheinen die Ästchen selbst wie feinzerteilte Blätter. Die blattartige letzte Verästelung ist eirundlich, die Zweige sind mit vielen und kurzen, horizontal ausgebreiteten Ästchen versehen, auf der unteren Seite kaum heller, die Blätter ungleich gestaltet, die oberen und unteren ziemlich flach. Die Beerenzapfen sind länglich, zuletzt überhängend, zimtbraun. Das Holz des Stammes ist fest, zäh und dauerhaft, es gibt poliert ein schön gemustertes, zur Möbelfabrikation gern verwendetes Material. Die Zweigspitzen und Blättchen werden medizinisch als auflösendes, schweiß- und harntreibendes Mittel angewandt. Auch gegen Gicht und Rheumatismus wirken Dampfbäder mit diesen Ingredienzien vorzüglich. Man hat auch verschiedene Präparate in den Handel gebracht, die das wirksame ätherische Öl in Form einer Seife sowie Salbe enthalten. Wenn auch zurzeit bei uns die Bedeutung des Lebensbaumes für die Apotheke keine allzugroße Rolle mehr spielt, um so mehr ist dies der Fall in seinem Vaterlande Nordamerika.

Anbau: Der Lebensbaum kommt in jedem Boden fort, bevorzugt aber feuchten Standort in schattiger Lage, ohne jedoch von Bäumen überdeckt zu sein. Er verträgt gut den Schnitt; es lassen sich aus ihm Hecken bilden, wovon die abgeschnittenen Zweige nutzbar gemacht werden können.

Thymus vulgaris *L.*
Wahrer, französischer oder Gartenthymian, römischer Quendel.
Labiatae.

Botanisches: Thymian war den alten Griechen und Römern als Gewürz und Arzneimittel schon bekannt, wurde aber erst im 16. Jahrhundert in Deutschland angebaut. Die Pflanze ist in den europäischen Mittelmeerländern heimisch, wird aber als Gewürzkraut in fast jedem Bauerngarten gezogen, in größerem Maßstabe in Thüringen, der Provinz Sachsen und in Nordbayern. Hauptkulturorte dafür sind Quedlinburg, Greußen, Schweinfurt, Jenalöbnitz, Zanow usw. Der Thymian ist ein kleiner zwergartiger Strauch von 15—20 cm Höhe. Die verholzten Zweige wurzeln niemals am Boden. Die vierkantigen Äste tragen kreuzgegenständige, bis 9 mm lange, höchstens 3 mm breite, sitzende oder kreuzgestielte, etwas dicke, am Rande zurückgerollte Blätter von schmal lanzettlichem Umriß. Die Blattspreite ist oberseits dunkelgrün, unterseits heller, beiderseits kurz borstig behaart. Die Blätter zeigen sowohl an der Oberseite als auch an der Unterseite zahlreiche große Drüsenschuppen, mit gelbrotem ätherischen Öl erfüllt. Die weißlichen oder lilafarbigen zweilippigen Blüten sind zu einem scheinquirlenartigen Blütenstand vereinigt. Der borstig behaarte Kelch wird von der Blumenkronenröhre überragt. Tymian ist von kräftig gewürzhaftem Geruch und Geschmack, bedingt durch den Gehalt von ca. 1 % thymolhaltigem äther. Öl. Das Kraut bildet einen Bestandteil der Species aromaticae und dient als Gewürz.

Anbau: Der Thymian liebt lockeren, nahrhaften Boden und freien Standort in sonniger Lage. Er läßt sich vermehren durch Teilung der Pflanze oder durch Samen. Derselbe wird im April in nahrhafte mit Sand vermischte Erde gesät und nur flach bedeckt, auf 1 a 5 g. Die Sämlinge werden später in einer Entfernung von 20 cm auf gut gelockerte Beete gepflanzt. Thymian hält selten über 2—3 Jahre aus und muß deshalb ein Jahr um das andere aus Samen nachgezogen werden. Oft vermehrt er sich auch selbst durch Samenausfall. Zwecks Samengewinnung läßt man einige Pflanzen unberührt stehen und schneidet die Stengel erst, wenn die Kapseln braun werden. Zum Nachreifen des leicht ausfallenden Samens werden die Kapseln auf Papier oder Tücher ausgebreitet. Kalten Wintern ohne Schneedecken kann Thymian nicht immer trotzen, weshalb es sich empfiehlt, die Reihen im Herbst mit Erde anzuhäufeln sowie Laub oder Tannenreisig darauf zu decken.

Tilia *L.*
Linde.
Tiliaceae.

Botanisches: Man unterscheidet die Winterlinde, Tilia ulmifolia *Scop.* (Tilia parvifol. *Ehrh.*), und die durchschnittlich 14 Tage früher blühende Sommerlinde (Tilia platyphyllos *Scop.*, Tilia grandifolia *Ehrh.*). Beides sind bekannte und beliebte, in ganz Europa angepflanzte und hier auch heimische Alleebäume. Von beiden werden die ganzen, voll entwickelten Blütenstände mit den Hochblättern (Bracteen) im Juni und Juli gesammelt. Die Trugdolden beider Arten haben ein gelblichgrünes, dem gemeinsamen Blütenstiel bis zur Hälfte angewachsenes papierdünnes und deutlich durchscheinendes zungenförmiges Hochblatt. Die Blütenstände der Sommerlinde setzen sich aus 3—7, die der Winterlinde aus zahlreichen, bis 15 Blüten zusammen. Die Blüten der Winterlinde sind weißgelb, die der Sommerlinde etwas dunkler (gelblichbraun). Die Winterlinde hat unterseits seegrünliche Blätter, die außer einem gelben Bärtchen in den Nervenwinkeln kahl sind. Die Früh- oder Sommerlinde hat etwas größere, unterseits blaßgrüne, etwas rauh behaarte Blätter, in den Nervenwinkeln hellere Bärtchen. Blüten und Früchte sind etwas größer als bei der kleinblättrigen Linde. Von beiden Arten existieren außerdem noch zahlreiche Varietäten, wie die sogen. Kapuzinerlinde usw. Die Linden bilden einen geraden Schaft mit in der Jugend glatter, im Alter flachrissiger Rinde und entwickeln eine starke Pfahlwurzel. Sie erreichen ein sehr hohes Alter, bis zu 1000 Jahren. Die Linde blüht im Juni und Juli. Samenreife findet im Oktober statt, Abfall im November. — Die Keimdauer beträgt 2 Jahre. Lindenblüten werden seit dem Mittelalter arzneilich angewendet, sie sind als schweißtreibendes Mittel sehr beliebt, man schreibt ihnen auch eine blutreinigende Wirkung zu. Trockene Lindenblüten besitzen einen eigentümlichen, aber mit dem Aroma der frischen Blüten nicht mehr identischen Geruch, welcher von Spuren ätherischen Öles herrührt. Sie enthalten außerdem viel Schleim und dienen als Volksheilmittel. — Die Blüten der Silberlinde (Tilia tomentosa), welche aus Österreich zuweilen eingeführt werden, sollen keine pharmazeutische Verwendung finden. Ebenso sind die Blüten anderer Linden, welche zuweilen aus der Türkei importiert werden, auszuschließen. Die Blüten gewähren den Bienen vorzügliche Nahrung. Das Holz der Linde ist zwar zum Bauen nicht brauchbar, dagegen für Tischler als Blindholz vorzüglich geeignet, ebenso zu den verschiedensten Schnitzarbeiten. Es liefert sehr weißen Holzstoff und eine gute Kohle (Carbo Tiliae). Dieselbe wird benutzt zum Zeichnen (Reißkohle), zum Feinschleifen der Metalle, zur Herstellung von Schießpulver und auch zu einigen pharmazeutischen Präparaten. Die Rinde liefert Bast zu Flechtwerk (Seilen, Tauen, Matten usw.) und zum Binden.

Anbau: Die Linde gedeiht am besten in der Ebene, kommt aber auch noch in gebirgiger Lage gut fort, wie z. B. in den bayr. Alpen bis zu 1000 m Höhe. Sie nimmt mit jedem Boden vorlieb, bevorzugt aber einen frischen lockeren fruchtbaren Sandboden. Die Vermehrung kann sowohl durch Samen als auch durch Senker vor sich gehen. Den aus Samen erzogenen Pflanzen ist ein besserer Wuchs eigen. Sind die aus Samen erzogenen Lindenstämme ca. 50 cm hoch, so werden sie versetzt, wobei man sie an der Spitze verkürzt.

Getrocknete Lindenblüten werden durchschnittlich mit 1,50 M pro Kilogramm gehandelt.

Vanilla planifolia *Andr*.
Vanille.
Orchideae.

Botanisches: Obwohl die Vanille tropischen Ursprungs ist (ihre Heimat ist Mexiko), mag sie doch auch hier Erwähnung finden, nachdem es in Europa und speziell auch in Deutschland gelungen ist, in Gewächshäusern größere Mengen von dieser edlen und wichtigen Frucht zu ziehen. Die Vanille gehört zu den sogen. epiphytischen Pflanzen, die in den Wäldern an Baumstämmen haften und sich durch Luftwurzeln ernähren. Die letzteren sind bei der Vanille über und über filzig behaart, die Stengel schlingend, bald mit dickfleischigen glatten Blättern, bald bloß mit Scheiden besetzt, die Blüten in achselständigen Trauben. Aus den schön gefärbten Blumen, deren Honiglippe mit der Stengelsäule verwachsen ist, entwickelt sich die schotenförmige walzige Kapsel, welche kleine kugelige schwarze Samen enthält. Man versteht unter Vanille die nicht ausgereiften Früchte von V. planifolia; sie sollen nicht geöffnet und nicht schimmlig sein; sie sind glänzend schwarzbraun, bis 30 cm lang und bis 1 cm dick, weisen zahlreiche durch das Trocknen entstandene Längswurzeln auf und tragen an dem dünnen Stielende eine Narbe, herrührend vom Stiel, sowie an der Spitze die dreiseitig abgeschrägte Narbe der abgefallenen Blütenteile. Die zahlreichen glänzend schwarzen Samen sind winzig klein und liegen in einem braunen Balsam eingebettet. Vanille besitzt einen köstlichen Duft, sie enthält 1,5 bis 2,75 % Vanillin, welches meist an der Oberfläche der Früchte in weißen glänzenden Nadeln auskristallisiert. Zu medizinischen Zwecken wird gegenwärtig die Vanille wenig verwendet, doch ist sie noch immer im Deutschen Arzneibuch unter Fructus Vanillae aufgeführt. Man bereitet daraus Tinctura Vanillae, welche außer als feines Aromatisierungsmittel Anwendung findet als Heilmittel gegen Hysterie. Am ausgedehntesten ist die Benutzung der Vanille in der Parfümerie und als Gewürz, zumal in der Schokoladen- und Speiseeisfabrikation.

Anbau: Die Vanille des Handels stammt meist aus den Kulturen auf Réunion, Mauritius und Bourbon sowie in Kamerun, auf den Seychellen, Ceylon, Java, Madagaskar usw. Die erste Vanille in Europa wurde im botanischen Garten zu Lüttich gezogen. Nach den Berichten des Professors Charles Morren erntete man dort im Jahre 1837 an einer Pflanze, die am Stamm einer 12 m hohen Drachenpalme wurzelte, 54 Stück Schoten, im Jahre darauf mehrere hundert. Auch in einem Orchideenhause in Flottbeck bei Hamburg hat man mit gutem Erfolg diese Kultur betrieben. Auf alle Fälle kann die Kultur nur in einem heißen Treibhaus ausgeführt werden. In einem solchen Hause pflanzt man die Vanille entweder an einem mit Rinde bekleideten Baumstamme oder Balken öder an einer mit Baumrinde, Kork oder Tuffstein belegten Wand an. Mit Hilfe der zahlreichen an jedem Glied sich bildenden Luftwurzeln klammert sich die kletternde Pflanze in der Rinde oder dem Stein fest ein und nimmt somit gar keinen anders verwendbaren Platz im Gewächshaus ein, bringt dagegen durch ihren Ertrag einen nicht geringen Nutzen. Man sorgt für gleichmäßige Ausbreitung der Pflanze über die Wand, indem die zahlreichen sich teilenden Äste gleichmäßig verteilt werden. Bald schlingt sich die Vanille um benachbarte Pflanzen und sendet reichlich Luftwurzeln von dem höchsten Zweige bis auf die Erde. Was den Nährboden für die Vanille betrifft, so gibt man ihr eine Mischung von Torfmoor, Heideerde mit etwas Steinen, also recht lockeren Boden. Der Standort muß hell sein; gegen allzu grelle Sonnenstrahlen muß für Schattierung gesorgt werden. Die Temperatur darf nie unter 15 ⁰ C sinken, auch nicht im Winter. Die Blütezeit erstreckt sich von Februar bis Juli. Während die Befruchtung der wildwachsenden Vanille durch Insekten vermittelt wird, muß in den Kulturen, da in den Gewächshäusern die Insekten fehlen, dies Geschäft durch Arbeiter besorgt werden. Man bedient sich dazu eines zugespitzten Bambusstabes, mit dem man über die Befruchtungsorgane hinwegstreicht, so daß der männliche Pollen auf den weiblichen Geschlechtsteil, die Narbe, gelangt. Die Befruchtung ist wie bei allen Orchideen nicht so einfach und gelingt durchaus nicht immer sogleich. Ist die Blüte befruchtet, so macht sich diese durch schnelles Verblühen kenntlich, und alsbald läßt sich die Fruchtbildung wahrnehmen. Innerhalb eines Monats erreichen die Früchte bereits ihre volle Größe, bedürfen aber noch ca. 6 bis 7 Monate zur Reife, je nach der Temperatur. Die anfangs grüne Frucht färbt sich erst gelb, dann braun, gibt den bekannten Wohlgeruch und läßt auch zuweilen ein stark duftendes Öl ausfließen. Noch vor der vollständigen Reife werden sie gepflückt und einem komplizierten Gärungs- bzw. Trockenprozeß unterworfen, durch welchen der wertvolle Bestandteil, das Vanillin, erst entsteht und mithin das charakteristische Aroma erst hervorgerufen wird. Nach der bei den Eingeborenen Mexikos üblichen Methode breitet man die Früchte abwechselnd in der Sonne aus und hüllt sie in wollene Decken ein, was so lange (oft 1—2 Monate) wiederholt wird, bis die Früchte trocken sind. Auf Réunion und Java taucht man die abgepflückten Früchte bündelweise einige Sekunden in kochendes Wasser und trocknet sie hierauf in Horden, die mit Tuch ausgeschlagen sind, entweder in der Sonne oder bei künstlicher Wärme. Neuerdings läßt man wohl meist allgemein die reifenden Früchte vorerst einige Tage an einem schattigen Ort welken und trocknet sie dann in der Sonne, vor Regen geschützt. Die trockenen Früchte werden dann der Länge nach sortiert und in Bündeln von 50 Stück in Blechkästen zum Versand gebracht. Die Güte der Vanille wird bemessen nach der Länge der Früchte, der fleischigen Beschaffenheit und der Feinheit des Geruches.

An Stelle der kostbaren Vanille findet das künstliche Vanillin (ein rein chemisches Produkt) immer umfangreichere Verwendung in der Schokoladenfabrikation und Konditorei. Immerhin ist der Verbrauch der Vanille noch ein ganz bedeutender, und sollten die mehrfachen gut gelungenen europäischen Kulturversuche den Besitzern von Warmhäusern Anregung geben, die Vanille darin aufzunehmen. Man bedenke, daß man von einer einzigen Pflanze mehrere hundert Schoten im Gesamtgewicht von 3—4 kg ernten und einen Reinertrag von 120—150 M erwarten kann.

Das gesamte Erträgnis der Bourbon-Inselgruppe (Bourbon, di Seychelle, di Comore und Madagaskar und Mauritius) wird jährlich auf ca. 200 000 kg berechnet.

Anhang.

Zwecks eines rationellen Einkaufes frischer Drogen und Vegetabilien ist es von größter Wichtigkeit, möglichst genau zu wissen, wie groß der Gewichtsverlust ist, welchen die frische Droge beim Trockenprozeß erleidet. Selbstverständlich kann sich ein und dieselbe Pflanze in dieser Beziehung oft ganz verschieden verhalten, je nach den Verhältnissen, unter denen sie gewachsen ist. Andererseits ist der Begriff „trocken" als ein relativer aufzufassen.

Namen	frische Teile	lufttrockene Teile	Namen	frische Teile	lufttrockene Teile
Bulbus Colchici	3	1	Fol. Digitalis	5	1
,, Scillae	6	1	,, Farfarae	5	1
Cort. Hippocast.	5	2	,, Hyoscyam.	7	1
,, Mezerei	2	1	,, Jugland. reg.	4	1
,, Quercus	5	2	,, Meliss.	4,5	1
,, Salicis	7	3	,, Menth. crisp.	8	1
Flor. Araciae	4	1	,, ,, pipt.	8	1
,, Arnicae	5	1	,, Millefol.	7,5	1
,, Aurantii	5	1	,, Nicotianae	5	1
,, Calendulae	7	1	,, Rosmarin.	4,5	1
,, Chamomill. rom.	4	1	,, Rutae	4	1
,, ,, vulgar.	5	1	,, Salviae	4,5	1
,, Cyani	5	1	,, Stramonii	9	1
,, Farfarae	5	1	,, Toxicodendri	3,5	1
,, Lamii alb.	8	1	,, Trifol.	4,5	1
,, Lavandul.	3	1	,, Uvae urs.	5	1
,, Malv. arbor.	5	1	,, Verbasci	5	1
,, ,, vulgar.	5	1	Fruct. Cydoniae	5	1
,, Millefol.	4	1	,, Cynosbati	2,5	1
,, Paeoniae	6	1	,, Myrtill.	7	1
,, Rhoeados	9	1	Gemm. Popul.	3	1
,, Rosar.	8	1	Herb. Abrotani	4	1
,, Sambuc.	6	1	,, Absinth.	5	1
,, Tiliae	3	1	,, Agrimon.	3,5	1
,, Verbasci	8	1	,, Artemis vulg.	4	1
,, Violae odorat.	5	1	,, Centaur. minor.	4	1
Fol. Althaeae	8	1	,, Chelidon. m.	4	1
,, Aurant.	2	1	,, Cochl. ar.	8	1
,, Belladonn.	7	1	,, Conii	5,5	1
,, Cardui benedict.	4	1	,, Euphrasiae	2,5	1

Namen	frische Teile	lufttrockene Teile	Namen	frische Teile	lufttrockene Teile
Herb. Fumariae	5	1	Rad. Bardanae	5	1
,, Gratiolae	4	1	,, Belladonn.	3	1
,, Hyperici	3	1	,, Bryoniae	4,5	1
,, Hyssopi	4	1	,, Calam.	4,5	1
,, Iaceae	5,5	1	,, Carlinae	4	1
,, Majoran.	8	1	,, Cichorei	5	1
,, Marrubii	3,5	1	,, Consolid. m.	3	1
,, Meliloti	4	1	,, Enulae	4	1
,, Millefol.	7	1	,, Filicis	3	1
,, Origan.	4	1	,, Graminis	2,5	1
,, Pulsatill.	3,5	1	,, Hellebor. nigr.	3	1
,, Rutae	4	1	,, Imperator.	4,5	1
,, Sabinae	3	1	,, Iridis flor.	3	1
,, Serpyll.	3,5	1	,, Levistic.	3	1
,, Tanaceti	4,5	1	,, Liquirit.	3	1
,, Taraxac.	3	1	,, Ononid. spinos.	3	1
,, Thymi	3	1	,, Paeoniae	3	1
,, Veronic.	3,5	1	,, Polypodii	2,5	1
,, Violae tricol.	5	1	,, Rub. tinct.	5,5	1
Rad. Altheae	4	1	,, Saponar.	3	1
,, Angelic.	5	1	,, Taraxac.	4,5	1
,, Ari	2,5	1	,, Tormentill.	2,5	1
,, Artemis.	3	1	,, Valerian.	5	1
,, Asari	4,5	1	,, Stipil. dulcamar.	3	1

Inhaltsverzeichnis der lateinischen Namen.

	Seite
Achillea millefolium	77
Achillea moschata	126
Aconitum Napellus	77
Acorus Calamus	78
Adonis vernalis	79
Aesculus Hypocastan.	143
Agrimonia Eupator.	80
Agropyrus repens	139
Althaea officinal.	80
Althaea rasea	37
Amygdalus commun.	143
Anacycl. officinar.	39
Anacycl. pyrethrum.	39
Anchusa tinctoria	81
Anemone Pulsatill.	81
Anethum Foenicul.	40
Anethum graveolens	42
Anthemis nobilis.	82
Anthriscus cerefol.	120
Apium Petroselin.	42
Archangelic. offic.	44
Arctostaphylos uvae ursi	83
Aristolochia clematit.	84
„ serpentaria	84
„ longa	84
„ rotunda	84
Arnica montan.	85
Artemisia Abrotan.	144
„ Absinth.	86
„ dracuncul.	87
„ vulgar.	144
Arum maculat.	88
Asarum europaeum	88
Asperula odorat.	89
Aspidium filix mas	90
Atropa belladonn.	91
Bryonia alb.	93
Calendul. officinal.	45
Capsicum annuum	46
Carlina acaulis	93
Carum carvi	46
Centaurea Cyanus	48
Chenopodium ambrosioides	48
Chrysanthemum roseum	127
Chrysanthemum cinerariaefol.	127
Cichorium Intyb.	49
Cicuta virosa	94
Citr. aurant.	145
Cnicus benedict.	50
Cochlear. officinal.	51

	Seite
Colchic. autumnal.	94
Conium maculat	52
Coriandrum sativ.	53
Crocus sativus	95
Cucurbita Pepo Belopopo	54
Cuminum Cyminum	54
Cydonia vulg.	146
Cynanch. Vincetoxic.	98
Daphne Mezereum	147
Datura Stramon.	54
Delphin. Staphisagr.	56
Digitalis purpur.	56
Erythraea centaur.	58
Eucalypt. globul.	147
Foenicul. capillac.	40
„ officinal.	40
„ vulgar.	40
Fumaria officinal.	59
Galeopsis ochroleuca	59
Gentiana	98
Glycyrrhiza glabr. et echinat.	101
Gratiola officinal.	105
Hellebor. niger	106
„ virid.	106
Humulus Lupulus	107
Hyoscyam. niger	60
Hyssop. officinal.	107
Imperatoria Ostruthium	108
Inula Helenium	108
Ipomoea Orizabens.	110
„ Purga	109
Iris florentina	110
Juglans regia	148
Juniperus commun.	149
„ Sabina	150
Lactuca virosa	61
Lappa major et tomentos.	111
Lavendula vera	151
Leontodon Taraxac.	138
Levistic. officinal.	112
Linaria vulgar.	112
Lobelia inflata	62
Lycopod. clavatum	113

Inhaltsverzeichnis der lateinischen Namen.

	Seite
Malva silvestr.	63
Marubium vulgar.	114
Matricar. chamomill.	63
Melilotus officinal.	65
Melissa officinal.	114
Mentha crispa	115
„ pipt.	116
Menyanthes trifoliat.	119
Monardia didyma	120
Myrrhis odoratum	120
Nicotiana macrophyll.	65
„ rustic.	66
„ tabacum	65
Nigella sativa	67
Ocimium basilic.	68
Oenanthe Phellandrium	69
Ononis spinosa	152
Orchis fusca	121
„ mascula	121
„ militaris	121
„ morio	121
Origanum majorana	69
„ vulgar.	122
Paeonia officinal.	123
Papaver Rhoeas.	70
„ somniferum	71
Petroselin. sativ.	42
Pimpinell. anis.	72
„ magna	123
„ saxifraga	123
Pirus Cydoniae	146
Plantago arenar.	73
„ Psyllium	73
Pogostemon. Patchouli	153
Polygala amara	124
„ senega	124
„ vulgar.	124
Polygonum Bistorta	126
Prunus lauroscera	154
Ptarmica moschata	126
Pulmonar. officinal.	127
Pyrethrum roseum	127
„ cinerariaefol.	127

	Seite
Rhamn. cathart.	156
„ frangul.	155
Rheum	129
Rhus toxicodendr.	157
Ribes nigr.	158
Ricinus commun.	73
Rosa centifolia	158
„ damascena	158
„ pomifera	160
Rosmarinus officinal.	161
Rubia tinctor.	132
Rubus fructicos.	163
„ idaeus	162
Ruta graveolens	133
Salvia officinal.	133
Sambucus nigr.	164
„ ebulus	134
Saponaria officinal.	135
Scandix cerefolium	120
Scilla maritim.	135
Sinapis nigr. et alb.	73
Solanum Dulcamar.	165
Spiraea Ulmaria	166
Symphytum officinal.	136
Tanacetum vulgar.	137
Taraxac. officinal.	138
Taxus baccata	167
Teucrium marum	167
Thuja occident.	168
Thymus vulgar.	168
Tilia	169
Tormentilla erecta	139
Trigonella foenum graecum	74
Triticum repens	139
Urginea scilla	135
Valeriana officinal.	140
Vanilla planifol.	171
Veratrum alb.	142
Verbascum Thapsiform.	75
„ Phlomoides	75
Viola tricolor.	76

Inhaltsverzeichnis der deutschen Namen.

	Seite
Ackerveilchen	76
Adonisröschen	79
Alant	108
Alpranke	165
Altheewurzel	80
Amberkraut	167
Andorn, weißer	114
Angelikawurz	44
Anis	72
Aniskerbel	120
Apfelsine	145
Aron, gefleckter	88
Astrenz	108
Attich	134
Aurin, wilder, weißer	105
Bärenfuß	106
Bärentraube	83
Bärlapp	113
Baldrian, gemeiner, wilder	140
Basilienkraut	68
Basilikum	68
Baummalve	37
Beifuß	144
„ bitterer	86
Beinwell	136
Belladonna	91
Bertramwurzel	39
Bibernell	123
Bilsenkraut	60
Bitterklee	119
Bittersüß	165
Blauer Gummibaum	147
Blutwurz	139
Bockshornklee	74
Brombeere	163
Brustwurzel	44
Cardobenediktenkraut	50
Christuspalme	73
Christwurz	106
Citrone	145
Citronenmelisse	114
Coriander	53
Coriander, schwarzer oder römischer	67
Damaszener Rose	158
Deutscher Ingwer	78
Dill	42
Dost, gemeiner	122
Dragun	87
Drudenkraut	113
Eberreis	144
Eberwurzel, gemeine, weiße	93

	Seite
Eibe	167
Eibisch	80
Eisenbaum	147
Eisenhut	77
Engelwurz, zahme	44
Enis	72
Enzian	93
Eppich, großer	112
Erdrauch	59
Estragon	87
Fallkraut	85
Farnkraut, männliches	90
Faulbaum	155
Feldkümmel	46
Feldmohn	71
„ wilder	70
Feldrose	160
Fenchel, gemeiner	40
Fieberklee	119
Fingerhut, roter	56
Flieder	164
Flohkraut	73
Flohsame	73
Florentiner Schwertel	110
Frauenflachs	112
Freisamkraut	76
Froschpeterlein	69
Gartenzentifolie	158
Gartenmajoran	69
Gartenmelisse	114
Gartenmohn, blauer und weißer	71
Gartenraute	133
Gartenthymian	168
Germer, weißer	142
Gichtrose	123
Gichtrübe	93
Giftiger Salat	61
Giftlattich	61
Giftsumach	157
Gnadenkraut	105
Gottesgnadenkraut	105
Gottvergessen	114
Griechisches Heu	74
Grindkraut	59
Gummibaum, blauer	147
Hagebuttenrose	160
Halsrose	37
Haselwurz	88
Hauhechel	152
Heildistel	50
Helenenkraut	108
Helmerchen	63

Inhaltsverzeichnis der deutschen Namen.

	Seite
Herbstzeitlose	94
Herzfreude	89
Himbeere	162
Hohlzahn, großer, gelber	59
Honigkraut	126
Holderstrauch	164
Holunder	164
Hopfen	107
Hühnertod	60
Hundeblume	138
Hundeläufte	49
Hundskürbis	93
Hundsrübe	93
Jalappe, wahre	109
Jesuitentee	48
Johannisbeere	158
Johannisblume	85
Käsepappel	63
Kaiserwurz	108
Kalmus	78
Kamille, edle oder römische	82
„ persische	127
„ wahre	63
Kastanie, gemeine	143
Katzengamander	167
Katzenkraut	140
Kellerhals	147
Kerbel, spanischer	120
Kirschlorbeer	154
Klapperschlangenwurzel	124
Klatschrose	123
Klette	111
Knabenkraut	121
Königskerze	75
Kolbenbärlapp	113
Kornblume, blaue	48
Kornmohn	70
Kornrose	70
Kornwut, weiße, zottige	59
Kranawitstrauch	149
Krepp	132
Krauseminze	115
Krauzblume, bittere	124
„ gemeine	124
Kreuzdorn	156
Kreuzwurzel	124
Kuckucksblume	121
Küchenschelle	81
Kümmel	46
„ ägyptischer oder Gartenkümmel	54
„ römischer	54
„ sog. Mohrenkümmel	54
„ sog. Mutterkümmel	54
Kürbis, gemeiner	54

	Seite
Lakritzenwurzel	101
Lavendel	151
Läusekraut	56
Lebensbaum	168
Leinkraut	112
Liebstöckel	112
Linde	179
Lobelienkraut	62
Löffelkraut	51
Löwenmaul, gelbes	112
Löwenzahn	138
St. Lucianskraut	85
Lungenkraut	127
Mädelsüß	166
Magistrenzwurzel	108
Magwurz	88
Majoran,Garten- od.Sommermajoran	69
Majoran, wilder	122
Malve, schwarze	37
Mandel, gemeine	143
Männliches Farnkraut	90
Männlicher Tüpfel- oder Wurmfarn	90
Mäuseholz	165
Mariendistel	93
Marum verum	167
Meerzwiebel, gemeine oder echte	135
Meisterwurz	108
Melisso	114
Melonenkürbis	54
Meserig	89
Monarde, rote	120
Nachtschatten, rankender	165
Nackte Jungfer	94
Narde, deutsche	141
Natterknöterich	126
Nierenfarn	90
Nießwurz, grüne	106
„ schwarze	106
„ weißer	142
Ochsenbrech	152
Odermennige	80
Ölmagen	71
Ölnußbaum	73
Orangenbaum	145
Osterluzei	84
Pappel, schwarze	37
Patschulipflanze	153
Persische Kamille	127
Petersilie, gemeine	42
Pfingstrose	123
Pimpinelle	123
Pomeranze	145
Purgierdorn	156
Purgierkraut	105
Purgierwinde, mexikanische	109

12*

Inhaltsverzeichnis der deutschen Namen

	Seite
Purgierwinde, haarige oder spindelförmige	110
Pulverholz	155
Quecke	139
Quendel, römischer	168
Quitte	146
Rainfarn	137
Rhabarber	129
Ringelblume, gemeine	45
Römischer Quendel	168
Rosmarin	161
Roßfenchel	69
Roßkastanie	143
Rote Monarde	120
Rote Ochsenzungenwurzel	81
„ Schlangenwurzel	81
Ruhrwurz	139
Sadebaum	150
Safran	95
Salbei	133
Samtveilchen	76
Sandflohkraut	73
Sandwegerich	73
Schafgarbe	77
Scharbocksheil	51
Schierling	52
Schlafkraut	60
Schlangenkraut	126
Schlangenwurzel	84
Schneerose	106
Schwalbenwurz	98
Schwarze Johannisbeere	158
Schwarzer Kümmel	67
Schwarze Nießwurz	166
Schwarzwurzel	136
Schwindelkraut	53
Seidelbast	147
Seifenkraut	135
Senegawurzel	124
Senf, schwarzer und weißer	73
Sevenbaum	150
Siebenzeiten	71
Sommermajoran	69
Spanischer Pfeffer	46
Speichelwurz	135
Speichelwurzel	39
Spieke	151
Spinndistel	50
Stechapfel	54
Steinklee	65
Steinpeterlein	123
Steinwurzel	80
Stephanskraut	56
Sternleberkraut	89
Stiefmütterchen	76
Stockrose	37

	Seite
Strenzwurzel	108
Sturmhut	77
Süßholz	101
Süßspier	166
Tabak, Bauern- oder Veilchen-T.	66
„ grün blühender	66
„ türkischer, ungarischer	66
„ virginischer	65
Tausendgüldenkraut	58
Taxus, gemeiner	167
Teufelsauge	79
Teufelsauge, giftiges	60
Teufelsbeere	91
Teufelszwirn	165
Thymian, wahrer, französischer	168
Totenblume	45
Tollkirsche	91
Tollkraut	54
Tormentill	139
Tüpfelfarn, männlicher	90
Vanille	171
Veilchenbaum	147
Veilchenwurz	110
Wacholder, gemeiner	149
Waldflachs	112
Waldmalve	63
Waldmeister	89
Waldnachtschatten	165
Walnußbaum	148
Wanzenbeere	158
Wasserfenchel	69
Wasserkörbel	69
Wasserschierling	94
Wegwart	49
Weiberkrieg	152
Weihnachtsrose	106
Weinraute	133
Weiße Pappel	80
Wermut, gemeiner	86
Wetterdistel	93
Wiesenkümmel	46
Wilder Nard	88
Wohlgemut	122
Wohlverleih	85
Wolfskirsche	91
Wollblume	75
Wunderbaum	73
Wurmfarn	137
Wurmkraut	166
Wüterich	94
Ysop, gemeiner	107
Zaunrübe	93
Zehrwurzel	88
Zigeunerkraut	60
Zwergflieder	134

Verlag von Julius Springer in Berlin.

Lehrbuch der Pharmakognosie von Dr. **Ernst Gilg**, Universitäts-Professor und Kustos am Kgl. Botanischen Museum zu Berlin. Zweite, vermehrte und verbesserte Auflage. Mit 411 Textabbildungen.
In Leinwand gebunden Preis M. 8,—.

Pharmakognostischer Atlas. Mikroskopische Darstellung und Beschreibung der in Pulverform gebräuchlichen Drogen. Von Professor Dr. **J. Moeller.** 110 Tafeln in Lichtdruck nach Zeichnungen des Verfassers. Preis M. 25,—; in Halbleder gebunden M. 28,—.
Auch in 5 Lieferungen zu je M. 5,— zu beziehen.

Mikroskopie der Nahrungs- und Genussmittel aus dem Pflanzenreiche. Von Professor Dr. **J. Moeller.** Zweite, gänzlich umgearbeitete und unter Mitwirkung A. L. Wintons vermehrte Auflage. Mit 599 Figuren. Preis M. 18,—; in Leinwand geb. M. 20,—.

Analyse der Harze, Balsame und Gummiharze nebst ihrer Chemie und Pharmakognosie. Zum Gebrauch in wissenschaftlichen und technischen Untersuchungslaboratorien unter Berücksichtigung der älteren und neuesten Literatur herausgegeben von Dr. **Karl Dieterich,** Direktor der Chemischen Fabrik Helfenberg A.-G. vorm. Eugen Dieterich. In Leinwand gebunden Preis M. 7,—.

Lehrbuch der Pflanzenkrankheiten. Für Botaniker, Forstleute, Landwirte und Gärtner. Von Dr. **Robert Hartig**, o. ö. Professor an der Universität in München. Mit 280 Textabbildungen und einer Tafel in Farbendruck. Dritte, völlig neu bearbeitete Auflage des Lehrbuchs der Baumkrankheiten.
In Leinwand gebunden Preis M. 10,—.

Pflanzenkrankheiten durch kryptogame Parasiten verursacht. Eine Einführung in das Studium der parasitären Pilze, Schleimpilze, Spaltpilze und Algen. Zugleich eine Anleitung zur Bekämpfung von Krankheiten der Kulturpflanzen. Von Dr. **Karl Freiherr von Tubeuf,** Professor an der Universität München. Mit 306 Textabbildungen.
Preis M. 16,—; in Leinwand gebunden M. 17,20.

Beispiele zur mikroskopischen Untersuchung von Pflanzenkrankheiten. Von Dr. **Otto Appel**, Regierungsrat, Mitglied der Kaiserlich Biologischen Anstalt für Land- und Forstwirtschaft. Zweite, vermehrte und verbesserte Auflage. Mit 63 Textfiguren.
Preis M. 1,60.

Das Mikroskop und seine Anwendung. Handbuch der praktischen Mikroskopie und Anleitung zu mikroskopischen Untersuchungen von Dr. **Hermann Hager**. Nach dessen Tode vollständig umgearbeitet und in Gemeinschaft mit Regierungsrat Dr. O. Appel, Privatdozent Dr. G. Brandes und Professor Dr. Th. Lochte neu herausgegeben von Dr. Carl Mez, Professor der Botanik an der Universität Halle. Zehnte, stark vermehrte Auflage. Mit 463 Textfiguren.
In Leinwand gebunden Preis M. 10,—

Zu beziehen durch jede Buchhandlung.

Verlag von Julius Springer in Berlin.

Hagers Handbuch der pharmazeutischen Praxis. Für Apotheker, Ärzte, Drogisten und Medizinalbeamte.

Hauptwerk. Unter Mitwirkung hervorragender Fachmänner vollständig neu bearbeitet und herausgegeben von **B. Fischer**, Breslau, und **C. Hartwich**, Zürich. Sechster, unveränderter Abdruck. Mit zahlreichen in den Text gedruckten Holzschnitten. Zwei Bände.

Preis je M. 20 —; elegant in Halbleder gebunden je M. 22,50.

Ergänzungsband. Unter Mitwirkung von Fachmännern bearbeitet und herausgegeben von **W. Lenz** und **G. Arends**. Mit zahlreichen Textabbildungen.

Preis M. 15,—; elegant in Halbleder gebunden M. 17,50.

Schule der Pharmazie. Herausgegeben von Dr. **J. Holfert** †, Prof. Dr. **H. Thoms**, Dr. **E. Mylius**, Prof. Dr. **E. Gilg** und Dr. **K. F. Jordan**. In fünf Bänden.

I. Praktischer Teil. Bearbeitet von Dr. **E. Mylius**. Vierte, verbesserte Auflage. Mit 137 Textabbildungen. geb. M. 4,—.

II. Chemischer Teil. Bearbeitet von Professor Dr. **H. Thoms**. Vierte, verbesserte Auflage. Mit 81 Textabbildungen. geb. M. 8,—.

III. Physikalischer Teil. Bearbeitet von Dr. **K. F. Jordan**. Dritte, vermehrte und verbesserte Auflage. Mit 145 Textabbildungen.
geb. M. 4,—.

IV. Botanischer Teil. Bearbeitet von Professor Dr. **E. Gilg**. Vierte, verbesserte Auflage. Mit 559 Textabbildungen. geb. M. 8,—.

V. Warenkunde. Bearbeitet von Professor Dr. **H. Thoms** und Professor **E. Gilg**. Vierte, umgearbeitete und verbesserte Auflage. Mit über 200 Textabbildungen. Unter der Presse.

Neues Pharmazeutisches Manual. Von **Eugen Dieterich**. Zehnte, vermehrte und verbesserte Auflage. Herausgegeben von Dr. Karl Dieterich, Direktor der Chemischen Fabrik Helfenberg A.-G. vorm. Eugen Dieterich, Privatdozent für Pharmakochemie an der Kgl. Tierärztlichen Hochschule zu Dresden. Mit 98 Textfiguren und einer Heliogravüre.

Preis M. 16,—; in Moleskin geb. M. 18,—.
Mit Schreibpapier durchschossen und in Moleskin gebunden M. 20,—.

Zu beziehen durch jede Buchhandlung.

Verlag von Julius Springer in Berlin.

Neue Arzneimittel und pharmazeutische Spezialitäten einschließlich der neuen Drogen, Organ- und Serumpräparate, mit zahlreichen Vorschriften zu Ersatzmitteln und einer Erklärung der gebräuchlichsten medizinischen Kunstausdrücke. Von **G. Arends,** Apotheker. Dritte, sehr vermehrte und verbesserte Auflage.
In Leinwand gebunden Preis M. 6,—.

Spezialitäten und Geheimmittel. Ihre Herkunft und Zusammensetzung. Eine Sammlung von Analysen und Gutachten zusammengestellt von **Eduard Hahn** und Dr. **J. Holfert.** Sechste, vermehrte und verbesserte Auflage. Bearbeitet von **G. Arends.**
In Leinwand gebunden Preis M. 6,—.

Volkstümliche Namen der Arzneimittel, Drogen u. Chemikalien. Eine Sammlung der im Volksmunde gebräuchlichen Benennungen und Handelsbezeichnungen. Zusammengestellt von Dr. **J. Holfert.** Sechste, verbesserte und vermehrte Auflage. Bearbeitet von **G. Arends.**
In Vorbereitung.

Anleitung zur Erkennung und Prüfung aller im Deutschen Arzneibuch (fünfte Ausgabe) aufgenommenen Arzneimittel. Zugleich ein Leitfaden bei Apotheken-Visitationen für Apotheker und Ärzte. Von Dr. **Max Biechele.** Dreizehnte, umgearbeitete Auflage.
In Vorbereitung.

Neue Arzneimittel organischer Natur. Vom pharmazeutisch-chemischen Standpunkte aus bearbeitet von Dr. **L. Rosenthaler,** Privatdozent und I. Assistent am Pharmazeutischen Institut der Universität Straßburg i. E. In Leinwand gebunden Preis M. 6,—.

Grundzüge der chemischen Pflanzenuntersuchung. Von Dr. **L. Rosenthaler,** Privatdozent und I. Assistent am Pharmazeutischen Institut der Universität Straßburg i. E.
In Leinwand gebunden Preis M. 2,40.

Qualitative botanische Analyse der Drogenpulver. Eine Einführung in den Gang einer systematischen mikroskopischen Pulveruntersuchung. Von Dr. **P. Schürhoff.** In Leinwand geb. Preis M. 2,—.

Im Februar 1911 beginnt zu erscheinen:

Kommentar zum Deutschen Arzneibuch, fünfte Ausgabe. Herausgegeben von Privatdozent Dr. **0. Anselmino** und Prof. Dr. **E. Gilg,** unter Mitarbeit von Prof. Dr. Biberfeld, Dr. Danckwortt, Dr. G. Fromme, F. M. Haupt, Dr. M. Pleissner, Prof. Dr. H. Schulze, Dr. Stüwe, Dr. O. Wiegand. Zwei Bände. Mit zahlreichen Textabbildungen. In Vorbereitung.

Zu beziehen durch jede Buchhandlung.

Verlag von Julius Springer in Berlin.

Der Tierarzt im Hause. Ein Ratgeber für Jedermann. Von Dr. **A. Schmidt,** Polizeitierarzt. Mit in den Text gedruckten Abbildungen.
Preis M. 2,40; in Leinwand gebunden M. 3,—.

Die preussischen Apothekengesetze mit Einschluß der reichsgesetzlichen Bestimmungen über den Betrieb des Apothekergewerbes. Unter Mitwirkung von Redakteur E. Urban herausgegeben und erläutert von Dr. **H. Böttger,** Redakteur der Pharmazeutischen Zeitung. **Vierte, neu bearbeitete und vervollständigte Auflage.**
In Leinwand gebunden Preis M. 6,—.

Die reichsgesetzlichen Bestimmungen über den Verkehr mit Arzneimitteln ausserhalb der Apotheken. (Kaiserl. Verordnung vom 22. Oktober 1901.) Unter Benutzung der Entscheidungen der deutschen Gerichtshöfe erläutert von Dr. **H. Böttger. Vierte, vermehrte Auflage.** Kartoniert Preis M. 3,60.

Giftverkauf-Buch für Apotheker und Drogisten. Enthaltend die vom Bundesrat beschlossenen Vorschriften über den Handel mit Giften und die Einführungsverordnungen der Einzelstaaten nebst dem vorschriftsmäßigen Formular zum Eintragen der verkauften Gifte. Zusammengestellt und mit kurzen Erläuterungen versehen von Dr. **H. Böttger. Dritte, neu bearbeitete Auflage.**
In Leinwand gebunden Preis M. 3,—.

Daraus besonders:

Vorschriften über den Handel mit Giften im Deutschen Reiche. Beschlüsse des Bundesrats und Einführungsverordnungen der Einzelstaaten. Zusammengestellt und mit kurzen Erläuterungen versehen. **Dritte, neu bearbeitete Auflage.** Preis M. 1,—.

Die gesetzlichen Bestimmungen über die Ankündigung von Geheimmitteln, Arzneimitteln und Heilmethoden im Deutschen Reiche einschließlich der Vorschriften über den Verkehr mit Geheimmitteln. Zum Gebrauche für Behörden, Apotheker, Fabrikanten und die Presse bearbeitet von **E. Urban,** Redakteur an der Pharmazeutischen Zeitung. Kartoniert Preis M. 2,60.

Dazu:

Nachtrag, enthaltend die bis März 1908 ergangenen Bestimmungen und Entscheidungen. Preis M. 1,—.

Die Aufbewahrung und Signierung der gebräuchlichen Arzneimittel. Preis M. 0,40.

Vorschriften, betreffend die Abgabe starkwirkender Arzneimittel, sowie die Beschaffenheit und Bezeichnung der Arzneigläser und Standgefäße in den Apotheken. Neudruck 1900. Preis M. 0,20.

Zu beziehen durch jede Buchhandlung.

MIX
Papier aus verantwortungsvollen Quellen
Paper from responsible sources
FSC® C105338

If you have any concerns about our products,
you can contact us on
ProductSafety@springernature.com

In case Publisher is established outside the EU,
the EU authorized representative is:
**Springer Nature Customer Service Center GmbH
Europaplatz 3, 69115 Heidelberg, Germany**

Printed by Libri Plureos GmbH
in Hamburg, Germany